Dr. Dr. Christian Schubert
Immunsystem neu gedacht

arkana

DR. DR. CHRISTIAN SCHUBERT
mit Diane Zilliges

IMMUN SYSTEM NEU GEDACHT

Wie *psychische* und *soziale* Faktoren unsere Gesundheit stärken

arkana

MIX
Papier | Fördert gute Waldnutzung
FSC® C014496
FSC www.fsc.org

Penguin Random House Verlagsgruppe FSC® N001967

1. Auflage

Neumarkter Straße 28, 81673 München
produktsicherheit@penguinrandomhouse.de
(Vorstehende Angaben sind zugleich
Pflichtinformationen nach GPSR.)

Redaktionelle Mitarbeit: Diane Zilliges
Lektorat: Ralf Lay
Abbildungen: S. 195 © AdobeStock / Michael
Umschlag: ki 36 Editorial Design, München, Stephanie Reindl
Umschlagmotiv: Covermotiv: Illustration/Verlauf © Anika Neudert / ki36
Autorenporträt: © Siri Schrott-Schubert
Satz: Satzwerk Huber, Germering
Druck und Bindung: GGP Media GmbH, Pößneck
Printed in Germany
ISBN 978-3-442-34335-5

www.arkana-verlag.de

Inhalt

Vorwort

Dieses Buch wirft einen völlig neuen Blick auf die Medizin. Es hat das Potenzial, Verkrustungen in unserem Denken und Handeln aufzubrechen und unser Verständnis von Medizin im wirklichen, eigentlichen Sinne nicht nur enorm auszuweiten, sondern so zu inspirieren und zu wandeln, dass es wieder zu unserer komplexen Lebenswirklichkeit passt. Zu Ihrer Lebenswirklichkeit. Denn vielleicht geht es Ihnen so wie unzähligen anderen Menschen, ob es nun medizinische Laien oder Fachleute sind: Was da geforscht und wie da diagnostiziert und behandelt wird, erscheint Ihnen weitab von Ihrer persönlichen Realität und dem, wie Sie das Leben wahrnehmen. Und oftmals leider auch weitab von dem, was tatsächlich hilfreich sein könnte und nicht nur vorübergehend symptomlos, sondern wirklich gesund macht.

Dass sich die Medizin in vielen Bereichen richtiggehend verrannt zu haben scheint, ist kein Wunder, denn zunehmend herrschte in den letzten Jahrzehnten in unserer Kultur ein Menschenbild vor, das Gesundheit und Krankheit und letztlich Leben auf simple Materie reduziert. Ausgehend vom Immunsystem, möchte ich Sie aber zu einem Denken auf mehreren miteinander verflochtenen Ebenen anregen – denn unsere Welt und darin eingebettet auch unser Menschsein und das, was wir »Immunsystem« nennen, ist weit mehr als bloße Materie. Es ist viel komplexer, als wir es meist dargestellt finden. So hat unser Immunsystem nicht nur mit spezialisierten Körperzellen zu tun, die fein orchestriert gegen Mikroben unterschiedlichster Art ankämpfen, sobald diese den Organismus bedrohen. Es wird unweigerlich immer auch von psychischen Faktoren und sozialen, ja gesamtgesellschaftlichen und kulturellen Dynamiken mitbestimmt, die vom gegenwärtigen Medizinsystem aber weitestgehend ausgeklammert werden. Und damit nicht genug: Wenn wir genauer hinsehen, erkennen wir sogar ein eigenes psychologisches und ein soziales Immunsystem, die Beachtung finden müssen, wenn wir dem Phänomen gerecht werden wollen.

Die Kapitel in diesem Buch können nicht nur Ihren Blick auf das Immunsystem erweitern. Sie können und wollen Sie zu einer neuartigen Haltung dem Sein, dem Lebendigen, der Existenz gegenüber führen, wie ich sie mir für immer mehr Menschen wünsche. Das schließt auch den längst überfälligen Abschied von der lange vorherrschenden Reduktion des Lebendigen auf Materielles, auf Zellen und Moleküle, Neuronen und Genabschnitte mit ein. Dieser Reduktionismus ist so offensichtlich an seine Grenzen gekommen, dass es Zeit wird, sich neue Felder des Denkens, Forschens und auch Heilens zu erschließen. Felder, die von Ganzheitlichkeit, Tiefenverständnis und einer geradezu demütigen Akzeptanz der Komplexität des Lebens geprägt sind und uns nicht nur gesünder werden lassen dürften, sondern auch im besten Sinne kommunikativer, ehrlicher, »echter«, verbundener mit anderen Menschen und der Natur.

In diesem Buch möchte ich Ihnen das Immunsystem – Ihr Immunsystem – auf eine sicherlich ungewohnte und deutlich erweiterte Weise nahebringen. Eine Weise, die Ihnen in Ihrer Lebenswirklichkeit begegnet und diese nicht zuletzt um eine gute Menge Bewusstheit in Sachen Gesundheitspflege und gelingender Lebensführung bereichert.

Das Immunsystem bio-psycho-sozial gedacht

Unser biologisches Immunsystem ist eine wahre »Wunderwaffe« gegen nahezu alles, was den Menschen gesundheitlich schädigen kann. Über Jahrmillionen gereift, kann es spielend leicht Viren, Bakterien, Parasiten, Pilzen & Co. den Garaus machen. Aber nicht nur das. Es hilft uns auch, Wunden zu heilen und den Körper vor schädlichen Entwicklungen zu schützen, die uns langfristig krank machen, die zu Krebs, Autoimmunkrankheiten und Ähnlichem führen können.

Aber ist das schon alles, wenn wir von unserem Immunsystem sprechen? Ist es wirklich nur biologisch, stofflich, materiell? Oder haben wir nicht auch Abwehrkräfte, die uns bereits schützen, bevor das stoffliche Immunsystem eingreifen muss? Und werden wir nicht auch von Gegnern attackiert, die aus weit mehr bestehen als die genannten Mikroorganismen? Die Psychoneuroimmunologie (PNI), ein hochmoderner Wissenschaftszweig der Medizin, sagt hier ganz klar: Natürlich! Diese relativ junge Disziplin, die sich mit den komplexen Wechselwirkungen zwischen Psyche, Nerven- und Immunsystem auseinandersetzt, zeigt, dass auch unsere Psyche, ja selbst das soziale Miteinander Abwehrkräfte aufweist, die man unbedingt zum Immunsystem zählen muss, will man den Menschen in seiner Ganzheit erfassen. Biologisches, Psychisches und Soziales interagieren in einer komplexen Einheit, die zu durchdringen äußerst hilfreich für unsere eigene Gesundheit und auch für den gesamtgesellschaftlichen Umgang mit Gesundheit ist.

Immunsystem ist so viel mehr, als wir gemeinhin glauben. Denken Sie daran, wenn Sie von Weitem bereits sehen, dass jemand nichts Gutes im Schilde führt. Oder Sie hören verdächtige Geräusche, die Gefahr verheißen. Oder Sie grausen sich vor einem bestimmten Essen, das wohl verdorben ist. Was machen Sie? Sie rennen entweder weg und bringen sich in Sicherheit. Oder Sie ekeln sich und spucken das Verdorbene aus oder lassen es gleich stehen. Mit diesen Erlebens- und Verhaltensweisen machen Sie eines: Sie schützen sich psychologisch und sozial vor schädlichen Angreifern und Substanzen, Sie wehren sie ab, noch bevor das stofflich-biologische Immunsystem eingreifen muss.

Und wie ist es mit unserer Umwelt, mit dem, was wir mit unserer Wunderwaffe Immunsystem abwehren? Können wir nicht auch dort zwischen biologisch-stofflichen, psychologischen und sozialen Bedrohungen unterscheiden? Denken Sie an einen Fremden, der Sie mit einem Messer (stofflich) bedroht, der Sie aber auch mit Worten (psychologisch) verletzen kann. Und wie oft müssen wir als Patient erleben, dass uns Ärzte durch unbedachte Äußerungen Angst machen? Und wie reagieren wir darauf? Mit allen unseren Abwehrkräften, also mit einer biopsychosozialen Stressreaktion, indem wir (biologisch) Immunstoffe freisetzen, (psychologisch) Angst oder Wut spüren und von nun an (sozial) diese unangenehmen Einflüsse zu meiden versuchen oder sie bekämpfen.

Unzählige weitere Beispiele ließen sich anführen, um zu verdeutlichen, dass unser Immunsystem (wie wir selbst) weit mehr ist als das, was uns die allzu einseitig agierende schulmedizinische Wissenschaft weiszumachen versucht. Würden wir mehr auf unser natürliches ganzheitliches Immunsystem vertrauen, würden wir sicher einiges im Alltag und ganz sicher vieles in Epidemiephasen anders machen – umsichtiger, nachhaltiger, gesünder. Wir wüssten beispielsweise, wie wichtig das soziale Miteinander für ein starkes Immunsystem ist. Und dass ein Krankheitsgefühl im Zusammenhang mit einer Infektion und der damit verbundene Drang, sich zu schonen, überlebensnotwendige immunologische Aktivitäten sind, um uns und andere auf natürliche Weise zu schützen, uns wieder gesunden zu lassen und die Ansteckungsrate in unserem Umfeld zu verringern. Auch hier hilft es uns, das Immunsystem erweitert zu sehen – im Sinne des gut erforschten *Sickness Behavior*.

Zum Gesundbleiben gehört aber auch, dass wir mögliche psychosoziale Infektionsherde kennen. Denn auch der Begriff »Infektion« muss erweiterten Überlegungen zufolge ganzheitlich gesehen werden. Wir infizieren uns nicht nur, wenn ein Virus in uns eindringt, sondern auch, wenn wir eine krank machende Information unbedacht aufnehmen. Denken Sie an den unreflektierten Umgang mit den Medien. Infizieren wir uns da nicht auch tagtäglich und reagieren mit einem oft ungünstig veränderten Erleben und Verhalten, ja (un)sozialen Miteinander? Und werden sogar mitunter krank, wenn wir zu viele beunruhigende Nachrichten konsumieren?

Alle diese biopsychosozialen Wechselwirkungen sind bereits gut untersucht, wie die von meiner Forschungsgruppe in Innsbruck entwickelten »Integrativen Einzelfallstudien« zeigen. Diese Studien machten in den letzten Jahrzehnten deutlich, dass es in der medizinischen Wissenschaft eine Alternative zu den Forschungsdesigns der Schulmedizin gibt. Diese nämlich stammen zumeist aus alltagsbefreiten Laboren, lebensfernen Experimenten und entfremdeten Gruppenuntersuchungen, die eines nicht können: verlässliches

Wissen und belastbare Erkenntnisse zur natürlichen Lebenswelt des Menschen liefern, wie wir alle sie für unsere Gesundheit brauchen. Das Wissenschaftsdesaster während der Coronazeit beruhte nicht zuletzt auf diesem fragwürdigen Medizin- und Menschenbild und einem viel zu engen Blick auf das Immunsystem.

Zu diesem Buch

Für eine Revolutionierung der Medizin, wie ich sie eingangs angesprochen habe, braucht es zunächst Bewusstheit. Ihre Bewusstheit. Unser aller Bewusstheit. Es braucht eine tiefgreifende Verwandlung der Art, wie wir den Menschen und das Leben sehen. Genau dafür kann dieses Buch eine tragfähige Basis liefern und gezielt zum weiteren Nachdenken, Diskutieren und Umsetzen, wo immer es möglich ist, anregen.

Dieses Buch will Sie in die faszinierende Welt des Immunsystems aus meiner psychoneuroimmunologischen Sicht entführen und dabei auch als Ratgeber für eine neue natürliche Gesundheit dienen – weg von den schalen technischen Tipps der Medizinindustrie, hin zu einer ganzheitlichen menschlicheren Medizin und Alltagspraxis. Wir werden uns ansehen, warum wir Infektion und Abwehr, warum wir Gesundheit auch psychisch und sozial denken müssen – und was das für Ihr Leben bedeuten könnte. Es ist mein Anliegen, dass Sie das Immunsystem in Ihrem eigenen Leben erfahren können, statt abstrakte und mechanistische Details zu lesen, die Sie letztlich nur zur Kenntnis nehmen können. Ich möchte Ihnen das Grundgefühl vermitteln, dass Sie Ihrem Immunsystem vertrauen können, dem biologischen und dem erweiterten. Es hat sich über Jahrmillionen anhand von biologischen, genauso aber auch psychosozialen Herausforderungen des Lebens entwickelt und weiß, was es tut – wenn wir es lassen und es in unserer heutigen, nicht mehr sehr natürlichen Welt sinnvoll unterstützen.

In diesem Sinne werde ich Ihnen auch sagen, was meiner Kenntnis nach die höchste Form der selbstfürsorglichen Unterstützung des Immunsystems darstellt. Sie liegt – so viel kann ich bereits verraten – nicht da, wo die meisten sie vermuten werden. Und genau das scheint mir ein Kernthema unserer Zeit zu sein: Sehr vieles ist nicht so, wie die meisten es vermuten oder es zu wissen meinen. Sehr vieles ist nicht so, wie die Zeitungen es schreiben und wie der Fernseher es verkündet. Die Dinge sind vielschichtiger, sie müssen tiefer durchleuchtet und mehrdimensional betrachtet werden. Anderenfalls landen wir in Scheinrealitäten – einem zuweilen sogar brandgefährlichen Phänomen, um das es in den folgenden Kapiteln ebenfalls gehen wird.

Es ist, als würde ich in diesem Buch versuchen, das Netz des Lebens über das Mittel der Sprache so nachzuzeichnen, wie es sich mir nach meiner Kenntnis und meinem Empfinden nach Jahrzehnten des Forschens und Nachdenkens darstellt. Wir beginnen auf der materiellen und wahrscheinlich am einfachsten zu verstehenden Ebene, im biologisch-physiologischen Immunsystem, und verfolgen dieses Netz von dort aus in immer höhere Ebenen des Seins und in eine zunehmende Komplexität hinein. Nur so können wir der Realität näher kommen, die eben nicht eindimensional ist.

Eben weil die Dinge so komplex, vielschichtig und in weiten Teilen doch anders sind, als wir es gelernt und verinnerlicht haben, ist es uns kaum vorstellbar, wie eine Welt aussehen würde, in der wir das neueste und ganzheitlich fortschrittliche Wissen auch tatsächlich kollektiv nutzen. Dieses Buch will daher auch einen Ausblick auf eine Gesellschaft wagen, die das Immunsystem biopsychosozial versteht und sich danach ausrichtet – es wäre eine komplett andere Welt für uns alle, in der Lebenserwartung und Lebensfreude deutlich ansteigen dürften. Um einen Beitrag zu genau dieser Welt zu leisten, habe ich dieses Buch geschrieben.

DAS BIOLOGISCHE IMMUNSYSTEM

Wenn uns der typisch medizinische Blick tief in den Körper und am Ende doch in eine Scheinrealität führt

Als Sie zu diesem Buch gegriffen haben, hatten Sie bewusst oder unbewusst eine Erwartung der Welt, in die es Sie führen dürfte. Da der Titel zentral das Wort »Immunsystem« enthält, ist es sehr wahrscheinlich, dass in Ihnen ein irgendwie geartetes Bild dessen aufkam, was Sie bislang dazu gehört, gelesen, erklärt bekommen (oder sogar studiert) und sich selbst dazu überlegt haben. Es ist anzunehmen, dass dies ein biologisches Bild war, das auf Immunabwehr spezialisierte Zellen des Körpers und ihre täglichen Kämpfe gegen Viren, Bakterien und andere winzige, aber potenziell gefährliche Feinde zeigt. Vielleicht dachten Sie, hier zu erfahren, wie Ihr Körper mit respiratorischen Erkrankungen wie Grippe und SARS-CoV-2 oder mit lästigen Magen-Darm-Infekten umgeht und wie Sie ihn dabei bestmöglich unterstützen können. Möglicherweise kamen Ihnen auch die Abwehr von entarteten Krebszellen oder lästige Allergien in den Sinn, die Sie gern loswürden.

Das Buch wird diese Art von Erwartung nicht enttäuschen. Es wird sie weit übertreffen, wenn auch ziemlich sicher in einer ganz anderen Weise, als Sie es sich momentan vorstellen. Es wird das Bild dessen, was wir »Immunsystem« nennen, deutlich größer zeichnen. Das typische und gängige Bild eines rein biologisch-physiologischen Immunsystems ist in diesem Buch und in meiner Forschung (und ich würde sagen: in der Realität) wie ein kleiner, wenn auch wichtiger, faszinierender und in sich bereits komplexer Fleck, von dem ausgehend wir aber eine ungleich größere Welt von faszinierenden Zusammenhängen entdecken können, die alle mit zum Immunsystem gehören. Es ist eine Welt, die immer vielschichtiger wird, je genauer wir hinschauen. Von dem kleinen Fleck aus entspinnt sich dieses gesamte Netz des Lebens, von dem ich im Vorwort gesprochen hatte. Fassen wir das Immunsystem in dieser weiteren, ganzheitlichen Weise, dann reicht es plötzlich weit über Makrophagen und dendritische Zellen, T- und B-Lymphozyten und ihre Botenmoleküle hinaus. Es reicht damit auch wieder an Ihre alltägliche Lebenswirklichkeit heran – viel mehr, als es kampfbereite Abwehrzellen mit unterschiedlichen lateinischen Namen je könnten.

Dieser Fleck, um im Bild zu bleiben, ist ohne Zweifel sehr bedeutsam und lebensnotwendig für uns. Er allein ist bereits fantastisch, ein Wunderwerk der Natur (wenngleich wir bei seiner Betrachtung Zweifel daran bekommen können, ob er wirklich real beschrieben wurde und jemals real beschrieben werden kann). *Alles* ist er ganz sicher nicht, auch wenn viele, die wissenschaftlich zum Immunsystem arbeiten, niemals über diesen Fleck hinausblicken.

Zahllose Forscher sind diesem kleinen Bereich des biologischen Immunsystems über Jahrzehnte sehr genau nachgegangen, haben ihn bis in winzigste Details erforscht und allem, was sie dabei entdeckt haben, bestimmte Begriffe zugeordnet. Aus dieser Begriffswelt dürfte Ihnen einiges bekannt sein und ich möchte mit Ihnen dort zunächst einmal kurz eintauchen, bevor wir dann weit darüber hinausgehen werden. Das, was wir üblicherweise unter »Immunsystem« verstehen, macht in diesem Buch zwar nur ein paar Seiten aus, wird aber in allem mitschwingen, was ich dann weiter beschreibe. Wir werden bereits hier im ersten Kapitel, in dem es »nur« um das biologische Immunsystem geht, schnell merken, dass die Dinge deutlich vielschichtiger sind und immer das Leben in seiner Gesamtheit umfassen. So wie es auch die Wissenschaft tun sollte.

Von Makrophagen, Lymphozyten und anderen tapferen Kämpfern für Ihr Wohl

»Jeder Organismus, also auch der menschliche, ist eine an sich unwahrscheinliche Ansammlung energiereicher organischer Verbindungen und muss sich daher ständig gegen Versuche der Umwelt, ihn als ›Futter‹ zu verwenden, zur Wehr setzen«, meint mein geschätzter Kollege Arno Helmberg von der Medizinischen Universität Innsbruck. »Die Fähigkeit, solchen Versuchen etwas entgegenzusetzen, ergibt automatisch einen Selektionsvorteil. In der Evolution hat diese Auseinandersetzung seit der Entwicklung vielzelliger Organismen zu hochkomplexen Abwehrsystemen geführt«[1] – zu Immunsystemen der unterschiedlichen Ausprägung.

Das Immunsystem wird stets an der Grenze von Selbst und Nicht-Selbst benötigt, wo es entscheiden muss: Was ist Nicht-Selbst und könnte dem Selbst gefährlich werden? Genau dieser Aufgabe geht auf der körperlichen Ebene das physiologische Immunsystem nach. Es dient der Abwehr pathogener Faktoren in stofflicher Form, die uns krank machen könnten. Sie kommen entweder von außen, beispielsweise Viren, Bakterien oder Pilze, oder entstehen im Körper selbst, insbesondere entartete Zellen, die zu Krebserkrankungen führen könnten. Auch an der Heilung von Wunden ist das Immunsystem zentral beteiligt, nicht zuletzt, weil Verletzungen meist Schmutz und Bakterien, also Pathogene, in den Körper bringen. Wie aber unterscheidet das Immunsystem zwischen Selbst und Nicht-Selbst?

Der Feind muss zunächst »sichtbar« sein

Das Nicht-Selbst auf biologischer Ebene ist das Antigen. Unter diesen Begriff fällt jeder Fremdstoff, der eine adaptive Immunreaktion beziehungsweise Entzündung auslösen kann. Die Entzündung ist die Antwort des Körpers auf das Antigen, auf das biologische Nicht-Selbst. Die chemische Zusammensetzung des Antigens ist dabei weniger von Bedeutung als die Größe. Denn nur ab einer bestimmten Größe können sie von den Immunzellen ausgemacht werden. Sehr kleine Antigene werden nur entdeckt, wenn sie an ein größeres Trägermolekül gekoppelt sind, die sogenannten Haptene.

Aber wie bemerkt eine Immunzelle ein Nicht-Selbst? Eine Form der Identifizierung basiert auf dem MHC, dem Major Histocompatibility Complex, einer Gruppe von Genen, die ein Abbild dessen zeigen, was in der Zelle produziert wird. Der MHC fungiert wie ein Identitätsausweis der Zelle. Erkennt eine natürliche Killerzelle eine Körperzelle mit natürlichem MHC-Besatz, lässt sie diese in Ruhe. Ist der MHC verändert, weil ein Virus in der Zelle ist, oder ist gar kein MHC vorhanden (typisch für eine Krebszelle), dann wird die Zelle zerstört. So wird vom angeborenen Immunsystem zwischen Selbst und Nicht-Selbst unterschieden, noch bevor das erworbene Immunsystem mit seinen spezifischen Zellen und Molekülen auf den Plan tritt.

Daneben gibt es die Toll-like-Rezeptoren (TLR) auf den Immunzellen. Sie erkennen bestimmte Muster auf den Zielzellen, die dort normalerweise nicht hingehören. Dazu zählen Pathogen associated molecular patterns (PAMPS) und Damage associated molecular patterns (DAMPS). PAMPS sind Signaturen auf Mikroben (wie Bakterien, Pilzen oder Parasiten) oder auf virusinfizierten Körperzellen – es sind also Erkennungszeichen an der Oberfläche. Die PAMPS haben sich im Laufe von Millionen von Jahren nicht wesentlich verändert, und während wir Menschen uns im Tandem mit diesen Strukturen entwickelten, bildeten unsere Immunzellen auch »Sinne« aus, um die PAMPS zu erkennen – eben die TLR. Die Immunzellen schwirren mit diesen TLR durch den Organismus, und sobald sie ein PAMPS auf einer Zelle ausmachen, kommt es zu einer Aktivierung des angeborenen Immunsystems und zu einer akuten Entzündung. Eine solche Entzündung kann allerdings auch aufgrund einer Zellschädigung entstehen und dann entdecken die TLR DAMPS. Bei einer Chemotherapie beispielsweise werden sehr viele Zellen geschädigt, zeigen daraufhin DAMPS und werden von den TLR identifiziert und entsorgt.

Da effiziente Immunantworten überlebensnotwendig für den Organismus sind, gibt es mehrere Wege, über die er erkennt, dass er in Gefahr ist. Was dann geschieht, geht immer mit einer Entzündung einher.

Entzündung

Wesentlich für das Verständnis von Immungeschehen ist die Entzündung, die dabei im Körper entsteht. An ihr merken wir, dass »da etwas ist«. Ob es eine sich heiß anfühlende, rot gefärbte Schwellung rund um eine Wunde ist oder der entzündlich kratzende Hals bei der Infektion mit einem Rhino- oder Coronavirus.

»Entzündung« ist ein Übergangszustand, der eine erfolgreiche Abwehr erst ermöglichen kann. Dazu gehören neben den zellulären Elementen wie Makrophagen, dendritischen Zellen, natürlichen Killerzellen, Mastzellen, Thrombozyten und Endothelzellen auch Mediatoren. Das sind Moleküle, die die Entzündung einleiten und regulieren. Es gibt sie präformiert – dann geht es um vasoaktive Amine und lysosomale Enzyme – und bei Bedarf neu gebildet – dann sprechen wir von Prostaglandinen und Leukotrienen, plättchenaktivierenden Faktoren, aktiven Sauerstoffverbindungen, Zytokinen und Typ-I-Interferonen. Sie alle helfen auf ihre Weise dabei, das Immunsystem zu aktivieren und beispielsweise die Blutgefäße in den betroffenen Bereichen zu erweitern, was die Durchblutung erhöht und Sauerstoff, Nährstoffe sowie Immunzellen leichter zum

Entzündungsherd bringt. Sie führen Makrophagen und Neutrophile an den Ort des Geschehens, wo diese dann Bakterien oder Viren zerstören.
Entzündung ist wesentlich, sie unterstützt den Heilungsprozess und die Reparatur von verletztem Gewebe. Allerdings darf sie weder übermäßig noch chronisch werden, da sie dann körpereigenes Gewebe zu sehr schädigt. Die genannten Mediatoren wirken daher nicht nur proinflammatorisch (entzündungsfördernd), sondern auch antiinflammatorisch (entzündungshemmend), um die Entzündungsreaktion nach der Bekämpfung einer Infektion wieder zu dämpfen.

Unspezifisch und angeboren versus spezifisch und erworben

Unterschieden wird zwischen dem angeborenen und dem erworbenen Immunsystem. Schnell, innerhalb von Minuten und Stunden, wird die angeborene unspezifische Immunabwehr aktiv, was zu einer Entzündung führt. Die erworbene spezifische Immunabwehr ist hingegen erst innerhalb von Tagen einsatzbereit und lernt ständig dazu, um sich weiter zu spezialisieren. Beide Teilbereiche des Immunsystems sind durch unterschiedliche Zelltypen charakterisiert und sie alle gehören zu den weißen Blutkörperchen, den Leukozyten. Weitere zelluläre Bestandteile des Blutes sind die roten Blutkörperchen, die Erythrozyten, die vor allem die Aufgabe haben, den über die Lunge gewonnenen Sauerstoff zu den Organen und Zellen zu transportieren. Außerdem gibt es im Blut die Blutplättchen, die Thrombozyten, die bei einer Verletzung an der Blutgerinnung beteiligt sind – letztlich auch eine Form von Abwehr gegen Pathogene von außen, die leichter in den Körper eindringen könnten, wenn eine Wunde lange offen bliebe. Zudem schützt diese Gerinnung natürlich vor zu hohen Blutverlusten. Gebildet werden all die Blutbestandteile aus den sogenannten Stammzellen im Knochenmark, das als ein netzartiges Gebilde die Hohlräume in den Knochen ausfüllt.

Zum angeborenen Immunsystem gehören die Makrophagen, die Granulozyten, die natürlichen Killerzellen und die dendritischen Zellen. Mit ihnen reagiert der Körper sehr schnell auf potenziell gefährliches Nicht-Selbst. Aus Monozyten, sehr großen, im Knochenmark gebildeten Zellen im Blut, werden Makrophagen, sobald sie ins Gewebe übergehen, um dort beispielsweise Bakterien zu vernichten. Die Monozyten warten regelrecht im Knochenmark, bis sie von bereits ausgereiften Makrophagen, die im Gewebe an der Entzündung beteiligt sind, über eine akute Gefahr informiert werden. Sofort schwärmen sie aus und werden beim Austritt aus der Blutbahn ins Gewebe selbst zu Makrophagen, die ihre Kollegen unterstützen können.

Makrophagen sind ziemlich groß und können die Bakterien daher amöbenartig umfließen und schließlich ganz in sich aufnehmen, um sie dort zu zerlegen und zu verdauen. Sie werden deshalb auch »Fresszellen« genannt – in der Fachsprache sagt man statt »fressen« natürlich eleganter »phagozytieren«. Unspezifisch töten die Makrophagen alle potenziellen Feinde, ob diese nun leben oder nur als Zelltrümmer und Fremdstoffe umherschwimmen.

Ähnlich gehen die Granulozyten vor, die aber nicht nur phagozytieren, sondern auch chemische Stoffe aussenden – ihre toxischen Granula –, mithilfe derer Mikroben abgetötet werden. Natürliche Killerzellen nun wieder gehören auch zum unspezifischen, angeborenen Immunsystem, handeln also schnell und gehen dabei aber vor allem gegen Viren und Krebszellen vor. Sie durchlöchern deren Zellmembran, schleusen Enzyme in die Zelle ein, und das führt schließlich zum kontrollierten Zelltod (Apoptose).

Die dendritischen Zellen, die vierten in diesem Bunde, haben eher vermittelnde Aufgaben und holen für den jeweils aktuellen Erregerbefall exakt passende Unterstützer aus dem Heer der spezifischen Immunzellen herbei. Sie agieren damit am Übergang zwischen dem unspezifischen und spezifischen Immunsystem.

Zum spezifischen oder erworbenen Immunsystem gehören die Lymphozyten, bei denen wiederum die T- von den B-Lymphozyten unterschieden werden. Das »T« der T-Lymphozyten kommt von »Thymus«, einem Organ hinter dem Brustbein, in dem die T-Lymphozyten reifen, nachdem sie im Knochenmark gebildet wurden. Das B der B-Lymphozyten stammt von *bone marrow*, also von »Knochenmark«. B-Lymphozyten verlassen im Gegensatz zu den T-Lymphozyten das Knochenmark zur Reifung nicht, verbleiben also an dem Ort, an dem sie gebildet wurden. Von den T-Lymphozyten und den B-Lymphozyten gibt es immer nur einzelne Spezialisten für ganz bestimmte immunologisch relevante Angreifer, die sich schnell bis in Millionenzahl klonen, sobald sie von dendritischen Zellen entsprechend aufgespürt, informiert und aktiviert werden.

Während die Zellen des unspezifischen Immunsystems unser Leben lang immer das Gleiche tun, nämlich Pathogene abtöten und unschädlich machen (oder den Kollegen dabei helfen), sind die Zellen des spezifischen Immunsystems extrem spezialisiert. So gibt es T- und B-Lymphozyten für so ziemlich jede Art von Antigenen und Erregern. T-Lymphozyten sind eher für intrazelluläre Erreger zuständig, also beispielsweise für Viren. Viren sind mehr oder weniger nichts anderes als genetisches Material, das in den Zellkern des Menschen einzudringen versucht, um dort seine Informationen einzubringen und sich mithilfe der infizierten Zelle zu vermehren. Da virusinfizierte Zellen mit einem MHC markiert sind, können sie gut ausfindig gemacht und direkt im Zell-zu-Zell-Kontakt eliminiert werden. Bakterien und andere extrazelluläre Erreger wie Pilze und Parasiten, die, wie der Name schon verrät, außerhalb von Zellen ihr Unwesen treiben, werden hingegen auf andere Weise zur Strecke gebracht. Hierfür sind insbesondere B-Lymphozyten zuständig, die bei Antigenkontakt zu Plasmazellen differenzieren und große Mengen an Antikörpern produzieren. Diese setzen sich auf die extrazellulären Erreger und markieren sie damit für andere Zellen wie die Fresszellen des unspezifischen Immunsystems und die T-Lymphozyten des spezifischen Immunsystems. Die unspezifischen Fresszellen erkennen den mit Antikörpern besetzten Eindringling als körperfremd, nehmen ihn auf und verdauen ihn. Die zytotoxischen T-Lymphozyten des spezifischen Immunsystems hingegen töten den markierten Eindringling direkt ab. Der Zwischenschritt über die Antikörper ist notwendig, damit die eigentlichen »Immunkämpfer« die schädigenden Nicht-Selbst-Zellen überhaupt wahrnehmen können.

Das spezifische oder erworbene Immunsystem lernt unentwegt weiter dazu. Schließlich sind wir pausenlos von Milliarden dieser winzigen Einflussfaktoren umgeben, die an Einfallstoren zwischen Selbst und Umwelt, wie Schleimhäuten oder Verletzungen, in unseren Körper eindringen könnten. Sie alle können von den Helden des unspezifischen Immunsystems vernichtet werden. Für sie alle warten aber auch einzelne T- und B-Lymphozyten im spezifischen Immunsystem, die die exakt passende Waffe für exakt dieses Bakterium oder diesen Virus oder diesen Pilz zum Einsatz bringen können.

Selbst wehrt Nicht-Selbst ab

Geht es um das Immunsystem, denken viele spontan an die typische Grippeabwehr. Vielleicht ging es Ihnen bislang auch so. Aber es ist natürlich sehr viel mehr. Betrachten wir es von einer Meta-Ebene aus, hat »immun« zunächst allgemein mit Abwehr zu tun, die auf einer Unterscheidung von Selbst und Nicht-Selbst (oder Wir und Nicht-Wir) und der Bewahrung der Grenzen des Selbst (oder Wir) beruht. Auch ein Baum schützt sich auf differenzierte Weise vor Parasiten und Schädlingen, die ihn krank machen und sogar sterben lassen könnten. Jedes lebendige Wesen hat dies im Laufe der Evolution gelernt, anderenfalls wäre es heute nicht mehr da.

Was wir oft nicht mit in den Blick nehmen, ist, dass sich dieses Geschehen nicht nur auf die biologische Abwehr unterschiedlicher Krankheitserreger begrenzt, denn auch dann wären wir wohl alle nicht mehr da. Behaviorale (also das Verhalten betreffende), psychologische und soziale Faktoren spielen ebenfalls in unsere Immunität hinein und verweben sich zu einem komplexen Gebilde purer Lebendigkeit. Kommunikation, Austausch, Lernen, Sterben und Werden, vielfältigst verästelt – wir werden es uns nach und nach genauer anschauen.

Der Begriff »immun« hat seinen Ursprung übrigens in diesem erweiterten Sinne. *Munera* waren nämlich die Abgaben, die die Römer früher an den Staat zahlen mussten. Als das Römische Reich expandierte, kamen viele weitere Städte hinzu, sogenannte *civitates liberae et immunes*, sie waren von den Abgaben, die nur echte Römer zahlen mussten, ausgenommen. »Immun« sein heißt also, sich in einer Welt befinden und ihr doch fremd sein«.

Die Immunaktivität im Falle einer Wunde

Am Beispiel einer Wunde lässt sich die Zusammenarbeit des unspezifischen und des spezifischen, angeborenen Immunsystems gut verstehen. Auch wenn es vielleicht nur ein kleiner Kratzer ist, bedeutet jede Verletzung für die Zellen des Immunsystems einen Kampf um Leben und Tod. Hat irgendein Gegenstand die Haut verwundet, beginnt an dieser Stelle eine enorme Aktivität. Vielleicht hat ein scharfer Dorn beim Brombeerpflücken die Epithelbarriere überwunden und ist ins Bindegewebe eingedrungen. Könnten wir die Stelle mit dem Mikroskop heranzoomen, würden wir sehen, dass einige Körperzellen verletzt oder tot sind und dass nicht nur Schmutz durch die Wunde in unseren Körper eindringt, sondern auch eine große Zahl an Bakterien. Diese Fremdkörper könnten uns gefährlich werden. Sie vermehren sich sehr schnell, da sie ideale Überlebensbedingungen vorfinden, insbesondere die richtige Umgebungstemperatur und ausreichend Nahrungsstoffe. Deshalb geben die umliegenden Körperzellen schnellstmöglich chemische Alarmsignale ab, die das Immunsystem aktivieren. Die Makrophagen reagieren zuerst. Diese großen Zellen kommen in Sekundenschnelle an die Stelle der Verletzung und verleiben sich wie Schaufelbagger so viele Bakterien ein, wie sie schaffen können, um sie unschädlich zu machen – sie agieren als Fresszellen. Im günstigsten Falle reicht ihre Tätigkeit bereits aus. Sind aber zu viele Bakterien in den Körper eingedrungen, rufen die Makrophagen wiederum über biochemische Signale – in Form von Zytokinen, Immunproteinen – nach Verstärkung.

Diese taucht nun in Form von neutrophilen Granulozyten auf. Das ist eine für Bakterien zuständige Unterform der Granulozyten, die chemische Stoffe absondern, mit deren Hilfe die Bakterien umkommen. Oftmals verenden sie dabei selbst und reißen weitere Bakterien mit in den Tod. An der Wunde, die mittlerweile alle Anzeichen einer Entzündung zeigt, entsteht auf diese Weise Eiter. Die Entzündung ist nicht nur wichtig, weil sie das Gewebe erwärmt und die Durchblutung verstärkt – beides unterstützt die Arbeit der Immunzellen –, sie sorgt über die Freisetzung einer Reihe von Botenmolekülen mit Schmerz und Schwellung auch dafür, dass wir diesem Körperbereich Ruhe gönnen und nicht einfach in unserer Handlung fortfahren, was uns möglicherweise weiterhin der Verletzungsgefahr aussetzt.

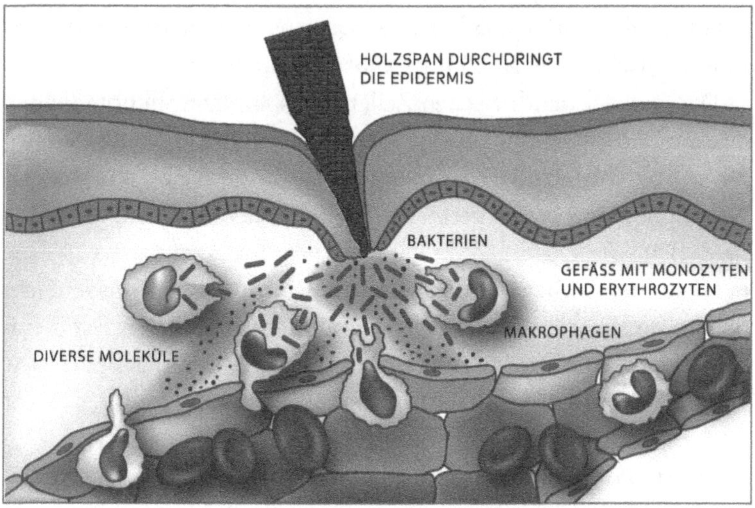

Abb. 1: Schon bei einer leichten Verletzung der Hautoberfläche kommt es zu einem emsigen Geschehen mit vielen beteiligten Immunzellen, um die Wunde zu versorgen und den Körper zu schützen.

Die bisher in unserer Wunde aktiv gewordenen Makrophagen und Granulozyten unterscheiden nur zwischen Selbst und Nicht-Selbst. Alles, was sie als Nicht-Selbst einstufen, wird zerstört – schnell und möglichst effektiv. Ein bisschen denke ich, wenn ich das schreibe, an einen Freund, der Polizeikommandant bei mir in der Gegend war und einmal erklärte: Wenn jemand gekidnappt wurde oder ein Terroranschlag droht, dann kann man nicht herumphilosophieren, dann muss man das Haus stürmen, dann muss man schnell und effizient aktiv werden. So sehen das auch die Zellen des unspezifischen Immunsystems, die wir ja nicht von ungefähr gern auch als »Kämpfer«, »Soldaten« oder eben »Polizisten« bezeichnen.

Differenzierter – und damit auch langsamer – wird die Immunarbeit, wenn eine dritte Art von Abwehrzellen ins Spiel kommt, die den Übergang vom bis hierhin aktiven unspezifischen hin zum spezifischen Immunsystem markiert: die dendritischen Zellen. Ihre Aufgabe ist es nicht direkt, die gefährlichen Eindringlinge zu beseitigen. Vielmehr nehmen sie Teile der Bakterien in sich auf, »zerhacken« sie in kleine Teile und präsentieren diese an ihrer Oberfläche – sie werden also zu antigenpräsentierenden Zellen. Sie reisen mit diesen Teilen durch die Lymphgefäße zu den nächsten Lymphknoten, die immunologische Zentralen im Organismus darstellen.

Das Ziel der dendritischen Zellen ist es, im Lymphknoten einen bestimmten B-Lymphozyten zu finden, der Teil des spezifischen Immunsystems ist. Und zwar brauchen sie aus dem riesigen Meer an B-Lymphozyten genau den einen, der auf die aktuell angreifenden Bakterien spezialisiert ist. Es kann ein paar Stunden dauern, bis die dendritischen Zellen diesen speziellen B-Lymphozyten ausgemacht haben. Sie bieten, während sie im Lymphknoten unterwegs sind, immer wieder die Bauteile des Bakteriums an ihrer Oberfläche an – wie einen Schlüssel –, bis es bei einem dieser B-Lymphozyten klick macht und der Schlüssel ins Schloss passt.

Durch das Zusammentreffen der dendritischen Zellen samt den bakteriellen Teilen und dem genau passenden B-Lymphozyten wird dieser zunächst entsichert wie eine Pistole. Nun muss er noch aktiviert werden, um sich millionenfach vermehren zu können und die

Bakterien zu vernichten. Diese Aktivierung übernehmen die T-Zellen: Mit den Bakterien und den dendritischen Zellen kommen nämlich auch sogenannte naive T-Zellen in die Lymphknoten. Und hier ist ebenfalls eine spezifische T-Zelle dabei, die mit ihrem T-Zellrezeptor genau auf das bakterielle Antigen passt. Daraufhin differenziert die T-Zelle zu einer T-Helfer-Typ-2-(TH2-)Zelle, vermehrt sich (klonale Selektion) und trifft irgendwann auf die entsicherte B-Zelle, die sie nun über bestimmte TH2-Zytokine aktiviert. Jetzt kann sich die B-Zelle vermehren und ihre Klone schütten eine Menge an spezifischen Antikörpern aus, durch die das Bakterium für das zelluläre Immunsystem sichtbar gemacht wird und – endlich – zerstört werden kann.

Sind die Eindringlinge besiegt, kann die Wunde allmählich ausheilen. Bis dahin haben sich die benötigten Immunzellen enorm vermehrt, und da sie nun nicht mehr in dieser Zahl gebraucht werden, töten sie sich selbst. Von den T- und B-Lymphozyten allerdings bleiben so viele als Gedächtniszellen übrig, dass sie den Körper auch künftig vor genau diesen Bakterien, die ihm jetzt gefährlich geworden waren, schützen können. Sie kommen gewissermaßen ins Archiv.

Das perfekte Zusammenspiel zwischen dem angeborenen, unspezifischen und dem erworbenen, spezifischen Immunsystem ermöglicht es dem Organismus, sich gegen eindringende Pathogene der unterschiedlichsten Art effizient zu wehren und zu schützen. Die Zellen des unspezifischen Immunsystems können schnell aggressiv reagieren, während die Zellen des spezifischen Immunsystems etwas länger brauchen, dann aber ganz gezielt ihre spezifischen Waffen gegen genau die dazu passenden Eindringlinge einsetzen.

In diesem ausgeklügelten System – immerhin über Jahrmillionen weiterentwickelt und perfektioniert – gibt es aus Gründen der Energieeffizienz von all den potenziell benötigten Immunzellen immer nur so viele, dass Gefahren bemerkt werden und sich alle Bereiche gegenseitig informieren können. Es wäre sehr ineffektiv und auf Dauer nicht zu leisten, wenn ständig riesige Armeen aller am Immunsystem beteiligten Zellarten durch sämtliche Körperbereiche zögen. Es patrouillieren stets nur wenige, und sobald mehr Zellen einer bestimmten Art benötigt werden, setzt sich die Alarmierungskette in Betrieb und eine rasche Rekrutierung beginnt.

Lerneffekte seit der Schwangerschaft

Das biologische Immunsystem eines jeden Menschen lernt bereits in der Schwangerschaft, um sich nach der Geburt effizient gegen Pathogene wehren zu können. Auch der Weg durch den Geburtskanal ist eine wertvolle Gelegenheit für die Immunzellen, sich mit unterschiedlichen Mikroorganismen bekannt zu machen und sich entsprechend zu differenzieren. Durch die in der Muttermilch enthaltenen Antikörper erhält das Baby zudem einen »passiven Immunschutz«, der besonders in der ersten nachgeburtlichen Zeit wichtig ist, da das eigene Immunsystem des Kindes noch nicht vollständig ausgereift ist.

Die Hygienehypothese von David P. Strachan besagt, dass ein Zuviel an Hygiene und ein Mangel an frühkindlichen Infektionen das Risiko für Allergien und Autoimmunerkrankungen im späteren Leben erhöhen können.[2] Kinder aus Großfamilien, die auf dem Land mit viel Kontakt mit Tieren, zu Erde und zu Schmutz groß werden, entwickeln ein leistungsfähigeres Immunsystem als Kinder, die in Kleinfamilien und in der Stadt heranwachsen. Diese sind oft hygienisch überbehütet und haben aufgrund des mangelnden Trainings ihres biologischen Immunsystems häufiger Krankheiten. Ihr spezifisches Immunsystem erhält weniger Chancen, sich gut auf das Leben vorzubereiten.

Schleimhäute als gut beschützte Eintrittspforten in den Körper

Natürlich muss das Immunsystem biologisch-physiologisch nicht nur dann aktiv werden, wenn wir uns verletzen. Mikroorganismen kommen auch auf anderen Wegen in unseren Körper – speziell über die Schleimhäute, die viel durchlässiger sind als die übrige Haut. Denn hier tauschen wir mit der Außenwelt Gase wie Sauerstoff und Kohlendioxid aus oder Festes wie Nahrungsbestandteile und Abfallstoffe. Da wir unentwegt von unzähligen potenziell gefährlichen Mikroorganismen umgeben sind, müssen wir im Bereich dieser Übergangsflächen zwischen Innen und Außen besonders gut geschützt sein. Dafür sorgen nicht nur die mikroskopisch kleinen Vertreter des Immunsystems, sondern auf der physiologischen Ebene beispielsweise bereits feine Härchen in den Schleimhäuten der Nase und später der Bronchien, an denen mögliche Krankheitserreger hängen bleiben und von denen sie gleich wieder nach außen befördert werden. Auch der Schleim, der diesen Häuten den Namen gibt, dient der frühzeitigen Abwehr. Er kann Viren und Bakterien mithilfe von in ihm enthaltenen antimikrobiellen Substanzen zur Strecke bringen – eine Form der Abwehr auf chemischer Ebene.

Typische Krankheiten der Atemwege oder der Verdauungsorgane entstehen, wenn sich Antigene trotz allem an diesen Schnittstellen zwischen Außen- und Innenwelt angesiedelt haben oder über diese Pforten bereits in den Körper gelangt sind und unsere Immunabwehr nicht so leicht damit fertigwird. Weil diese Bereiche so sensibel sind, finden sich hier Immunzellen häufig zu Immungeweben zusammen, in den Mandeln im Rachenraum beispielsweise und natürlich in den verschiedenen Lymphknoten. Milz und Thymusdrüse im Innern des Körpers sind sogar richtige Immunorgane, die große Mengen an Zellen des Immunsystems produzieren und speichern, damit sie im Bedarfsfall möglichst schnell einsatzbereit sind. In all diesen Geweben und Organen tauschen die unterschiedlichen Arten von Immunzellen ihre Informationen aus, damit jederzeit im ganzen

Körper der jeweiligen Situation angemessen gehandelt werden kann. Auch an den Schleimhäuten wird zuerst das unspezifische Immunsystem kämpferisch aktiv und vermittelt zugleich an das spezifische Immunsystem.

Der Abwehrkampf an den Schleimhäuten lässt sich gut anhand einer Virusinfektion des Atemtrakts darstellen. Ist eine dort ansässige Schleimhautzelle mit einem Virus infiziert, erkennt das eine natürliche Killerzelle am Fehlen des MHC-Moleküls auf der Zelle. Daraufhin zerstört die Killerzelle die virusinfizierte Zelle, indem sie sie durchlöchert und in den Zelltod treibt. Gleichzeitig setzt die Killerzelle Interferon-gamma frei, das Makrophagen und dendritische Zellen aktiv werden lässt. Während Makrophagen die entzündliche Reaktion gegen das Virus weiter anfachen, stimulieren die dendritischen Zellen das erworbene Immunsystem, indem sie Virusantigene an ihrer Oberfläche präsentieren und damit naive T-Zellen aktivieren. Diese wiederum differenzieren zu T-Helfer-Typ-1-(TH1-) Zellen und setzen bestimmte TH1-Zytokine frei, die zytotoxische T-Zellen dazu bringen, die virusinfizierte Zelle direkt zu attackieren, und B-Zellen veranlassen, Antikörper gegen das Virus freizusetzen. Zusätzlich verhindern Immunglobulin-A-Antikörper, dass sich immer mehr Pathogene in der Schleimhaut einnisten können, und neutralisieren sie.

Es kommt zu einer Entzündungsreaktion, die hilfreich ist, weil eine mit Schwellung, Wärme, Schmerz, Rötung und Bewegungseinschränkung einhergehende Entzündung das Gefahrengebiet eingrenzt, die Heilung anstößt und den Menschen zu mehr Ruhe zwingt. Sie darf aber insbesondere im Bereich der Atemorgane nicht zu stark ausfallen, da sie die Atemwege gefährlich einengen könnte.

Mikroben als unsere Evolutionspartner

Viren sind schrecklich! Wirklich? Ja, sie befallen unseren Körper, entern die Zellen und können uns am Ende sogar umbringen. Aber das ist nur ein Teil der Wahrheit. Viren waren nämlich auch wesentlich für die Evolution und unsere Weiterentwicklung als Menschheit und sind es weiterhin. Sie bringen uns stetig Informationen der Außenwelt bis in unsere Zellen hinein und wir müssen darauf reagieren, indem wir uns anpassen. Ein erheblicher Teil unserer DNA – etwa ein Zehntel – stammt ursprünglich von Viren. Während wir uns wehren, entwickeln wir uns weiter und lernen dazu. Sie zwingen uns geradezu, die Evolution mit voranzutreiben. Und das betrifft nicht nur uns Menschen, auch die Tierwelt hat ihre genetische Vielfalt und spektakuläre Weiterentwicklung über Jahrmillionen unter anderem den Viren zu verdanken.

Von Viren abstammende Gene haben beispielsweise grundlegend zur evolutionären Entwicklung der menschlichen Plazenta beigetragen. Ein Retro-Virus-Gen (das Syncytin-Gen) ermöglicht die Bildung eines Proteins, das es dem Virus leichter macht, mit der Zellmembran des Wirts zu fusionieren und damit die Zelle zu infizieren. Nachdem dieses Gen in das menschliche Genom eingebaut wurde, hat es im Lauf der Zeit einen neuen Zweck bekommen. Nun sorgt es für ein Protein, das es möglich macht, dass sich Plazenta und Uterus miteinander verbinden.[3]

Schon immer haben Viren ihre genetischen Informationen in unser Erbgut eingebaut, wenn sie unsere Zellen eroberten, und so für einen Informationsaustausch mit der Umwelt und durch den entstehenden Anpassungsdruck für eine kreative Weiterentwicklung gesorgt. Ändern sich bestimmte Parameter in der Welt, sind die Viren ein Ausdruck davon. Indem wir uns infizieren, werden wir zugleich informiert – ob wir krank werden oder nicht, unser Immunsystem integriert das Neue in den Organismus.

Diese koevolutionäre Rolle der Viren zeigt einmal mehr, wie weit über den Tellerrand hinaus wir denken müssen, wenn wir zu einem wirklichen Verstehen gelangen wollen. Denn alles Lebendige ist auf immer wieder neue Weise miteinander verwoben, beeinflusst sich gegenseitig und hält sich im evolutionären Strom und macht unentwegt Sinn.

Immunabwehr im Inneren: Gegen Krebszellen

Nicht nur für Gefahren von außen ist das Immunsystem zuständig, sondern auch für eine lebensbedrohliche Gefahr von innen. Unsere eigenen Zellen neigen unter bestimmten Umständen dazu, zu mutieren und sich dann unkontrolliert zu vermehren – ein Vorgang, der täglich geschieht, wenn er aber nicht eingeschränkt wird, kann es zu Krebserkrankungen kommen. Das Initialereignis bei der Krebsentstehung ist eine Schädigung der DNA, also des genetischen Materials von Zellen, das deren reibungsloses Funktionieren gewährleistet. Das physiologische Immunsystem hat hier verschiedene Mechanismen, die nicht mehr nach dem gesunden Bauplan funktionierenden Zellen ausfindig zu machen und zu zerstören.

Auch wenn der Organismus auf vielfältigste und über Jahrmillionen erprobte Weise gegen diese mutierten Zellen vorzugehen weiß, gelingt es ihm manchmal nicht, eine Krebserkrankung zu verhindern. Denn die entarteten Zellen wissen sich ihrerseits zu wehren, sie können sich tarnen oder das Immunsystem aktiv unterdrücken. Dass beim Krebs sowohl bei der Entstehung als auch bei der Heilung deutlich mehr als nur biologische Faktoren eine Rolle spielen, kommt derzeit langsam ins Bewusstsein vieler Menschen. Die weiteren Kapitel dieses Buches dürften auch dieses Thema neu zu verstehen helfen.

Wenn das Immunsystem (vorerst) zu schwach ist

Würde das Immunsystem jederzeit perfekt funktionieren, bekämen wir keinerlei Krankheiten, die von mikrobiellen Erregern ausgelöst werden. Keinen Schnupfen, keine Grippe, kein Covid, keine Magen-Darm-Infekte und so weiter. Auch Krebs könnte nicht entstehen. Warum aber passiert es zuweilen dennoch?

Wir werden, grob gesagt und auf der rein stofflichen Ebene argumentiert, immer dann krank, wenn die Erreger in einer so hohen Zahl auftauchen oder zu viele entartete Zellen vorliegen, dass die Immunzellen die Abwehr schlichtweg nicht schaffen. Sie müssen sich dann erst ausreichend vermehren, was einige Zeit braucht, in der wir die entsprechenden Symptome erleben. Wenn die Erreger sehr aggressiv sind, kann es ebenfalls sein, dass sie für eine Zeit die Überhand gewinnen. Genauso, wenn sie für unseren Organismus neu sind und wir noch keine wehrfähigen Spezialisten im erworbenen Immunsystem haben, die es mit genau diesen Pathogenen aufnehmen können. Bis diese gebildet sind – sich das Immunsystem also an die Lage anpassen konnte –, sind wir krank. Dann kann es ein paar Stunden dauern, in denen wir uns nicht so ganz fit fühlen. Oder aber mehrere Tage oder Wochen, in denen wir das Bett hüten und vielleicht sogar in die Klinik müssen.

Immer häufiger ist das Immunsystem nicht zu schwach, sondern reagiert über, wenn es mit bestimmten Stoffen in Kontakt kommt. Wir sprechen dann von »Allergien«. In der heute gängigen Medizin ist nicht wirklich geklärt, warum es zu diesem Phänomen kommt, von dem immer mehr Menschen beeinträchtigt werden. Bekannt ist, dass sich an den hier wichtigen Mastzellen IgE-Antikörper, die von den eosinophilen Granulozyten gebildet und freigesetzt werden, gegen bestimmte Stoffe anheften, wenn wir mit diesen in Kontakt kommen. Wieder kann man das wie eine Markierung verstehen. Kommen wir das nächste Mal mit dem Antigen in Berührung, also zum Beispiel den Reizstoffen aus Blütenpollen, Tierhaaren oder Nüssen, bindet es sich direkt an diese Antikörper. Das aktiviert die Mastzellen, die bestimmte Botenstoffe wie Histamin, Leukotriene,

Prostaglandine und Zytokine freisetzen, was weitere Immunzellen herbeiruft, die dann allesamt in ihrem Kampf gegen die vermeintliche Gefahr aktiv werden. Es kommt zu den typischen Reaktionen einer Allergie: Schwellungen, Rötungen, Entzündungen, Juckreiz, Bildung von Sekreten, die die als gefährlich eingestuften Stoffe wieder aus dem Körper bringen sollen.

Das Immunsystem ist also außer Rand und Band und die Medizin steht mehr oder weniger mit großen Fragezeichen in den Augen dabei. Die verbirgt man dann hinter zahlreichen Thesen, warum Allergien auftreten könnten, die wirklichen Ursachen sind aber nicht geklärt und die zunehmende Zahl an Betroffenen braucht oft viele Jahre der Suche und des Ausprobierens, um Hilfe zu finden. Oder sie dämmen mit nebenwirkungsreichen Medikamenten die Symptome ein, um beispielsweise gut durch die pollenreiche Zeit zu kommen.

Hier stoßen wir in unserer Betrachtung zum ersten Mal an eine der vielen offensichtlichen Grenzen der heutigen Medizin. Wir werden in diesem Buch noch einer ganzen Reihe von solchen Grenzen und Schwächen begegnen, insbesondere immer dann, wenn es um chronifizierte Leiden geht, zu denen auch die unterschiedlichen Autoimmunerkrankungen gehören.

Immunpower gegen körpereigene Zellen: Autoimmunerkrankungen

Immer wieder kann es passieren, dass sich Immunzellen nicht nur gegen Angreifer von außen oder Krebszellen im Körper, sondern auch gegen körpereigene Zellen richten, sie als »Nicht-Selbst« und als »Feinde« einstufen und vernichten. Und das, obwohl diese Körperzellen gesund sind. Solche verwirrten Immunzellen werden von den anderen schnell unschädlich gemacht, da sie natürlich eine Gefahr für den Organismus bedeuten. Manchmal aber verbreiten sich diese autoimmun agierenden Zellen so stark, dass die übrigen Elemente des Immunsystems ihrer nicht mehr Herr werden und sich eine Autoimmunerkrankung ausbildet. Dabei sind autoreaktive, also gegen den eigenen Körper gerichtete B- und T-Lymphozyten übermäßig aktiv und die Marker für ein entzündliches Geschehen sind erhöht. Kann der Körper hier nicht regulierend eingreifen, kommt es zu teilweise lebensbedrohlichen Entzündungsreaktionen. Dabei zerstört die autoaggressive Reaktion Gewebe unwiederbringlich (beispielsweise bei insulinabhängigem Diabetes) oder aber sie schädigt das Gewebe chronisch mit einer Überstimulierung (beispielsweise bei Morbus Basedow) oder einer Hemmung der Organfunktion (beispielsweise bei Myasthenia gravis). Beim systemischen Lupus erythematodes (SLE) wiederum sind die Autoimmunreaktionen multipel und komplex und führen zu gleichzeitigen Gewebsschädigungen an mehreren Stellen des Organismus.

Ähnlich wie bei Allergien sind die Ursachen für Autoimmunerkrankungen im Wesentlichen nicht bekannt, weshalb die Medizin auch nur Medikamente zur Verfügung stellen kann, die die Symptome unterdrücken, und dabei eine erhöhte Wahrscheinlichkeit für Folgeerkrankungen als Nebenwirkungen in Kauf nimmt.

In der Psychoneuroimmunologie schlagen wir völlig neue Wege der Forschung und in Folge auch der Behandlung von Autoimmunpatienten vor (und nicht nur dort). In meiner Arbeitsgruppe haben wir mit einem eigenen Forschungsdesign Bahnbrechendes über diese Krankheiten herausgefunden. Ich werde in den späteren Kapiteln noch genauer darauf zu sprechen kommen, was sich bei Betroffenen erkennen lässt, wenn man den Blick über den Tellerrand des rein Materiell-Biologischen hinausgehen lässt.

Ist damit alles erklärt und geklärt? Erkenntnistheoretische Fallstricke

Auf den letzten Seiten habe ich Ihnen einen groben Überblick über die Arbeit des physiologischen Immunsystems zu geben versucht. An jeder einzelnen Stelle dieser Prozesse und auch bei ihren jeweiligen Akteuren sowohl auf der Angreifer- als auch auf der Abwehrseite könnten wir noch sehr viel weiter in die Tiefe gehen. »Das Immunsystem ist eines der besten Themen, mit denen man sich beschäftigen kann, eben weil es so komplex und vielschichtig ist und alles so genial zusammenwirkt. Das Immunsystem gleicht einem Fenster ins Universum, einem Fenster in die Komplexität, die uns umgibt und deren Teil wir sind.«[4] So schwärmt Philipp Dettmer in seinem Nummer-1-Bestseller *Immun* und ich stimme hier mit ihm überein, auch wenn ich das Immunsystem insgesamt ganz anders betrachte als er. Was er in seinem, dem derzeit wohl beliebtesten populärwissenschaftlichen Buch zum Thema auf über vierhundert Seiten für interessierte Laien darstellt, ist allein das physiologische, biologische Immunsystem – und er könnte darin nach eigener Aussage noch viel tiefer gehen. Auch dabei würde er diesen Fleck, von dem ich am Anfang dieses Kapitels gesprochen habe, nicht verlassen.

An der Beschäftigung mit der physiologischen Immunabwehr ist zunächst auch nichts zu kritisieren, sie ist aber neu einzuordnen. Denn eine solche Betrachtungsweise, egal, wie viel weiter sie differenziert wird, deckt allenfalls einen Bruchteil dessen ab, was das Immunsystem wirklich ist. Dettmer, der selbst medizinischer Laie ist und auf seinem YouTube-Kanal »kurzgesagt« ebensolchen Laien wissenschaftliche Themen fundiert und unterhaltsam nahebringt, hat dabei ein klares Verständnis davon, dass Wissenschaft Modelle und Vereinfachungen nutzt, um die Realität zu erklären. Auch die Idee eines Zusammenwirkens verschiedener Immunzellen ist ein solches Modell und nicht die Realität selbst.

Was aber passiert, wenn Realität und unsere Darstellung dieser auseinanderklaffen? Immer weiter vielleicht, ohne dass wir uns dessen noch bewusst sind? Und was passiert, wenn wir mit die Realität vereinfachenden und vielleicht sogar verzerrenden Modellen in die medizinische Praxis gehen?

Ist das *Ihr* Immunsystem?

Lassen Sie uns an dieser Stelle kurz innehalten. Denn wir sind gerade an einem entscheidenden Punkt angekommen, an dem sich der heute übliche medizinische Blick auf den Menschen und sein Immunsystem und meine Betrachtung von beidem gründlich auseinanderdividieren. Was ich bis hierhin beschrieben habe, kannten Sie wahrscheinlich mehr oder weniger detailliert bereits. Es ist medizinisches Grundlagenwissen und dagegen ist auch nichts einzuwenden.

Nun möchte ich Sie aber fragen: Wie sehr fühlten Sie sich gemeint, als Sie die Beschreibungen auf den letzten Seiten lasen? Wie sehr spiegelt das dort Dargestellte Ihre Lebenswirklichkeit wider? Wie nah ist es Ihnen in Ihrem alltäglichen Umgang mit gesundheitlichen Herausforderungen? Wie sehr fühlen Sie sich bei einer Fachärztin oder einem Facharzt aufgehoben, der Ihnen abstrakt von diesen Zusammenhängen erzählt?

Letztlich können Sie das Beschriebene nur glauben – oder eben nicht. Denn selbst nachprüfen oder in Ihrem Alltag entdecken können Sie es nicht. Das wird bei medizinischen Fakten immer ein gutes Stück weit so sein und auch bei dem, worum es mir im Sinne einer ganzheitlichen, auf neue Weise wissenschaftlich fundierten Medizin geht, ist das nicht anders. Und doch wird sich mindestens zweierlei verändern: Das Wissen rückt näher an Ihr Erleben in Ihrem tatsächlichen Dasein heran und es stärkt Ihr Vertrauen in die natürlichen Prozesse in Ihrem

Körper. Sie werden (noch besser) verstehen, dass wir vor allem dann gesund bleiben, wenn unser Leben auf seiner biologischen, psychischen und sozialen Ebene im Fluss der natürlichen Prozesse bleiben darf. Diese Veränderungen sind viel wert – und sie sind erst der Anfang. Es geht weit darüber hinaus.

Unausweichlich: Das Äquivalenzprinzip

Im Zusammenhang mit dem Immunsystem reden wir von Killer- und Fresszellen. Wir beschreiben, wie eine Zelle die andere in den Suizid treibt, wie sich Zellen gegenseitig einverleiben, durchlöchern oder mit toxischen Sekreten töten. Wir sprechen davon, wie sie sich gegenseitig informieren und warnen, wie sie sich tarnen oder markieren, damit die Kollegen auf der gleichen Seite des Grabens wissen, wer der Feind ist. Möglicherweise haben Sie beim Lesen der letzten Seiten sogar Bilder im Kopf gehabt und so etwas wie Trickfilmfiguren vor Ihrem inneren Auge gesehen, die einander jagen und bekämpfen. Wir verwenden bei der Beschreibung Begriffe wie aus Gangsterfilmen oder aus dem Krieg. Tatsächlich stammen solche militaristischen Beschreibungen des Immunsystems aus der Zeit, als die Immunologie entwickelt wurde. Rudolf Virchow (1821–1902) und Ilja Metschnikoff (1845–1916) waren hier maßgeblich, der eine militärärztlich ausgebildet, der andere zu Zeiten des Ersten Weltkriegs lebend. Sie begannen damit, den Heilungsprozess, den das Immunsystem schafft, als gewaltsam darzustellen. Aber wir könnten auch sagen, es ist weniger ein Herrschaftskrieg als ein Tanz mit multiplen Partnern, die sich wechselseitig Impulse geben, um optimale Funktionen zu gewährleisten, so wie es am Beispiel der sich mit der Gebärmutter verbindenden Plazenta beschrieben wurde.

Wir sind es gewohnt zu sagen, dass es im biologischen Immunsystem um Leben und Tod geht. Würden die Makrophagen und Granulozyten, die T-Lymphozyten und Killerzellen ihre Arbeit nicht mit genau der Präzision und Effektivität tun, mit der sie sie Tag für Tag verrichten, würden wir sehr schnell ernsthaft erkranken und sterben. Aber beschreiben wir damit wirklich die Realität? Kann man diese Vorgänge nur auf diese Weise sehen, weil sie tatsächlich genau so sind? Ich frage mich manchmal, wie Biologen das Immunsystem beschreiben würden, wenn sie ein anderes Mindset, ein anderes Menschenbild hätten, wenn sie zum Beispiel ganzheitlich denken würden. Die 1947 geborene Immunologin Polly Matzinger sieht es in einer politischen Epoche des Liberalismus und Neoliberalismus schon deutlich anders als Virchow und Metschnikoff. Sie gilt als Begründerin des sogenannten Danger-Modells.

Dualismus oder Danger?

Es ist interessant zu betrachten, wie unterschiedlich allein das biologische Immunsystem interpretiert wird. Ich hatte die Unterscheidung von Selbst und Nicht-Selbst beschrieben, die in sich allerdings dualistisch ist. Die Immunologin Polly Matzinger vergleicht es mit einem drastischen Bild aus dem sozialen Leben: Das biologische Immunsystem auf diese Weise zu erklären, wäre so, als würden in einer Gemeinschaft von der Polizei all jene akzeptiert, die sie aus der Grundschule kennen, später Hinzugekommene und Migranten aber würde sie umbringen. Sie hält dem das Gefahren- oder Danger-Modell entgegen, nach dem Alteingesessene ebenso wie Hinzugekommene und Einwanderer gleichermaßen akzeptiert werden, solange sie keine Fenster einschlagen. Nur wenn sie sich aggressiv und destruktiv zeigen, schreitet die Polizei ein, um sie zu eliminieren.

Wir sind ja oft in unserem Leben mit Fremdem konfrontiert und stoßen es nicht einfach ab. Essen, das wir uns einverleiben, ist Fremdstoff, Embryos im Mutterleib, die Luft, die wir einatmen – Nicht-Selbst und Selbst leben in Koexistenz, lernen voneinander, und erst wenn sich das Nicht-Selbst schädlich aufführt (oder das Selbst bei Autoimmunerkrankungen), schlägt das Immunsystem zu.

Als ich vor vielen Jahren intensivere Überlegungen zum Zusammenhang zwischen Autoimmunerkrankung und Autoaggression mit dem Psychosomatiker Sven Olaf Hoffmann teilte, warnte er mich: Wir müssten sehr aufpassen, dass wir dem Biologischen nicht etwas aus unserer sozialen Welt unterstellen. Ein wichtiger Hinweis, denn genau das passiert und es gibt sogar, wie ich später erfuhr, einen Begriff dafür: Äquivalenzprinzip. Es besagt, dass wir für die Beschreibung von Phänomenen immer Bilder und Begriffe aus den uns bekannten sozialen Wirklichkeiten nutzen. Wir können nicht anders. Ein Biologe, der mit Zellen von Lebewesen zu tun hat, hat kein anderes Instrumentarium der Theoriebildung zur Verfügung als die Vorstellungen von seinen sozialen Beziehungen im Hier und Jetzt und in der Vergangenheit. Er muss – bewusst oder vielmehr unbewusst – die ihm bekannten Beziehungen der unterschiedlichsten Art zur Grundlage nehmen, wenn er die zu erforschenden biologischen Phänomene beschreiben will. Das aber stellt die viel beschworene Objektivität der Naturwissenschaftler schwer infrage.

Forscher können nicht anders, als ihre subjektive soziale Welt, in der sie sich bewegen, in ihre Theorien zu biologischen oder physikalischen, chemischen oder geologischen Phänomenen hineinzumischen. Auch was ich Ihnen hier beschreibe, kann ich nur aus meiner »Äquivalenzwelt« heraus in Worte bringen. Und Sie können es nur innerhalb Ihrer »Äquivalenzwelt« erfassen. Sobald wir etwas zu begreifen versuchen und in die Sprache überführen, bringen wir es damit auch in unsere soziale Realität. So würde jemand, der in der Kultur Mitteleuropas aufgewachsen ist, viele natürliche, biologische, chemische oder physikalische Phänomene anders beschreiben als jemand, der in der chinesischen, indischen oder peruanischen Kultur verwurzelt ist. Ebenso dürfte ein Mensch, der viel mit verbaler oder auch physischer Gewalt zu tun bekommen hat, auch vermeintlich objektive biologische Zusammenhänge anders verbalisieren als beispielsweise jemand, der in einem sehr friedvollen Umfeld sozialisiert wurde. Ein Mensch des Mittelalters formulierte sie anders als einer der Neuzeit.

Bestehen Bilder und Begriffe für bestimmte biologische Phänomene einmal, wie in unserem Fall hier für das Immunsystem, dann verselbstständigen sie sich innerhalb ihrer Kultur und Epoche schnell und werden kaum noch infrage gestellt. Wenn Sie an das Immunsystem denken, dürften Sie automatisch auch an Krieg und Kampf verschiedener Zellen denken. Es ist gar nicht mehr anders vorstellbar. Aber ist es deswegen die einzige wahre Art, es zu betrachten? Und sagt es schon alles über das in uns aktive Abwehrsystem aus? Ist es als Wissen hilfreich für unser Leben?

Den Begriff »Äquivalenzprinzip« fand ich bei Karl Czasny, einem Philosophen des »transzendentalen Pragmatismus«. Er fragt in seiner Auseinandersetzung damit, was eigentlich unsere Erkenntnisprozesse ausmacht, nach der Funktion all unseres Erkennens für das übrige Handeln. Und er schreibt: »Sie liegt in der Orientierung und Erfolgssicherung unseres Tuns durch das vom Erkennen erzeugte Wissen, und aus ihr resultiert das oberste Ziel alles Erkennens. Es besteht in der Rückführung des Unbekannten auf das Bekannte.«[5] Wenn wir mit etwas Unbekanntem konfrontiert sind, unternehmen wir also reflexartig den Versuch, dieses Unbekannte über etwas uns bereits Bekanntes zu erklären. Das Unbekannte wird mit einem möglichst ähnlichen bereits Bekannten verglichen. Reagiert das Unbekannte wie das Bekannte, können wir uns diesem Unbekannten gegenüber so verhalten, wie wir es mit der uns schon vertrauten Erscheinung tun würden. Wir navigieren in einem sicheren Gewässer. Es ist ein für uns Menschen typischer, beinah unvermeidbarer Umgang mit Unbekanntem.

Erinnern Sie sich gern einmal an eine Begegnung mit einer Ihnen fremden Person. Wenn uns jemand gegenübertritt, den wir noch nie gesehen haben, vergleichen wir ihn unwillkürlich mit jemandem, den wir bereits kennen und der diesem Unbekannten in bestimmten Merkmalen ähnlich ist. Das geht so schnell, dass wir es in den meisten Fällen gar nicht bemerken. In uns baut sich sofort eine Vorstellung von diesem Gegenüber auf. Verhält es sich tatsächlich erwartungsgemäß, so Czasny, »dann haben wir das zuvor unbekannte Gegenüber erkannt, denn wir dürfen nun sagen, es sei äquivalent mit der bereits bekannten Erscheinung, weil es sich so wie diese verhält und wir uns ihm gegenüber daher selbst vermutlich so verhalten können wie gegenüber der bereits bekannten Erscheinung. Ich bezeichne diese methodische Grundregel als Äquivalenzprinzip. (...) Wir verfahren so nicht nur im Alltagsleben, sondern auch in der Wissenschaft, wo all unsere Modelle jene dem Äquivalenzprinzip folgende Rückführungsfunktion erfüllen.«[6] Diese Rückführung des Unbekannten auf das Bekannte dürfte auch bei dem Modell, mit dem in der Medizin biologisch-physiologisch das Immunsystem beschrieben wird, aktiv gewesen sein.

Es ist uns kaum möglich, in unserem Erleben etwas uns völlig Unbekanntes zuzulassen. Und erst recht können wir es nicht in Worte fassen, ohne auf uns Bekanntes zurückzugreifen. Wir bringen nicht nur Äquivalenzen hinein, indem wir beispielsweise vergleichend sagen: »Eine Makrophage kann man sich vorstellen wie einen Krieger.« Wir tun es bereits mit der Wahl unserer Worte, indem wir formulieren: Eine Makrophage »kämpft gegen« ins Gewebe gelangte Bakterien. Sie verleibt sie sich ein, wir nennen sie »Fresszelle«.

»Die Welt verschwindet im Subjekt«

Dieser meinem Empfinden nach sehr schöne Satz von Karl Czasny ist höchst bedeutsam, auch für unseren Zusammenhang. Er besagt, wohin die beschriebene Art des Erkennens, der wir Menschen nicht entkommen können, führt: zur Unmöglichkeit, die Welt tatsächlich objektiv zu erfassen. Begegnen sich wie beschrieben zwei einander unbekannte Menschen – zwei Subjekte –, macht sich jeder aufgrund seiner bisherigen Bekanntschaften ein Bild vom jeweils anderen. Verhält sich das Gegenüber entsprechend, bestätigt sich das Bild. Verhält es sich anders, wird ein neues Bild erstellt, das ebenfalls aus Elementen von bereits Bekanntem besteht.

In der Naturwissenschaft begegnen die forschenden Subjekte unterschiedlichen Objekten, beispielsweise kleinen Teilchen im Blut und in der Lymphe. Um sie zu verstehen und zu beschreiben, bedienen sie sich ebenfalls aus dem Fundus dessen, was ihnen bereits bekannt ist. Im Besonderen ist dies die soziale Welt. Schließlich sind wir Beziehungswesen und diese Ebene ist unsere wirkliche Heimat. Czasny schreibt: »Weil elementarste Schichten dessen, was uns immer schon bekannt ist, praxisbewährte Gewissheiten enthalten, die unsere zwischenmenschlichen Kontakte zum Gegenstand haben, unterstellen wir auch sämtlichen Strukturen des Objektbereiches eine zu jenen sozialen Beziehungsmustern analoge Form.«[7] Diese Unterstellung passiert dabei größtenteils unbewusst. Wir meinen, wir wären objektiv. Aber wir sind es nicht. Wir können es nicht sein, wir pressen das uns Unbekannte, sobald wir es betrachten und zu beschreiben versuchen, in den Rahmen des uns bereits Bekannten.

Und was passiert dann? Die Welt, die wir begreifen wollen, wird so sehr von unseren subjektiven Eindrücken und unseren sozialen Erfahrungen überdeckt, dass sie »im Subjekt verschwindet«. Sosehr sich unsere Vorstellungen von der Natur im Laufe der Zeit auch wandeln, immer liegt ihnen etwas Zwischenmenschliches, Soziales zugrunde. Die viel gerühmte Objektivität der Naturwissenschaften muss damit schwer bezweifelt werden. »Die prinzipielle Analogie zwischen Gesellschaftsform und Naturbild ist daher bei aller Variabilität des Letzteren ein oberstes, unhistorisches Apriori jeder Naturerkenntnis«, meint Karl Czasny.[8]

Wie formt sich Erkenntnis?

Natürlich ist der Erkenntnisprozess höchst komplex. Doch schauen wir auf ein ganz simples Beispiel: Nehmen wir an, Sie lesen zum ersten Mal etwas über das physiologische Immunsystem. Wenn Sie meine obigen Beschreibungen dazu (oder die von irgendeinem anderen Mediziner) in sich aufnehmen, erzeugt das einen irgendwie gearteten Widerhall in Ihnen. Bei vielen Menschen entstehen wie schon angedeutet Bilder vor dem geistigen Auge. Aber auch die kommen nicht aus dem luftleeren Raum. Auch die sind nicht vollkommen neu und bisher nie da gewesen. Sie entstehen nicht als etwas Ursprüngliches in dem Moment, in dem Sie Ihre ersten Informationen zu diesem Thema erhalten.

Es sind vielmehr Bilder oder Bildkombinationen aus dem Erfahrungsschatz, der sich in Ihnen bereits angesammelt hat. Wahrscheinlich greifen Sie unwillkürlich auf Darstellungen aus Dokumentarfilmen zurück, die Sie irgendwann einmal gesehen haben, auf Bilder aus Zeitschriften, auf Trickfilme oder andere Figuren, die irgendwo in Ihnen eine Spur hinterlassen haben. Sie müssen nicht einmal einen thematischen Bezug zum Immunsystem haben. Einzelne Worte oder Stimmungen aus dem Gelesenen rufen diese Bilder in Ihnen wieder wach. Sie verbinden sich an der Schwelle zwischen Bewusstsein und Unbewusstem zu Ihrer aktuellen Vorstellung vom Immunsystem.

In jedem anderen Menschen, der die gleiche Beschreibung liest, entstehen unweigerlich etwas andere Bilder, Gedanken oder auch Stimmungen. Ähnlich dürften sie sein, weil wir ähnlich sozialisiert sind, identisch aber wohl kaum. Wie sie jeweils aussehen, das könnte Geschichten über die einzelnen Subjekte erzählen. Von Objektivität und tatsächlichem Erkennen der Realität allerdings sind Sie damit ebenso wie die anderen weit entfernt. Die objektive Welt der biologischen Immunaktivität ist im Subjektiven persönlicher Bilder und Erinnerungen verschwunden.

Und nun die Frage: Kann es Wissenschaftlern wirklich so sehr anders ergehen? Bei ihnen kommt ja noch etwas dazu, was wir »Confirmation Bias« nennen können: Irgendwann haben sie bestimmte Zusammenhänge gelernt, beispielsweise wie das Immunsystem funktioniert, und die entsprechenden Bilder und Begriffe von den Professoren und führenden Autoren in dem jeweiligen Bereich übernommen. Es wurde eine Erwartung in sie eingepflanzt, die sie fortan immer bestätigten, wenn es um das Immunsystem ging. Sie konnten nichts anderes mehr sehen – unabhängig davon, ob es stimmt.

Das Subjekt verschwindet in der Welt

Wir können also davon ausgehen, dass wir Menschen als Subjekte die Objekte, die wir verstehen wollen, am Ende als Analogien unserer selbst konstruieren. Wir bauen uns auf der Basis dessen, wie wir uns und unsere sozialen Beziehungen erleben, eine Vorstellung von der Welt. Wenn wir das Immunsystem mit den in der Medizin heute üblichen Begriffen erklären, verwenden wir dabei ein Modell, das mehr oder weniger offensichtlich äquivalent zu Facetten unserer subjektiv erlebten sozialen Realität ist. Das wirklich zu erfassen, führt uns bereits in ziemlich komplexe Zusammenhänge verschiedener Ebenen unseres Seins. Doch natürlich ist es noch längst nicht alles, was es zu verstehen gilt, wenn wir das Immunsystem neu denken wollen – und davon ausgehend unser Medizin-, Menschen- und Weltbild allgemein.

Wir begreifen nämlich nicht nur die objektive Welt anhand subjektiv erlebter Parameter aus dem Sozialen. Wir haben umgekehrt auch die Tendenz, Subjektives auf der Basis von Erkenntnissen zu verstehen und zu beschreiben, die wir uns von Objekten gemacht haben. Wir begreifen uns als Subjekte in vielfacher Hinsicht nach dem Vorbild der Objekte. Wollen wir etwas im subjektiven Bereich verstehen, überführen wir auch hier das Unbekannte in etwas bereits Bekanntes. Und da wir gern den einfachsten Weg gehen, bilden wir Analogien beziehungsweise Äquivalenzen zu den Objekten, die sich am leichtesten verstehen lassen. Und das sind: Maschinen. In ihrer Welt treffen wir auf gerade Linien, immer exakt gleiche Abläufe, Vorhersagbarkeit und Wiederholbarkeit, simple Ursache-Wirkungs-Mechanismen. Keine großen Überraschungen, keine grundsätzlichen individuellen Abweichungen, messbar und relativ leicht zu begreifen. Und dann sagen wir, unsere »Batterien seien leer«, jemand »funktioniere« nicht mehr richtig, jemand »streue Sand ins Getriebe« oder, noch direkter, jemand sei aufgrund seiner Stärke und Durchhaltekraft »eine Maschine«.

Eine vollkommen andere Realität wird spürbar, wenn wir von uns Menschen als einem letztlich unerklärlichen, überaus komplexen Zusammenspiel von Körper, Geist und Seele sprechen, immer im Verbund mit zahllosen anderen Individuen und Gruppen. Dieses Bild möchte ich in meiner Arbeit und auch in diesem Buch stärken. Das ist ungewohnt, denn da unsere Realität letztendlich nicht zu begreifen ist, können wir nicht anders, als sie zu vereinfachen und Modelle dafür zu erschaffen. In der Wissenschaft und speziell in der Medizin, wie sie sich in unserer Kultur herausgebildet haben, lehnen sich diese Modelle an das Maschinelle an. Ich spreche hier von einem reduktiven Materialismus und werde Ihnen das im Laufe der folgenden Kapitel genauer erklären und begründen. Dieses eher technische Menschenbild wurde so stark, dass wir es als die Realität und die einzig mögliche Art ansehen, Mensch und Leben zu betrachten. Damit haben wir das Äquivalenzprinzip so radikal angewendet, dass wir selbst in unserer Subjekthaftigkeit darin verschwunden sind. Wir sind dabei, zu Maschinen zu werden. In so manch einer Klinik oder Arztpraxis kann man sich tatsächlich bereits heute so vorkommen und der von einigen angestrebte Transhumanismus ist nur die logische Folge und Weiterentwicklung dessen, was längst geschieht.

Die Komplexität unseres Wesens und des Zusammenspiels unzählbar vieler innerer und äußerer Faktoren haben wir heruntergebrochen auf häufig kompliziert klingende, tatsächlich aber eher simple Modelle, die allein das Materielle in Betracht ziehen. Genau deswegen ist es an der Zeit, die Dinge neu zu denken, so wie ich es mit Ihnen hier, ausgehend vom Immunsystem, tue.

Als Psychologe und Psychotherapeut weiß ich, wie stark in uns die Angst vor dem Unbekannten ist. Die Realität unseres Menschseins und des Lebens überhaupt wird für uns aber immer sehr viel mehr Unbekanntes enthalten als Bekanntes – wenn wir es nicht auf ein paar einfache Mechanismen herunterdefinieren, die wir erfassen und über die wir klug diskutieren können. Dann aber wird uns das Subjektive, das Unberechenbare, das Nichtlineare so fremd, dass wir es gar nicht mehr einbeziehen und es auch bei uns selbst nicht betrachten wollen. Wir entfernen uns von der gelebten Realität.

Der Ethnopsychiater und Psychotherapeut Georges Devereux brachte die These auf, dass wir in unserer heutigen Wissenschaft lineare experimentelle Methoden und Ansätze verfolgen und am liebsten im Labor arbeiten, weil wir die Beziehung zu anderen Menschen meiden. Er plädierte bereits in den 1960er-Jahren dafür, dass auch das Subjekt des Forschenden in den Fokus genommen werden muss, wenn wir seine Interpretation des Objekts seiner Forschung einschätzen wollen.[9] Gerade in der Medizin zeigt sich hier eine große Ferne von den »wirklichen Menschen«. Sie machen den Akteuren in diesem Bereich mit all ihrer Unberechenbarkeit Angst. Sie wollen mit ihren Forschungssubjekten nicht in Beziehung gehen, sie nicht wirklich kennenlernen, sie nicht individuell wahrnehmen. Sie halten auch sich selbst als Individuen ganz draußen, wollen auch mit sich selbst offenbar nicht in Beziehung gehen und nicht mit dem, was in ihnen an Unberechenbarem und Nichtlinearem vorhanden ist. Was aber können sie dann über den Menschen erfahren? Kann es so viel mehr sein als das, was wir mit Bildern und Begriffen aus der Maschinenwelt umschreiben können? Wir werden diesen Fragen nachgehen und dabei auch nicht umhinkönnen, uns mit dem Phänomen von sogenannten Scheinrealitäten zu befassen.

Denken und Handeln in der Scheinrealität

Mit »intellektueller Impotenz« umschreibt der 2023 leider viel zu jung verstorbene Philosoph, Lehrer und Schriftsteller Gunnar Kaiser die Beobachtung, dass sehr viel brisantes gesellschaftsrelevantes Wissen seit Jahrzehnten vorliegt, aber so gut wie keine Anwendung findet, kaum diskutiert und vor allem nicht hinreichend berücksichtigt wird.[10] Dazu gehört auch das Wissen um das Phänomen der Schein- oder Pseudorealität, das der christliche Philosoph Joseph Pieper bereits in den 1970er-Jahren beschrieb.[11] Was ist damit gemeint?

Beginnen wir harmlos: In gewisser Weise lebt jeder von uns in einer Scheinrealität. Wir können immer nur einen Teil der Wirklichkeit wahrnehmen und verarbeiten – und auch diese Verarbeitung fußt notwendigerweise auf dem, was bereits an Wahrgenommenem und mental-emotional »Verstoffwechseltem« in uns eingespeichert ist. Die Realität verschwindet in uns als Subjekt. Wir machen uns die Welt, frei nach Astrid Lindgren, letztlich alle ein Stück weit so, wie sie uns gefällt.

Als einfaches Beispiel beschreibe ich gern einen Verliebten. Er hat sich in eine Frau verguckt (ver-liebt, ver-guckt, ver-schaut, verknallt – die Worte deuten das Pseudoreale bereits an), die auch ein Freund von ihm kennt. Während unser Verliebter von dieser Frau schwärmt, warnt ihn der Freund, diese Frau sei eine Lügnerin, sie wolle nur sein Geld, so habe sie es schon bei früheren Romanzen gemacht, mit ihr würde er ganz bestimmt nicht glücklich werden. Und der Verliebte wird die Frau verteidigen, woraufhin der Freund seine Warnung intensiviert: Er habe Beweise, er könne ihm Fakten vorlegen. Doch der Verliebte weist ihn, bereits ärgerlich, zurück und spricht sich innerhalb seiner ganz eigenen Vorstellungswelt für die Frau aus. Seine Argumente sind paralogisch. Er verteidigt das Bild, das er sich in seiner Verliebtheit von dieser Frau gemacht hat und von dem er nicht ablassen will. Selbst dann nicht, wenn ihm Beweise für ihre Unehrlichkeit gezeigt würden oder er diese selbst langsam zu spüren bekäme. Er hat sich in eine Scheinrealität hineinmanövriert, die ihm sehr viel angenehmer, schöner und rosiger vorkommt als die tatsächliche Wirklichkeit. Denn genau das bewirkt eine Scheinrealität: Sie entlastet uns. Sie hilft uns, besser mit der realen Situation zurechtzukommen. Sie beruhigt und entspannt uns, indem sie Umstände, die uns überfordern oder unseren Wünschen im Weg stehen, leugnet oder umdeutet.

Vielleicht wird ihn der Freund ein weiteres Mal zu warnen versuchen und dann kann es leicht geschehen, dass ihn der Entflammte angreift und ihm vorwirft, er wolle sein Glück zerstören. Er wird wütend und unterstellt dem Freund böse Absichten. Er droht ihm mit schmerzhaften Konsequenzen, wenn er nicht endlich damit aufhöre, diese wundervolle Frau zu verunglimpfen. Zur Paralogik gesellt sich nun noch die Paramoral.

Es kann gut sein, dass sich die beiden Freunde verstreiten. Und wenn ich diese Geschichte so erzähle, könnte man geneigt sein, sich auf die Seite des warnenden Freundes zu stellen, der unter der zunehmend aggressiv verteidigten Verliebtheit des anderen zu leiden hat. Doch sicherlich kann sich fast jeder von uns an eigene Phasen in dieser Vernarrtheit erinnern, über die er sich im Nachhinein nur wundert: Wie konnte ich so blind sein? Diese Blindheit war ein Zeichen für eine Scheinrealität, in die wir gerutscht waren und die wir um keinen Preis hätten aufgeben wollen … bis wir eines Tages mehr oder weniger schmerzhaft daraus erwacht sind.

Deutlich schmerzhafter und mit höheren Hürden vor dem Erwachen versehen sind Scheinrealitäten, die ganze Gruppen und Kollektive erfassen. Pieper entwickelte seine Philosophie zu diesem Thema unter dem Eindruck des Nationalsozialismus, der ihm anfangs vielversprechend erschien, von dem er sich aber bereits 1934 distanzierte, was ihm schließlich ein Publikationsverbot einbrachte. Damals war es besonders augenscheinlich und extrem, wie sich eine unwirkliche, dogmatische und falsche Realität über die Menschen legte und so viele von ihnen erfasste, dass es in eine menschliche Tragödie, in Krieg und Vernichtung führte. Genau das ist leider das Potenzial von solchen Fehlsichten auf die Welt, wie wir später noch genauer sehen werden.

In unterschiedlichen Graden und Ausprägungen zeigt sich die Scheinrealität sehr häufig, bis hin zu unseren alltäglichen Irrationalitäten, von denen wir nicht lassen wollen, wie am Beispiel unseres Verliebten beschrieben. Von wirklicher Pseudorealität im Pieper'schen Sinne sprechen wir immer dann, wenn Gruppen und Kollektive davon erfasst werden, die die falsche Realität akzeptieren und mittragen – entgegen dem gesunden Menschenverstand, den andere außerhalb dieser mehr oder weniger umfassenden Blase noch zur Verfügung haben. Genau die Gedanken, die dieser gesunde Menschenverstand produziert, werden von den Anhängern der Pseudorealität jedoch verunglimpft und als unwahr angeprangert. So wie der Verliebte seinem Freund böse Absichten unterstellt. Eine verkehrte Welt entfaltet ihre Paradoxien.

Auch die heute vorherrschende Medizin – und damit komme ich mit einer zunächst gewagt erscheinenden These zurück zum Immunsystem – agiert innerhalb einer Scheinrealität. Von ihr aus werden Alternativen an Forschungs- und Heilungsansätzen belächelt. Vielleicht warnt man vor ihnen, aber eigentlich betrachtet man sie als nicht existent und die eigene Weltsicht als die einzig gültige und sinnvolle. Tatsächlich jedoch folgt man einem reduktionistischen und dualistischen Weg des Materialismus, der zu allem Möglichen führt, aber nicht zu einer gesunden Bevölkerung.

Ich bezeichne die heutige Medizin als »reduktionistisch«, weil sie den Menschen weitgehend auf Materie reduziert. Sämtliche Lebensvorgänge werden in Forschung und medizinischer Praxis auf der Ebene von Zellen, Genen, Neuronen et cetera betrachtet. Kaum jemand kommt auf die Idee, dass wir nicht nur aus Körperlichem bestehen, sondern dass uns Psychisches, Seelisches, Soziales und Kulturelles maßgeblich ausmachen und in jede medizinisch orientierte Betrachtung einfließen müssen. »Dualistisch« nenne ich die gegenwärtige Medizin, weil sie Körper und Geist streng voneinander trennt und die bis ins Kleinste ablaufenden Wechselwirkungen zwischen ihnen ignoriert oder übersieht. Doch sie gehören zur Immunologie und ebenso zu allen anderen Fachbereichen.

Im Kapitel »Weltbilder mit Folgen« werde ich genauer ausführen, welche Schwächen das biomedizinische Paradigma in sich trägt, warum wir mit den dort verwendeten und als Goldstandard angepriesenen Forschungsdesigns auch im Bereich des Immunsystems nicht zur Lebensrealität vordringen können und welche Alternativen sich insbesondere unter Einbezug des biopsychosozialen Modells und der Psychoneuroimmunologie anbieten. Sie werden sehen: Das Äquivalenzprinzip mit seinen Tücken war erst der Anfang. Und eine ganzheitliche Betrachtung wird Sie – ob Sie medizinisch in irgendeiner Weise vorgebildet sind oder nicht – näher an das Immunsystem allgemein heranführen und ganz persönlich an *Ihr* Immunsystem. Sie werden einen engeren Bezug dazu finden und es als etwas begreifen lernen, das wirklich etwas mit Ihnen zu tun hat, in jedem Moment Ihres Lebens. Weit mehr, als es die Trickfilmfiguren, die Sie eventuell bei meinen obigen Beschreibungen vor Ihrem inneren Auge gesehen haben, je könnten.

Durch die biomedizinische Brille betrachtet, ist das Immunsystem abgespalten von Ihnen selbst. Sie können es sich auf diese Weise vorstellen, aber letztlich für Ihr Leben nichts damit anfangen. Sie können glauben, dass die Dinge so sind, oder vielleicht auch nicht. In jedem Fall sind Sie auf dieser Ebene der Betrachtung abhängig von dem, was sogenannte Experten sagen, die unsere Welt – und Ihren Körper – aus dem Labor heraus ergründen. Sie werden Teil einer Scheinrealität, ohne sich selbst davon wirklich ein Bild machen zu können. Kontrolle? Selbstwirksamkeit? Nicht auf Ihrer Seite.

Diese Qualitäten kommen erst ins Spiel, wenn unser Blick ganzheitlicher wird und das mit einbezieht, was jede und jeder von uns mit ein wenig Selbsterfahrung bereits bemerkt haben dürfte: Körper, Geist, Seele und Umfeld gehören zusammen und interagieren. Der Bereich des Immunsystems macht hier keine Ausnahme. Auch er wird erst verstehbar, wenn er als Teil des Lebens in all seiner Fülle betrachtet wird, nicht als Rädchen eines Getriebes namens Körper. Mit einem ganzheitlichen Blick erlangen Sie nicht nur einen Einblick, wie das Immunsystem als mehrschichtiges Phänomen in Ihrem Leben agiert. Sie erlangen auch eine gewisse Kontrolle darüber, weil Sie wissen, welche Faktoren Sie tatsächlich immungesund sein lassen und welche nicht. Sie können sich als Subjekt des Biologischen erleben, weil Sie wissen, dass Psyche und Soziales stets relevant sind –

und dort können Sie in Ihrem Leben aktiv mitgestalten. Das mindert nicht zuletzt die Angst davor, »aus heiterem Himmel« krank zu werden; und Angst, das darf ich hier gleich verraten, deaktiviert wesentliche Player des physiologischen Immunsystems. Sie loslassen zu können, ist also bereits sehr immungesund.

Den Rahmen weiter aufspannen

Möglicherweise habe ich Sie bis hierhin, gleich im ersten Kapitel, etwas verwirrt. Den Inhalt eines Buches, auf dem groß »Immunsystem« steht, haben Sie sich vielleicht anders vorgestellt. Und ich weiß gar nicht, ob ich jetzt schreiben soll, dass ich diese Verwirrung nicht erhoffe und nicht möchte … oder dass ich sie sogar begrüße und Ihnen wünsche, dass Sie sie ebenfalls begrüßen und sogar feiern. Denn damit beginnt die Überwindung der materialistischen Scheinrealität.

Wir sehen aktuell in so vielen Bereichen, auch in medizinischen und an die Medizin angelehnten Feldern, dass wir neu denken müssen. Dass wir tiefer denken müssen, komplexer. Und dass wir wieder fühlen und erleben müssen, was wirklich geschieht – in uns selbst und in unserem Umfeld. So vieles liegt im Argen, funktioniert allenfalls noch »so leidlich«, aber längst nicht gut. Nur wenn wir dem ins Auge sehen, können wir es ändern und besser machen: menschenwürdiger, heilsamer, lebenswert im besten Wortsinn.

Ein solcher Prozess wird uns immer auch verwirren, denn wir werden mit einem geschärften, unerschrockenen Blick vieles entdecken, was uns in die Irre geführt hat und sogar in die Katastrophe führen wird, wenn wir es weiter so laufen lassen. Stellen wir uns dieser Dynamik des Erkennens und Neu-Denkens, wird sich nach und nach eine Klarheit und Wahrheit herausbilden, die der Realität viel besser begegnen kann als die alten Vorstellungen. Es wird eine Klarheit sein, davon bin ich überzeugt, die uns uns selbst, dem Leben und den Möglichkeiten des Gesundwerdens und -bleibens ein großes Stück näher bringen wird.

Die Ebene, von der aus ich bis hierhin mit Unterstützung von Czasny, Devereux und Pieper das medizinische Bild des Immunsystems hinterfragt habe, liegt nicht im Biologischen. Sie liegt nicht dort, wo die Medizin fast ausschließlich hinsieht. Sie liegt in einem viel weiter gefassten Feld: im Psychischen, im Sozialen, im Kulturellen. Deswegen geht es mir auch nicht darum, innerhalb des biologischen Rahmens zu diskutieren oder zu kritisieren, sondern den Rahmen deutlich auszuweiten. Es geht mir nicht darum, den Fleck, wie ich es anfangs nannte, zu sezieren, sondern zu zeigen, dass dieser Fleck eben nur ein Fleck ist und dass wir ihn erst dann verstehen können, wenn wir von außen draufschauen. Dabei erkennen wir auch, dass seine Beschreibung in sich bereits fehlerhaft sein muss, eben weil sie das »Außerhalb davon« nicht mit einbezieht. Das macht die Sache herausfordernd, aber so können wir das Bild dessen, was wir als unsere Immunabwehr ansehen, allmählich vollständig und lebenspraktisch werden lassen. Dazu dienen die weiteren Kapitel.

Was Sie für Ihr (biologisches) Immunsystem tun können

Unabhängig davon, wie wir die einzelnen Bestandteile und Prozesse in unserem Körper und speziell in unserem Immunsystem benennen und wie wir auf diese Benennungen kommen und was das bedeutet: Wir können – ganz simpel – von realen physischen Bedrohungen in Form von wie auch immer gearteten Viren, Bakterien und Pilzen ausgehen. Es existieren zudem innerkörperliche Bedrohungen wie entartete Zellen, die in einer übergroßen Menge zu Krebs führen können. Auf der anderen Seite lebt in uns eine riesige Zahl an körpereigenen Immunzellen, an Immungeweben und -organen, die diese potenziellen oder realen Gefahren in Schach halten und uns davor schützen. All dies ist eine Ebene der Realität und Sie als Leserin oder Leser dieses Buches sind sicherlich daran interessiert, was Sie tun können, damit Ihr Immunsystem bestmöglich arbeiten kann.

Großartige neue Erkenntnisse gibt es dazu letztlich nicht. Denn erwartbar sind es auf dieser biologischen Ebene die weithin bekannten Faktoren eines gesunden Lebensstils, die uns auch am ehesten immunfit halten können. Dass eine ausgewogene vitaminreiche Ernährung, ausreichend Schlaf und viel Bewegung an der frischen Luft Ihrem Körper und damit auch Ihrem Immunsystem guttun, ist allseits bekannt und stimmig. Dass dies aber nur ein kleiner Teil des Ganzen ist, darum wird es im weiteren Verlauf dieses Buches gehen.

Eines ist Ihnen sicherlich in Ihrem Leben oder in dem Ihrer Mitmenschen schon begegnet: Sie nehmen sich eine Lebensstiländerung vor, die augenscheinlich nur Vorteile bringen dürfte und deren Sinn Ihnen vollkommen einleuchtet. Sie wissen, dass sie gesund ist und auch Ihrem Immunsystem guttun wird … Und dann setzen Sie sie nicht oder nicht lange um. Sie überführen Ihr theoretisches Wissen nicht in Ihre praktische Lebensrealität. Egal, wie sehr Sie sich darüber ärgern, es gelingt nicht. Vielleicht verstehen Sie sich selbst nicht – und genau diesem Sich-selbst-(und-andere-)nicht-Verstehen werden wir uns in den folgenden Kapiteln nähern, wenn wir uns in der Komplexität dessen steigern, was Immunsystem tatsächlich bedeuten kann.

Was einen Menschen dazu bringt, etwas als gesundheitlich sinnvoll Erkanntes in Form einer praktischen Selbstfürsorge umzusetzen, oder was ihn genau daran hindert, das sind Faktoren, die nicht und ganz sicher nicht allein im Biologischen zu finden sind. Die mächtigsten Wirkhebel für Veränderungen in Sachen Lebensstil und Gesundheit liegen woanders. Und das gilt nicht nur individuell, sondern auch kollektiv.

SICKNESS BEHAVIOR

Wenn das Immunsystem unser Erleben und Verhalten steuert

Sie kennen es zweifellos: Ihr Körper fühlt sich matt an, Sie sind niedergeschlagen und antriebslos. Möglicherweise ist Ihr Kopf heiß, die Füße sind kalt, immer wieder durchfährt Sie ein Frösteln. Sie merken: Da hat sich etwas angeschlichen, was Sie krank macht. Irgendein Virus, ein Erreger, der gerade umgeht. Und wahrscheinlich interpretieren Sie die beschriebenen Empfindungen als Anzeichen Ihrer Schwäche infolge des Infekts, den dieses Pathogen in Ihnen ausgelöst hat.

Doch diese Einschätzung, so naheliegend und so verbreitet sie auch ist, stimmt nicht ganz. Denn was Sie da wahrnehmen, sind nicht einfach die Anzeichen der Erkrankung, gegen die Ihr Körper gerade ankämpft. Es ist hausgemacht. Es ist eine Strategie Ihres Immunsystems, das Sie zu einem bestimmten Verhalten bewegen will. Und dafür nutzt es auch Ihre Psyche. Es überwindet eine Barriere, die für den Großteil der medizinischen Welt heutzutage eine regelrechte Brandmauer darstellt. Es geht über das Körperliche hinaus in den Bereich des Psychischen. Und wir betrachten dabei eine Schlüsselstelle zum erweiterten Verständnis dessen, was wir »Immunsystem« nennen. Schauen wir uns das also genauer an.

Ein hilfreicher Trick vom Immunsystem

Nehmen wir noch einmal an, Sie werden von Viren angefallen, die sich in Ihren Atemwegen auszubreiten versuchen. Ob es Rhino-, Grippe-, Corona- oder ähnliche Viren sind, spielt dabei keine Rolle. Ihr Körper antwortet mit einer Immunreaktion, die dazu dient, die Viren in Schach zu halten und zu beseitigen. Sie sorgt gleichzeitig aber auch dafür, dass Sie sich so verhalten, damit genügend Energie für die Arbeit der Immunzellen vorhanden ist. Genau die würde nämlich anderweitig verbraucht, wenn Sie einfach weiterhin all den Aktivitäten nachgingen, die zu Ihrem Alltag gehören. Also sendet das Immunsystem Botenstoffe in Richtung Gehirn, die Veränderungen in Ihrem Erleben anstoßen. Es mischt sich damit in Ihr psychisches Sein ein und verdirbt Ihnen absichtlich die Lust auf jegliches To-do und jede Unternehmung oder Verabredung. Proinflammatorische Zytokine wie zum Beispiel Tumornekrosefaktor-alpha (TNF-α), Interleukin-1beta (IL-1β) und Interleukin-6 (IL-6) aktivieren zentrale Bereiche im Gehirn (unter anderem den parabrachialen Kern, die paraventrikulären und supraoptischen Kerne des Hypothalamus und die zentrale Amygdala) und lösen damit Symptome aus, die einer depressiven Verstimmung nahekommen. Sie fühlen sich matt, erschöpft, müde. Dazu haben Sie möglicherweise Gliederschmerzen, sind leicht fiebrig, Ihre Konzentration ist gestört, die Libido zeitweise erloschen, der Appetit fehlt; und all das führt dazu, dass Sie sich ins Bett legen und Ruhe geben. Sie wollen keine Aktivitäten mehr und auch mit niemandem in Kontakt treten. Insbesondere nicht mit Fremden, während Sie die Pflege Ihrer Liebsten gern in Anspruch nehmen. All das löst Ihr Immunsystem aus. Eine echte Meisterleistung in Anbetracht dessen, was wir bislang zu Makrophagen, Lymphozyten und so weiter besprochen haben, finden Sie nicht?

In der vom Körper in Zusammenarbeit mit der Psyche erzwungenen Pause sparen Sie Energie, die für das Ringen der Immunzellen genutzt werden kann. Der Körper kann sich erholen. Darüber hinaus – ein wichtiger sozialer Faktor – stecken Sie niemanden an, weil Sie nicht mehr unter Leute gehen. Das Immunsystem wird also aufgrund eines Pathogenbefalls aktiv und macht dabei einen großen Sprung über das bloße Kampfgetümmel biologischer Immunzellen hinaus. Es agiert nicht mehr nur als biologisch-physiologische Entität, sondern greift ins Psychische und darüber sogar ins Soziale ein – in Ihre Art, anderen zu begegnen oder sich eben zeitweise von ihnen zurückzuziehen.

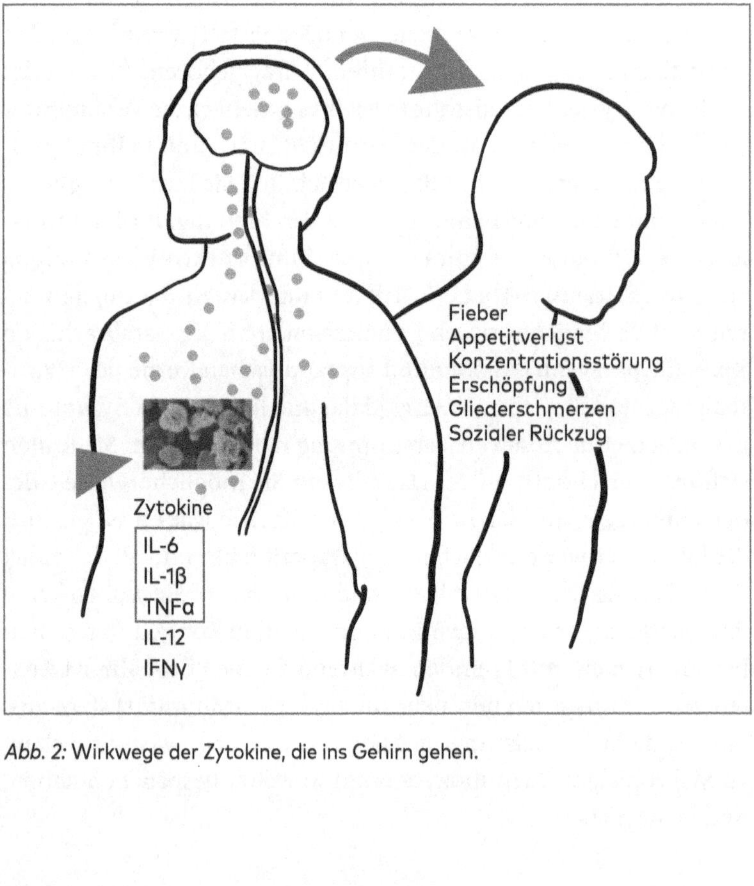

Abb. 2: Wirkwege der Zytokine, die ins Gehirn gehen.

Stichwort »Behavioral«

Die Eigenart unseres Immunsystems, sich im Akutfall über eine Steuerung unseres Verhaltens die für seine Arbeit nötige Ruhe und Energie zu beschaffen, wird »Sickness Behavior« genannt. Der Begriff fokussiert sich auf unser Verhalten (*behavior*) im Krankheitsfall (*sickness*), wie es von Immunzellen auf dem Weg über das Gehirn gesteuert wird. Damit aber lässt sich das im vorangegangenen Kapitel entworfene Bild des Immunsystems als quirlige Versammlung unterschiedlicher Kämpfer und Informanten auf Zellebene nicht mehr als alleinige Wahrheit aufrechterhalten. Es wird – Sie erinnern sich an meine Wortwahl eingangs – tatsächlich zum Fleck innerhalb eines größeren Systems. Ohne dieses Größere wäre unser Schutz vor mikrobiellen Erregern nicht im nötigen Umfang gewährleistet.

Indem wir feststellen, dass das Immunsystem in unser körperliches und psychisches Erleben und unser Verhalten eingreift, beginnen wir, es über das Biologisch-Physiologische hinaus zu erfassen. Sobald wir das Phänomen des Sickness Behavior anerkennen, bekommen Psychisches und Soziales einen Platz in der Gleichung »Immunsystem« und wir nähern uns in kleinen Schritten einer Ganzheitlichkeit, welche die vorherrschende Medizin völlig außer Acht lässt, ohne die sich Menschsein, Gesundheit, Krankheit und eben auch Immunsystem aber nicht verstehen lassen.

Ein Sickness Behavior tritt nicht nur bei Infektionen der Atemwege auf. Wann immer der Körper es gehäuft mit potenziell pathogenem Material zu tun hat – ob es von außen eindringt oder im eigenen Inneren entsteht –, kann sich das vom Abwehrsystem hervorgerufene Krankheitsgefühl zeigen. Ebenso fühlt man sich bei einer größeren Wunde und der damit verbundenen Heilungsaktivität krank und müde. Die Immunzellen haben in all diesen Situationen jede Menge zu tun, um unsere Gesundheit zu schützen, weshalb sie über die Nervenbahnen entsprechende »Brems doch bitte mal«-Signale ans Gehirn senden. Auch weitere Kommunikationswege zwischen Peripherie und Gehirn werden genutzt – so beispielsweise die zirkumventrikulären Organe, Areale in der Wand des dritten und vierten Hirnventrikels, an denen die Blut-Hirn-Schranke unterbrochen ist und Informationen durchlässt. Ähnlich kann die Kommunikation beim aktiven Transport vom Blut ins Gehirn erfolgen, wo ebenfalls die Blut-Hirn-Schranke überwunden wird, die ansonsten für einen wirksamen Schutz unseres Denkorgans sorgt.

Ist das Gehirn über die Erkrankungsgefahr informiert, lässt es die typischen Körpersensationen in uns aufkommen, die uns zur Ruhe bringen. Wir spüren vielleicht, dass wir an diesem Tag nicht so viel Kraft haben wie sonst, dass wir mehr schlafen wollen und uns anstehende Termine zu viel sind, sodass wir sie nach Möglichkeit lieber absagen. Wenn wir von unserem Tun und Hasten ablassen, haben es die Immunkämpfer auf der biologischen Ebene deutlich leichter, ihre Arbeit erfolgreich zu erledigen – und so hilft uns das Sickness Behavior nicht nur dabei, wieder gesund zu werden, sondern auch mittel- und längerfristig gesund zu bleiben. Es wirkt als eine Art sechster Sinn.

Sechster Sinn Immunsystem

Bekanntermaßen haben wir fünf Sinne: das Sehen, das Hören, das Riechen, das Schmecken und den haptischen Sinn, also das Wahrnehmen über physisches Spüren. Der mysteriöse Titel »sechster Sinn« wird unterschiedlichen zusätzlichen Wahrnehmungssphären verliehen, unter anderem auch dem Immunsystem. Es ist nämlich imstande, das Gehirn zu informieren, wenn irgendeine Art von Nicht-Selbst die Körpergrenzen überwindet oder ein degeneriertes Stück Selbst im Körper zu wuchern droht. Lymphozyten und natürliche Killerzellen patrouillieren als zellständige sensorische Organe stetig durch den Organismus, spüren antigene Strukturen auf und leiten die Information über eine Art »immunologische Synapse« an das Zentralnervensystem weiter. Mit diesem immunologischen sechsten Sinn spürt man bereits sehr früh, dass eine Erkrankung im Anflug ist, und kann daraufhin auch schon zeitig sein Verhalten umstellen und beispielsweise weniger arbeiten, besser essen, sich mehr bewegen und länger schlafen.

Das Immunsystem fungiert damit wie ein Sinnesorgan. Wie die fünf alltäglich bewusst genutzten Sinne verbindet es uns ebenfalls mit der Umwelt und kann genauso wie diese unser Stresssystem aktivieren, wenn angezeigt sein könnte, dass wir uns schützen müssen. Das Sehen und Hören reicht jeweils bis relativ weit in die Ferne, beim Riechen muss die Gefahr schon recht nah sein, beim Schmecken und Tasten noch näher. Im nächsten Kapitel werden wir sehen, dass es auch ein behaviorales Immunsystem gibt, das diese fünf Sinne zum Anzeigen möglicher mikrobieller Gefährdungen in der näheren Umgebung nutzt. Und wenn schließlich das physiologische Immunsystem als sechster Sinn aktiv wird, dann ist die Gefahr in Form mikrobieller Erreger längst in uns eingedrungen.

In Kenntnis des Sickness Behavior können wir sehr davon profitieren, wenn wir uns feiner als üblich auf diesen sechsten Sinn einstimmen und bemerken lernen, wenn das Immunsystem – und sei es zunächst nur leise – unser Stresssystem aktiviert. Dem Körper und der Psyche dann die nötige Ruhe zu geben, kann über unseren künftigen Gesundheitszustand entscheiden.

Wir können davon ausgehen, dass das Gehirn über die erwähnten Wirkwege, über immunologische Botenstoffe, Hormone, Neurone und so weiter zu jedem Zeitpunkt über das Geschehen im Körper informiert wird und seinerseits auf die eingehenden Signale reagiert. Ständig spiegeln sich deshalb körperliche Aktivitäten und auch Krankheiten, selbst wenn wir bewusst nichts von ihnen wissen, in unserem Erleben und Verhalten wider. Dort genauer hinzusehen, kann mit dem Wissen um das Sickness Behavior beginnen. Dann fangen wir an, das Zusammenwirken der Subsysteme physiologisches Immunsystem, Gehirn und Psyche zu verstehen. Unsere Auffassung vom Immunsystem wird allmählich komplexer.

Die unwillkürliche Antwort: Einigeln und abschotten

Wenn wir aktuell ein Sickness Behavior erfahren, ziehen wir uns zurück, wir igeln uns also sozial mehr oder weniger ein. Und wir zeigen nach außen hin eher Abwehr: Wir wollen kaum jemanden an uns heranlassen und sind nur mäßig an sozialem Kontakt interessiert. Die Nähe zu vertrauten Menschen lassen wir jetzt allerdings besonders gern zu. Diese Zusammenhänge hat man sich in der Forschung nicht nur gedanklich, theoretisch erschlossen, sie wurden auch in Studien gezeigt. So gibt es zunehmend Belege dafür, dass Entzündungen – eine Immunantwort – tatsächlich dazu führen, dass wir uns verstärkt unseren Liebsten annähern und diese Menschen mehr neuronale Aktivitäten im Belohnungszentrum unseres Gehirns auslösen als in »normalen« Zeiten. Diese Ergebnisse stehen im Einklang mit der Idee, dass die Nähe zu vertrauten Personen in Zeiten der Krankheit für das Überleben hilfreicher sein dürfte als der Rückzug von ihnen, um eventuelle Ansteckungen zu vermeiden. Eigentlich nicht überraschend, oder? Schließlich erhalten wir in Phasen höherer Verletzlichkeit Hilfe und Pflege von unseren Nächsten.

In einer Studie von Tristen Inagaki und ihrem Team bekamen Probanden ein Endotoxin, damit ein Sickness Behavior beobachtet werden konnte. Eine Vergleichsgruppe erhielt hingegen ein Placebo, also ein Mittel ohne Wirkstoff, während es so schien, als wäre »etwas« enthalten. Diejenigen, die das Endotoxin bekommen hatten, zeigten ein signifikant größeres Verlangen, während des Höhepunkts der Entzündungsreaktion mit ihren Liebsten zusammen zu sein.[12] Zugleich wurde bei ihnen eine stärkere neuronale Aktivität im ventralen Striatum gemessen, einer wichtigen belohnungsbezogenen Hirnregion, und zwar als Reaktion auf das Betrachten von Bildern ihrer Lieben. Die Placebogruppe zeigte dies nicht.

Interessant ist auch eine im Jahr 2024 erschienene doppelblinde und placebokontrollierte Studie von Vera Flasbeck und ihrem Team: Dabei wurden 52 gesunde weibliche Freiwillige in zwei Gruppen aufgeteilt. Die eine erhielt auch hier ein Endotoxin, die andere ein Placebo. Zwei Stunden später wurde eine Social Interaction Empathy

Task absolviert: ein Test zum Prüfen empathischer Regungen. Die Teilnehmenden, die das Endotoxin LPS bekommen hatten, zeigten zu diesem Zeitpunkt einen signifikanten Anstieg der Plasmazytokine und klagten über Übelkeitssymptome und schlechte Stimmung. Man legte ihnen Bilder von Menschen vor, die psychischen Schmerz offenbarten – und die Probanden zeigten auffallend weniger Empathie als diejenigen, die ein Placebo erhalten hatten.[13] Schon eine schwache Entzündung verringert also offenbar die Empathie für das Leid anderer. Dies könnte eine adaptive Strategie widerspiegeln: Wir wollen Energie für unsere Genesung sparen, indem wir weniger empathisch reagieren, wenn wir selbst krank sind. Auch das ist eine Form des erwähnten Einigelns.

Das Sickness Behavior aktiv provozieren

Um wissenschaftlich zum Sickness Behavior forschen zu können, braucht man Probanden, die es aktuell aufweisen. Wie aber kommt man an sie heran? Man könnte die Studie in eine heftigere Influenza- oder Coronawelle legen – aber es wäre immer noch Glückssache, ob die angemeldeten Teilnehmer dann gerade von Viren befallen wären, die die entsprechenden Symptome hervorrufen. Was also tun?

Es gibt verschiedene Formen, wie man das Immunsystem in Experimenten so leicht stimulieren kann, dass der Proband sicher keinen Schaden davonträgt, das Sickness Behavior aber auftauchen kann. Die Teilnehmenden einfach zu infizieren, geht aus ethischen Gründen nicht beziehungsweise es wird nur sehr selten gemacht. Gern aber gibt man beispielsweise Lipopolysaccharid (LPS), ein Endotoxin in Form einer Fett-und-Zucker-Komponente von Bakterienwänden, die im Menschen harmlose Immunreaktionen auslöst und deshalb für Studienzwecke beliebt ist. Auch Impfungen rufen oft Sickness

Behavior hervor, weshalb man sie ebenfalls mit Studien dazu verbindet. Eine experimentelle Verabreichung von Lebendvirus hingegen wird nur sehr selten durchgeführt. Zweifellos kann man auch natürliche Infektionen abwarten oder »abfangen«. Oder man hat das Forscherglück, dass sie natürlicherweise auftauchen, während eine Langzeitstudie läuft. Davon berichte ich anhand einer eigenen Arbeit im Kapitel »Weltbilder mit Folgen«.

Die Fantasie vom luftleeren Raum

Nun sind wir in der Betrachtung des Immunsystems bereits ins Psychische gerutscht, vermittelt durch die physiologische Immunabwehr. Schon mit diesem relativ kleinen Schritt heraus aus dem rein Physischen stehen wir aus Sicht der vorherrschenden medizinischen Forschung auf Neuland. Dabei ist es allenfalls ein Vorstoß auf dem Weg zu einem umfassenden Verständnis des Immunsystems. Als Herausgeber des Buches *Psychoneuroimmunologie und Psychotherapie* schrieb ich bereits 2015 im Vorwort: »Fasst man heute die Erkenntnisse der letzten Jahrzehnte zum Zusammenwirken der Subsysteme des menschlichen Organismus modellhaft zusammen, so entspricht dies nur einer ersten vagen Vorstellung von dem tatsächlichen Komplexitätsausmaß.«[14] Ich fürchte, daran hat sich bis dato kaum etwas geändert.

Dass die gegenwärtig führende Medizin nur das Physiologische im Blick hat und es gleichsam schwebend im luftleeren Raum verortet, bringt eine wesentliche Frage in die Diskussion: Ist so etwas Funktionales wie ein biologisches Immunsystem überhaupt ohne Psychisches und Soziales begreifbar? Ist diese physiologische Einheit ohne Umwelt und Lebensdynamik des Subjekts eigentlich denkbar? Kann man sie erfassen, indem man sie isoliert von allen anderen Faktoren des menschlichen Daseins betrachtet?

Aus meiner Sicht kann eine Forschung der Immunologie, die das Außen über das rein Physiologische hinaus nicht mit einbezieht, nur sehr wenig über immunologische Funktionen aussagen. »Es gibt im Biologischen keine Funktion ohne Umwelt«, betont auch der Mitbegründer der psychosomatischen Medizin Thure von Uexküll.[15] Diese Funktion hängt über ihre Sinnhaftigkeit und ihren Zweck unmittelbar mit den sozialen und weiteren Umgebungsfaktoren des biologischen Wesens zusammen. Auch deswegen weiten wir hier den Blick, und zwar zunächst auf Behaviorales, das immer in einem Wechselspiel mit sozialen Faktoren geschieht.

Wenn wir auf diese Weise genauer als üblich hinschauen, sind die Dinge zweifellos so komplex, dass wir wohl niemals das gesamte Ausmaß der Verbindungen und Kooperationen zwischen Körper, Psyche und Umfeld und den jeweils mitagierenden Subsystemen erfassen können. Dennoch lohnt es sich unbedingt, sich um einen immer klareren Blick und ein immer realistischeres Bild zu bemühen. Gehen wir darin also weiter voran.

Was heißt eigentlich »komplex«?

Dieser Begriff wird seit einigen Jahren sehr gern verwendet und man wirft denen, die ihn einsetzen, manchmal vor, sie täten es immer dann, wenn es kompliziert wird und sie nicht wirklich weiterwüssten. Auch ich nutze den Begriff häufig, wie Ihnen schon aufgefallen sein wird. Daher ist es an der Zeit, ihn in unserem Zusammenhang zu definieren.

Zum einen ist das über die Ebene der Dynamik möglich: Komplexität heißt hier, dass wir eine große Zahl an Systemelementen haben, die miteinander interagieren und sich dadurch stetig wandeln. In diesem Sinne geht beispielsweise eine Betrachtung des Körpers allein von weniger Komplexität aus als eine von Körper und Psyche, die einander beeinflussen. Die

Komplexität erhöht sich weiter, wenn die Umwelt, also das Soziale, hineingenommen wird, das ebenso auf Körper und Psyche einwirkt, damit einen Anpassungsdruck erzeugt und so wiederum Veränderungsprozesse anstößt. Umgekehrt wirken wir als Körper-Geist-Seele-System auch auf die Umwelt in Form anderer Menschen, Lebewesen oder materieller Faktoren ein. Jedes beeinflusst jedes andere. Ein unermesslich fein geflochtenes Netz, vibrierend vor Lebendigkeit ... Wenn Sie das so lesen, könnte auch Ihnen der beliebte und gern belächelte Satz in den Sinn kommen: Es ist komplex.

Systemisch denkende Forscher, die von einer dynamischen Komplexität ausgehen, betrachten zum Beispiel bestimmte Faktoren bei Probanden nicht nur in einem einzigen Moment X, sondern über eine bestimmte Zeit hinweg. Denn sie wissen, dass sich diese Faktoren durch ihre Interaktion wandeln. Dennoch vernachlässigen sie meist eine zweite Ebene an Komplexität: die der Bedeutung. Dann entwickeln sie in ihren Studien die schönsten Grafiken mit über die Zeit schwankenden Kurven – aber warum sich diese Kurven so darstellen, das wissen sie nicht. Sie fragen nicht, welche Bedeutung bestimmte Faktoren im Erleben der Probanden haben und wie dies die Werte beeinflusst. Die Bedeutungskomplexität fehlt.

Wie wir Dynamik und Bedeutung erfassen können, untersuchen wir ab dem Kapitel »Weltbilder mit Folgen«. Insbesondere in den dort vorgestellten Integrativen Einzelfallstudien meiner Arbeitsgruppe in Innsbruck erfassen wir die Bedeutungsebene zusätzlich zur dynamischen und werden so dem Begriff »Komplexität« in der medizinischen Forschung weitgehend gerecht.

Ein Retter – und doch ein Feind unserer modernen Lebensweise

Bis hierhin waren wir im Physischen unterwegs, die Psyche kam hinzu (Gefühle der Niedergeschlagenheit und Apathie) und das Soziale in Form von Kontakt und Austausch mit anderen Menschen, den man sucht oder meidet. Wenn wir das durchdenken, was die Forschung zum Sickness Behavior weiß, und es auf unser eigenes Leben anzuwenden versuchen, wird das Bündel mitwirkender Faktoren allerdings schnell umfassender. Denn wir kommen ziemlich rasch auf eine größere soziale Ebene: Gesellschaft und Kultur.

Was sagt denn Ihre Erfahrung? Lässt unser gesellschaftliches Miteinander zu, dass wir den Forderungen des Immunsystems nachkommen? Dass wir dem immunologischen »sechsten Sinn« und schließlich dem Sickness Behavior Folge leisten und uns ausruhen, sobald der Körper uns dieses Bedürfnis anzeigt? Eher nicht, oder? Wir haben Termine, wir haben Verpflichtungen, wir brauchen einen Krankenschein, um im Job fehlen zu dürfen, wir haben andere Interessen.

Obwohl es uns ein zuverlässiges Warnsystem bietet, mit dem wir für unsere eigene Gesundheit und sogar für die unseres Umfelds etwas tun können, arbeiten wir meist dagegen. In unserer aktuellen Kultur ist das Sickness Behavior ein Störer, ein Feind, ein lästiges Element Natur, das wir am liebsten los wären. Wenn es uns erfasst, fühlen wir uns krank. Wir werden unproduktiv – und das können wir uns nicht leisten. Wir werden ungesellig – und das wollen wir keinesfalls. Also werfen wir Tabletten ein, mit denen wir schnellstmöglich wieder am normalen Geschehen, am Arbeitsalltag und an den Freizeitaktivitäten teilnehmen können. Damit werden aber meist nur die Symptome unterdrückt, die uns eigentlich zur Ruhe bringen sollen. Es ist keine Genesung, die Infektion oder ein anderer Grund für die erhöhte Immunaktivität besteht weiter. Wir gönnen uns nicht die notwendige Ruhe, verhindern das Sickness Behavior, fühlen uns mithilfe von pharmazeutischen Helfern okay und powern oder feiern weiter. Nebenbei tragen wir damit unsere Viren in die Welt hinaus.

Merken Sie die Paradoxie? Das Sickness Behavior wurde von der Natur als Retter für uns designt, wir erleben es aber als Feind, als Störquelle in unserer modernen Lebensweise. Paradoxien wie diese sind häufig ein Hinweis darauf, dass in unserem Menschenbild etwas nicht stimmt – in dem Sinne, dass es uns in unserer Natur nicht dienlich ist. Auch deshalb kommen wir nicht umhin, das Kulturelle (und damit Soziale) mitzuberücksichtigen, wenn wir Gesundheit verstehen und gesund leben wollen.

Was passiert also, wenn wir das Sickness Behavior unterdrücken? Zumindest langfristig dürfte es gesundheitsschädlich sein, da die aufkommende Entzündung wichtig für ein effizientes Ausmerzen der Krankheitsursache ist und ab einem gewissen Schweregrad entsprechend Ruhe benötigt. Sobald die Wirkung des Medikaments abklingt, wird der Körper die Immunreaktion erneut herstellen müssen. Sowohl die infektiöse Ursache als auch die Entzündungen bleiben so insgesamt länger als nötig im Körper – und das kann zu Schäden führen, beispielsweise am Herzen.

Mit den üblicherweise eingenommenen Antiphlogistika (beispielsweise Aspirin, Paracetamol, Ibuprofen) tun wir so, als ob wir gesund wären. Wir verpulvern unsere Energie und bringen zudem andere in Gefahr, wenn wir als »Virenschleudern« am gesellschaftlichen Leben teilnehmen, andere uns das Kranksein aber nicht anmerken und sich deshalb nicht schützen können. Bestes Beispiel hierfür war Corona. Hier könnte die Missachtung des Sickness Behavior durch die Einnahme von Antiphlogistika das Pandemiegeschehen befeuert, verlängert und damit für mehr Tote gesorgt haben, als ohnehin schon zu beklagen waren. Erneut eine Paradoxie, die zudem zeigt: Denken wir rein auf der körperlichen Ebene, behandeln wir uns also gewissermaßen wie Maschinen, in die man etwas einwirft, damit sie wieder reibungslos funktionieren, und »alles ist gut« – dann kann das tödlich sein.

Es ist nachgewiesenermaßen schädlich, Infektionen immer wieder zu unterdrücken und damit zu chronifizieren. In mehreren Studien konnte übrigens ein klarer Zusammenhang zwischen dem Vorliegen von chronischen Infektionen (beispielsweise des Zahnfleischs) und dem Risiko für Gefäßverkalkungen und -erkrankungen nachgewiesen werden. Eine andere groß angelegte Studie ergab ähnliche Ergebnisse für alle wichtigen chronischen Infektionen des höheren und mittleren Lebensalters wie chronische Bronchitis, Sinusitis, Asthma und chronische obstruktive Lungenerkrankung (COPD), rezidivierende Harnwegsinfekte sowie chronische Infekte der Haut und des Gastrointestinaltrakts. All diese Entzündungen rühren von jeweils sehr unterschiedlichen Erregerspektren her, daher ist anzunehmen, dass die langfristig krank machenden Effekte nicht auf bestimmte Erreger zurückzuführen sind, sondern ein generelles Phänomen chronisch bakterieller und viraler Infektionen darstellen.[16]

Viele der Untersuchten hätten sicherlich bessere Gesundheitswerte, wenn sie das Sickness Behavior beachtet hätten. Und wir können daraus für uns lernen, dass es viel stimmiger ist, statt symptomunterdrückende Medikamente einzuwerfen, auf die Signale unseres Körpers zu achten und zu lernen, sie immer genauer wahrzunehmen. Die meisten Menschen stumpfen im Laufe der Jahre richtiggehend ab und nehmen kaum noch feinere Regungen in ihrem Inneren wahr. Dabei könnten wir unser Bauchgefühl als einen fundamentalen Schutzmechanismus nutzen, mit dem wir ziemlich sicher erspüren, wenn etwas nicht stimmt und wir besser auf uns achten sollten. Auch unser Bauchgefühl gehört nämlich zu unserem Immunsystem.

Wahre Früherkennung

»Früherkennung« nennen wir in unseren Gesundheitssystemen vor allem bestimmte Vorsorgeuntersuchungen, die einer Ausbreitung von Krebserkrankungen entgegenwirken sollen. In einem erweiterten Sinne der allgemeinen Gesunderhaltung können wir Früherkennung aber so verstehen, dass wir lernen zu bemerken, wenn wir uns überlastet oder im Leben auf einen falschen Weg begeben haben. Dass wir spüren, wenn wir Entspannung brauchen, und sie uns auch nehmen. Dass wir eine sehr feine Wahrnehmung entwickeln, damit wir wissen, wenn unser Immunsystem gerade intensiv arbeitet, weil es vielleicht eine Unzahl an Viren oder entarteter Zellen unschädlich machen muss.

Diese Art einer Früherkennung setzt tatsächlich früh ein, nicht erst, wenn es erste negative körperliche Auswirkungen und Schäden gibt. Sie setzt ganzheitlich ein, wenn wir es denn zulassen. Sie weiß um das Phänomen des Sickness Behavior und wird zur Prävention, wenn wir die Signale aus unserer Innenwelt beachten.

Sicher erkennen Sie anhand dieser Überlegungen so allmählich die Muster, die ich in diesem Buch nachzuzeichnen versuche. Schnell eine Tablette einwerfen, wieder fit für das Hamsterrad und den Markt der Erfolge und der Eitelkeiten werden, Dualismus, Reduktionismus und Materialismus – all das gehört zusammen. Es markiert das derzeit vorherrschende Menschenbild, das uns immense Probleme beschert hat, insbesondere gesundheitlicher, aber auch sozialer, ökologischer und wirtschaftlicher Art (um nur einige zu nennen).

Ein anderes und hoffentlich endlich weithin erwachendes Menschenbild hingegen ist davon geprägt, dass wir gut auf uns achten, ausreichend ruhen (und das auch »dürfen«), dass wir ganzheitlich denken, empfinden und handeln. Mit diesem Weltbild leben wir Prävention und Früherkennung tagtäglich. Den bislang vorherrschenden Materialismus entlarven wir als Scheinrealität. Seine Früherkennung, mit der wir beispielsweise ab und zu in die Röhre des MRT geschoben werden, kommt uns viel zu spät und ist uns viel zu technisch. Wird dabei etwas gefunden, haben wir viele frühe Anzeichen oft schon überhört.

Das Go nach der Genesung: Health Behavior

Sickness Behavior hält uns also im Falle einer Infektion davon ab, andere Menschen, die uns nicht wirklich nahe sind, an uns heranzulassen. Wir ziehen uns zurück, wir haben sogar eine natürliche Abneigung und Abwehr gegen andere und gegen Fremdes. Es ist, als würde uns die bei der erhöhten Immunaktivität auftretende Entzündung im Körper auch auf psychosozialer Ebene »entzündlich« machen. Wie gesagt: Wir wehren andere ab und wollen nicht unbedingt etwas mit ihnen zu tun haben. Zugleich ziehen wir diejenigen regelrecht zu uns heran, die uns nahe sind und die uns jetzt pflegen könnten. Darüber brauchen wir nicht nachzudenken, das Immunsystem lässt die entsprechenden Impulse in uns wach werden. Es differenziert dabei offenbar zwischen nahen und weniger nahen Beziehungen und zwischen Vertrauten und Fremden.

Ist die Infektion durchgestanden, verändert das Immunsystem über die Aussendung bestimmter Botenstoffe ans Gehirn erneut auch unser Verhalten: Wir möchten jetzt wieder unter Menschen, wollen in Kontakt gehen und aktiv werden. Nachweislich ist dieses Health Behavior mehr, als dass nur die Wirkung des Sickness Behavior nachlässt und wir deshalb wieder »normal« in Beziehung gehen wollen. Immunologisch wird es direkt gefördert. Proinflammatorische Zytokine, die bei der Infektionsbekämpfung wichtig sind, lassen uns andere Menschen »wegstoßen«. Antiinflammatorische Zytokine, die die Entzündungsprozesse nach erfolgter Pathogenbekämpfung herunterregulieren, dürften aktuellen Forschungen nach dafür sorgen, dass wir andere Menschen wieder zu uns heranholen. Die hierfür notwendige gute Laune wird im Alltag direkt vom Immunsystem getriggert, wie eine Studie aus unserem eigenen Forschungslabor zeigt.[17] Antiinflammatorische Zytokine wirken beziehungsstimulierend, denn unsere Beziehungen sind ein Gesundheitselixier.[18] Als soziale Wesen brauchen und wollen wir den Kontakt – und das Immunsystem greift aktiv in unsere psychischen und sozialen Strukturen ein, um diesen Austausch in seinem Sinne mitzuregulieren.

Was Sie (im Sinne des Sickness Behavior) für Ihr Immunsystem tun können

Ihre Kenntnis des Sickness Behavior kann durchaus mitentscheiden, wie gesund Sie durchs Leben kommen. Indem Sie die Bereitschaft entwickeln, immer genauer wahrzunehmen, was Ihr Körper Ihnen sagt, können Sie angemessener darauf reagieren. Sobald Sie die feineren Signale aus Ihrem eigenen Inneren bewusst empfangen und auswerten, wissen Sie, was Ihnen jeweils guttun wird. Manchmal reicht es bei Anzeichen von Sickness Behavior, sich für ein paar Stunden ins Bett zu begeben, und schon ist etwas überstanden und durchgestanden, was sonst, wenn Sie einfach nach Plan weitergemacht hätten, möglicherweise eine Woche Krankheit hätte bedeuten können.

Mit dem Wissen, dass sich biologisches Immunsystem und Verhaltensimpulse aufeinander abstimmen, sind Sie in der Lage, *mit* Ihrem Organismus zu leben statt dagegen.

Schnell stoßen wir dabei allerdings an das Soziale, denn gesellschaftliche Zwänge erlauben es uns oftmals nicht, dem zu folgen, was unserer Gesundheit dienlich wäre, und beispielsweise auszuruhen, statt weiterzuarbeiten. Auch tiefer in uns verborgene psychische Komplexe wie etwa Selbstwertproblematiken können dazu führen, dass wir wie Getriebene stets und ständig leisten müssen/wollen und uns deshalb nicht ausreichend Zeit zum Ausruhen nehmen. Diese Themen hängen natürlich mit gesellschaftlichen Ansprüchen zusammen. Wir werden also – und nicht nur aus diesem Grund – auch die soziale Ebene in die Betrachtung des Immunsystems und in unsere Lebensgestaltung miteinbeziehen müssen.

Beobachten Sie in diesem Sinne gern in Ihrem Alltag, wann sich ein Sickness Behavior oder sogar noch frühere Anzeichen einer leicht erhöhten Immunaktivität zeigen. Versuchen Sie, ihnen nachzugehen und gegebenenfalls zu ergründen, warum Sie es nicht tun. Was hält Sie davon ab?

Natürlich sind nicht alle unsere Impulse auf das Immunsystem zurückzuführen, aber doch mehr, als wir meist glauben. Sie detaillierter zu kennen und zu erkennen, kann helfen, gesund und fit zu sein und zu bleiben.

DAS BEHAVIORALE IMMUNSYSTEM

Wenn wir lieber die Straßenseite wechseln

Das Immunsystem, so hatten wir eingangs des ersten Kapitels festgestellt, ist ein hochkomplexes Abwehrsystem, das unseren Organismus davor bewahrt, von seiner Umgebung als Futter oder als Nistplatz benutzt zu werden. Im zweiten Kapitel haben wir es zudem als eine Art sechsten Sinn zu verstehen gelernt, der das Gehirn informiert, wenn mikrobielle Eindringlinge den Körper bedrohen. Das Gehirn sorgt dann seinerseits dafür, dass sich unser Erleben und Verhalten ändert, damit wir den Immunzellen die Arbeit erleichtern und Ruhe geben. Indem wir uns dabei zugleich von anderen zurückziehen, vermindern wir das Ansteckungsrisiko. Hier wurden bereits Psyche und Soziales in das Immungeschehen einbezogen.

Nun stellt sich die Frage: Muss es denn immer so sein, dass die Infektionsgefahr bereits in uns angekommen ist, bevor wir immunologisch reagieren können? Wäre es nicht sinnvoll, wenn etwas in uns aktiv werden würde, *bevor* die Immunzellen – äquivalenzprinzipiell ausgedrückt – in den Kampf ziehen müssten? Wenn es etwas gäbe, das eine entsprechende Infektionsgefahr vorher ausmachen und abbiegen würde? Schließlich, so hatten wir festgestellt, ist die physiologische Immunantwort in Form einer Entzündung für den Körper aufreibend und auf lange Sicht (oder bei sehr häufigem Auftreten) ungesund.

Nun, dieses »Etwas« gibt es tatsächlich. Die Natur arbeitet schließlich effizient und äußerst sinnvoll. Und so gibt es in uns eine Ebene des Immunsystems, die uns über unser Verhalten vor Pathogenen der Außenwelt schützt, noch bevor sie uns erreichen und das physiologische Immunsystem aktiv werden muss. Mit dem etwas flapsig gewählten Untertitel dieses Kapitels »Wenn wir lieber die Straßenseite wechseln« ist genau das gemeint. Wir versuchen, eine Infektion zu verhindern, *bevor* mikrobielle Angreifer unseren Körper befallen können. Wir gehen ihnen wann immer möglich aus dem Weg.

Beim Sickness Behavior, so könnte man sagen, spannt das physiologische Immunsystem das Psychische und unsere sozialen Beziehungen für seine Zwecke ein. Es bringt uns dazu, Ruhe zu geben und uns einzuigeln. Die biologische Ebene wirkt auf die psychische und die soziale Ebene ein, nachdem von außen ein pathogener Reiz in uns eingedrungen ist. Ein klassischer Rückkopplungsmechanismus: Der Körper reguliert sich über die Psyche, um sich an das Außen anzupassen. Bei dem, was wir nun betrachten und »behaviorales Immunsystem« nennen, geschieht das Spannende schon vorher: Wir wehren den pathogenen Reiz bereits ab, nachdem wir ihn nur gesehen, gerochen oder aufgrund irgendwelcher Informationen vermutet haben. Und es braucht nicht einmal unsere Bewusstheit dafür. Schauen wir uns das genauer an.

Bewusste und unbewusste Verhaltensweisen als Immunschutz

Sehr leicht verstehen lässt sich das behaviorale Immunsystem am Phänomen des Ekels, das Ihnen natürlich bekannt ist, bei dem Sie aber wahrscheinlich bislang nicht vermutet haben, dass es zu Ihrem Immunsystem gehört. Wenn Sie etwas sehen oder riechen, was Sie anwidert, eine verdorbene Speise vielleicht, einen am Straßenrand verwesenden toten Vogel oder einen sich laut schnäuzenden und hustenden Fremden neben Ihnen im Zugabteil, dann gehen Sie auf Distanz. Das geschieht ganz unwillkürlich, Sie brauchen darüber nicht erst nachzudenken. Innerlich ablaufende Regulierungssysteme bringen Sie dazu. Sie wehren die mögliche Erregerquelle von vornherein ab, indem Sie versuchen, damit nicht in einen so engen Kontakt zu kommen, dass sich potenzielle Pathogene auf Sie übertragen könnten. Sie weichen einer solchen Ekelquelle ganz selbstverständlich aus – und die dafür zuständige Steuergröße in Ihnen ist das behaviorale Immunsystem.

Mit diesem Begriff erweitern wir unseren Blick auf das Immunsystem erneut. Wir betrachten es nicht mehr nur rein physiologisch wie die gegenwärtige Schulmedizin und wir bleiben auch nicht beim Sickness Behavior stehen, bei dem die Immunphysiologie unsere Psyche beeinflusst. Wir stellen fest, dass offenbar auch unsere Psyche – unser Wahrnehmen, Einschätzen, Reagieren und Verhalten – Teil unserer Immunabwehr ist. Genau genommen sind wir damit im Feld dessen angekommen, was als »psychisches Immunsystem« bezeichnet werden kann. Dennoch möchte ich hier zunächst nur vom behavioralen Immunsystem sprechen. Die zu diesem Bereich Forschenden kommen überwiegend aus dem US-amerikanischen Raum und dort macht der Behaviorismus einen großen Bereich der Psychologie aus. Verhaltensforschung und -therapie sind in den Vereinigten Staaten deutlich mehr zu Hause als Tiefenpsychologie und Psychoanalyse. Deswegen soll es uns hier zunächst um das behaviorale Immunsystem gehen, bevor wir den Rahmen wiederum erweitern und tiefer ins Psychische und damit im engeren Sinne »psychische Immunsystem« einsteigen.

Revolver oder Schniefattacke?

Die einzelnen Subsysteme unseres Seins wirken als dichtes Netzwerk zusammen, immer eingewoben in die vielen Facetten der Umwelt. Wir sprechen hier nicht nur im Sinne einer Analogie oder eines sprachlichen Bildes vom »behavioralen Immunsystem«. Tatsächlich stimuliert der Ekel, den Sie empfinden, auch körperliche Immunreaktionen durch ein Hochfahren der physiologischen Immunaktivität. Mark Schaller vom Department of Psychology in Vancouver, einer der Begründer der Idee des behavioralen Immunsystems, hat hierzu 2010 eine interessante Studie veröffentlicht.[19] 28 gesunde Versuchspersonen bekamen zunächst Bilder mit neutralen Motiven gezeigt, in diesem Fall Möbel. Es waren zehn Bilder, die für jeweils acht Sekunden eingeblendet wurden, unterbrochen von vier Sekunden Pause. Danach wurden die Probanden in zwei Gruppen eingeteilt, von denen die eine sichtlich kranke Personen auf Bildern zu sehen bekam – mit Schnupfen beispielsweise oder mit Hautverletzungen. Die andere Gruppe sah Fotos von Menschen, die eine Pistole auf sie richteten (siehe Abbildung 3). Das Ergebnis: Beim Betrachten der möglichen Gewalttäter mit ihrem Revolver zeigte sich kein nennenswerter Anstieg von Entzündungsparametern wie IL-6 im Vergleich zum Betrachten der neutralen Motive. Erhöht waren die Werte allerdings, wenn die Kranken angeschaut wurden. Die Probanden empfanden hier offenbar eine Abwehr und reagierten auf Immunzellebene mit erhöhten IL-6-Werten. Genau dem, was sie auf den Bildern sahen, würden sie in der Alltagsrealität wohl unwillkürlich aus dem Weg gehen und »die Straßenseite wechseln«. (Das passiert sicherlich auch, wenn sie jemanden mit einem Revolver hantieren sehen, aber es wäre dann mit anderen emotionalen und physiologischen Reaktionen verbunden.)

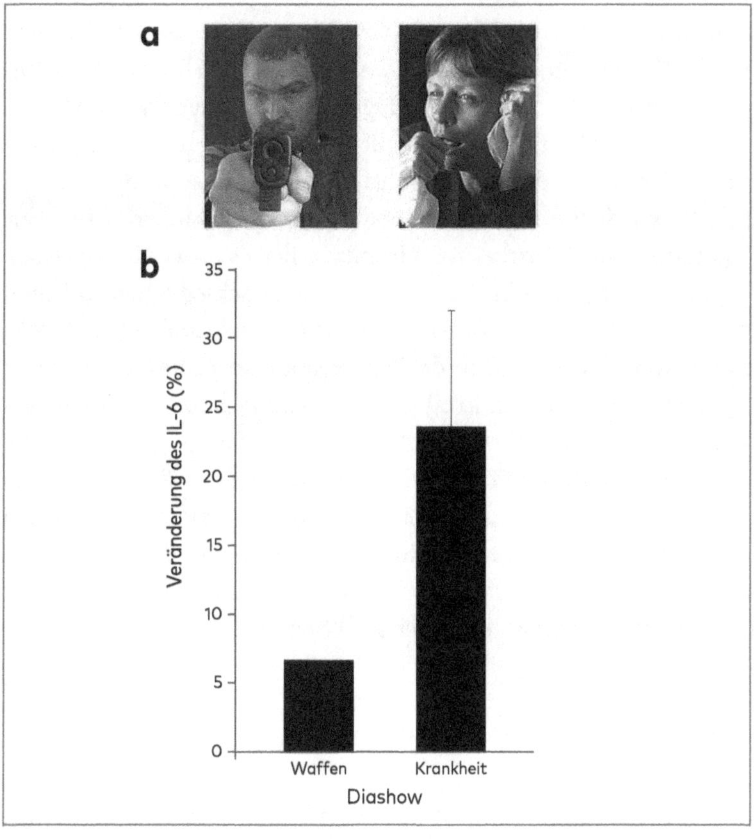

Abb. 3: In der Studie von Mark Schaller bekamen die Probanden Bilder wie diese zu sehen. Der Entzündungsparameter IL-6 stieg beim Betrachten von schniefenden Personen deutlich mehr an als beim Anblick von bewaffneten Menschen.

Wenn wir Ekel oder ein ähnliches Gefühl von Abneigung und Abwehr empfinden und uns dementsprechend abwenden oder Distanz wahren, ist dies eine *reaktive* Weise, das behaviorale Immunsystem einzusetzen. Wir reagieren auf einen Außenreiz, vor dem wir uns schützen, um uns nicht zu infizieren. Immerzu scannen wir die Umgebung nach Anzeichen von Infektionsgefahren und bringen Abwehr und Abstand zum Ausdruck, sobald wir welche bemerken.

Reaktiv ist es auch, wenn wir bestimmte Medikamente einnehmen, um eine Krankheit zu besiegen. Nehmen wir hingegen Mittel ein, um beispielsweise Erkältungskrankheiten vorzubeugen, Vitamin C oder D vielleicht, dann gehört das zum *proaktiven* behavioralen Immunsystem. Dazu zählen auch Hygienemaßnahmen wie das Händewaschen und allgemein eine möglichst gesunde Lebensweise, die wir praktizieren. Dieser Lifestyle führt dazu, dass unser Immunsystem sehr fit sein dürfte und uns seltener Pathogene erkranken lassen. Wir agieren also auch hierbei, *bevor* Immunzellen aktiv werden müssten.

Im Laufe der Geschichte haben die unterschiedlichen Kulturen reaktive und proaktive Verhaltensweisen, Rituale und Hygienemaßnahmen entwickelt und bei der Weitergabe an nächste Generationen verfeinert, um mit den lokal jeweils vorherrschenden pathogenen Bedrohungen möglichst gesundheitsschonend umgehen zu können. Die diesbezüglichen Gepflogenheiten der eigenen Kultur sind tief in uns verankert, was uns zu kulturellen und zudem individuellen Unterschieden im Leben und Erleben des behavioralen Immunsystems führt. Später werden wir noch sehen, dass wir sogar von einem kulturellen Immunsystem sprechen können.

Individuelle Differenzen

Wie Sie sich wahrscheinlich vorstellen können, sind wir Menschen in der Art, wie wir unser behaviorales Immunsystem einsetzen, sehr unterschiedlich. Denn die Reize, die uns über das Verhalten entsprechend reagieren lassen, sind mehr oder weniger ein*deutig* und brauchen daher etwas in uns, das sie *deutet*, das also bestimmt, inwieweit uns die Sache gefährlich werden könnte. Bei wirklich heftigen Signalen wie einem toten, bereits verwesenden Tier auf dem Gehweg werden wahrscheinlich alle Menschen Abstand wahren, während sie sich beim Husten eines Fremden unterschiedlich verhalten. Die einen stört es überhaupt nicht, sie bemerken es vielleicht nicht einmal, obwohl er sich beispielsweise relativ nah bei ihnen in der U-Bahn aufhält. Die anderen schrecken zurück und wechseln sogar den Waggon, weil sie den Husten des Fremden als gefährlich für sich selbst wahrnehmen, spürbar vielleicht über einen gewissen Ekel.

Warum jedes Individuum auf seine Weise vorgeht, hat die unterschiedlichsten Gründe. Auf der banalsten Ebene ist hier die persönliche Fähigkeit wichtig, Signale wahrzunehmen. Jemand, der blind ist, wird die rote, verschnupfte Nase eines anderen oder auch das verwesende Tier auf dem Gehweg schlichtweg nicht sehen und deswegen auch nicht mit Abstand darauf reagieren können. Aber auch persönliche Erfahrungen und Erinnerungen sind von Relevanz, was wiederum der individuell ausgeprägten Psyche eine wichtige Rolle zumisst. Beispielsweise könnte jemand besonders vorsichtig sein, der einmal einen lieben Menschen aufgrund einer Infektionskrankheit verloren hat. Welche Faktoren außerdem zu individuell unterschiedlichen Verhaltensweisen in Bezug auf potenzielle Infektionsgefahren beitragen können, sehen wir gleich noch, wenn wir in Forschungsarbeiten hierzu eintauchen.

Sie merken, mit der Idee eines behavioralen Immunsystems sind wir schon ein gutes Stück über die Vorstellung eines rein physiologischen Immunsystems hinausgegangen. Und möglicherweise fällt Ihnen auf, dass Ihnen bei all dem, was wir in diesem und im letzten Kapitel bislang besprochen haben, Erfahrungen und Überlegungen aus Ihrem persönlichen Leben in den Sinn kommen, was im ersten Kapitel deutlich weniger der Fall gewesen sein dürfte. Das Wissen wird lebensnäher und sinnhafter.

Doch stoßen wir hier bereits auf der Immunweisheit letzten Schluss? Schauen wir uns an, was die Forscher sagen, die sich für die Idee eines verhaltensbezogenen Immunsystems geöffnet haben und weltweit führend in der Arbeit hierzu sind.

Das behaviorale Immunsystem in der gegenwärtigen Forschung

Dieser Bereich des Immunsystems wird von den hierzu arbeitenden Wissenschaftlern als eine komplexe Reihe kognitiver, affektiver und verhaltensbezogener Mechanismen beschrieben, die eine Übertragung von Krankheitserregern verhindern sollen, bevor das körperliche Immunsystem aktiv werden muss[20] – ähnlich, wie ich das hier bereits geschildert hatte. Beide Ebenen des Immunsystems, die biologische und die behaviorale, arbeiten als eine Einheit, um uns zu schützen. Wenn wir beispielsweise aufgrund von Ekel behavioral etwas potenziell Krankmachendem aus dem Weg gehen, aktivieren sich gleichzeitig Parameter des physiologischen Immunsystems. Falls wir uns doch infizieren, wäre der Körper besonders schnell zur Abwehr mit seinen Möglichkeiten auf der physiologischen Ebene bereit.

In der aktuellen Forschung nun geht es beispielsweise darum, welche Menschen das behaviorale Immunsystem intensiver einsetzen als andere. Dabei sticht ein beeindruckendes Ergebnis heraus: Eine Kindheit in einer verlässlichen Umgebung wirkt sich auch immunologisch auf das spätere Leben anders aus als eine Kindheit voller Unsicherheiten. Wer sich in den ersten Lebensjahren auf seine Bezugspersonen verlassen konnte, neigt als Erwachsener dazu, »langsamer« zu leben, später sexuell aktiv zu werden, weniger Risiken einzugehen und so – hier spannt sich der Bogen zu unserem Thema – weniger stark das physiologische Immunsystem zu fordern. Lebensstil und persönliche Entscheidungen sind von mehr Vorsicht geprägt. Diese Menschen »wechseln also deutlich eher die Straßenseite« als andere. Sie sind behavioral immunaktiver – nicht unbedingt, weil sie mehr Angst haben, sondern weil sie sich für schützenswerter halten.

Eine Kindheit voller Unsicherheit hingegen lässt Menschen tendenziell risikofreudiger sein, sie stürzen sich eher in Abenteuer, sind in einem jüngeren Alter sexuell aktiv und entwickeln weniger Gewohnheiten und Verhaltensweisen, die wir zum behavioralen Immunsystem zählen würden. Das führt zu einer größeren Aktivität des physiologischen Immunsystems, verbunden mit den gesundheitlichen Nachteilen einer häufigeren Entzündungsaktivität im Körper, die ein aktiviertes biologisches Immunsystem hervorruft. Was mit der Beschreibung rein materiell agierender Fress- und Killerzellen begann, ist damit bereits tief ins Persönliche, Psychologische, Individuelle gerückt. Nicht nur das (soziale) Umfeld an sich, sondern im Besonderen das soziale Umfeld der frühen, prägenden Lebensjahre bestimmt mit, wie unser Immunsystem arbeitet.

Verschnaufpause für müde Krieger

Nicht nur die Prägung in den ersten Lebensjahren und letztlich die Persönlichkeit, sondern auch unterschiedliche Lebensphasen entscheiden mit darüber, wie stark und in welcher Weise wir mit unserem Verhalten eine immunologische Abwehr betreiben. So hat man beispielsweise festgestellt, dass Menschen, die sich zu einem Zeitpunkt anfälliger für Krankheiten fühlen, dann auch weniger gesellig und stärker ethnozentrisch reagieren als andere. Sie zeigen also eine stärkere Voreingenommenheit gegenüber Menschen aus ihnen fremden Kulturen oder Ethnien und eine verstärkte Selbstbezogenheit hinsichtlich ihrer eigenen Gruppe. Diese wird als »normal«, gut, schön, richtig und ähnlich empfunden, während andere Gruppen insgesamt oder in bestimmten Eigenheiten tendenziell als seltsam, irrational, unterlegen oder sogar ekelerregend empfunden werden. Kann das Teil unserer ganzheitlichen Immunantwort aufs Nicht-Selbst sein? Oder sind wir hier auf dem Weg in eine neue Scheinrealität?

Blicken wir auf die Interpretation solcher Zusammenhänge: Typisch für das behaviorale Immunsystem ist es ja, aktiv zu werden, bevor das physiologische Immunsystem überhaupt eingreifen müsste. Es gibt aber offenbar auch den umgekehrten Fall: Kam es zu einer Infektion und wurde daraufhin eine Krankheit durchgemacht, musste das physiologische Immunsystem hochfahren. Es braucht nun, so Saul L. Miller und Jon K. Maner, die hierzu forschten, eine Art Verschnaufpause, während derer das behaviorale Immunsystem einspringt. Der Mensch meidet in dieser Phase Fremde, bleibt lieber allein oder nur umgeben von den Vertrauten, die ihn pflegen. Ihre Arbeit stellen die beiden Psychologen beziehungsweise Sozialpsychologen unter den Titel »Kranker Körper, wachsamer Geist«,[21] weil gewissermaßen eine im Geistig-Psychologischen beheimatete Instanz das Verhalten verändert, während der Körper noch geschwächt ist, wobei das körperliche Immunsystem diese behaviorale Veränderung anstößt. Die Menschen mit einer gerade überstandenen Infektion bleiben eher für sich und meiden alles, was ihnen potenziell pathogen erscheint. Sie werden dabei so vorsichtig, dass sie – meist unbewusst oder zumindest unreflektiert – auch ihnen fremd Erscheinendes stärker ablehnen. Ein durchaus logischer Gedankengang. Die Argumentation folgt dem Motto: Wenn ein Motor ausfällt, springt der andere an. Mal agiert das physiologische, mal das behaviorale Immunsystem.

Auch Schwangere im ersten Trimester, deren Immunsystem zum Wohle des frisch sich einnistenden Embryos herunterreguliert ist, reagieren Untersuchungen nach zurückhaltender auf Fremde. Anderen Experimenten beziehungsweise Befragungen zufolge zeigen Menschen, die sich zeitweise oder grundsätzlich verletzlicher und infektionsanfälliger fühlen, ein etwas anderes Sozialverhalten als solche, die sich als gesund und abwehrstark empfinden. Und zwar sind sie ethnozentrisch in einem sehr weiten Sinne: Sie sind vorsichtiger gegenüber anderen, die stark vom gängigen Schönheitsideal abweichen, übergewichtig sind oder auch sehr alt. All das wird damit begründet, dass sie sich vor möglichen Ansteckungen bewahren wollen, deren Gefahr sie unbewusst als vergrößert wahrnehmen, wenn sie mit solchen Menschen zusammenkommen. Ein dringend diskussionsbedürftiger Befund.

Auch der Psychologe Joshua M. Ackerman, einer der führenden Wissenschaftler im Bereich behaviorales Immunsystem, betont in einer Überblicksarbeit zum Fachgebiet, dass nicht alle Menschen bei den genannten Signalen auf Distanz gehen, sondern eben tendenziell solche, die sich zeitweise oder dauerhaft als nicht sehr abwehrstark empfinden.[22] Mit ihrer Aufmerksamkeit sind sie übermäßig dabei, ihr Umfeld auf Anzeichen von Ansteckungsgefahren abzuscannen. Dabei berichten sie auch von einer verstärkten Sorge, falsche Entscheidungen treffen zu können, die ein Infektionsrisiko erhöhen. Sie sind weniger sozial eingestellt, weniger interessiert an Neuem und mehr auf ihren Schutz bedacht, der im Rückzug stärker gegeben ist. Sie sind ablehnender gegenüber Ausländern und Einwanderern, zum einen – so die Annahme der Wissenschaftler –, weil sie dort unterschwellig fremdartige mikrobielle Bedrohungen vermuten, zum anderen, weil die kulturellen Gepflogenheiten Fremder oft andere sind und damit gegen die eigenen Hygieneregeln verstoßen könnten, was wiederum als gefährlich wahrgenommen wird.

Eine solche Zurückhaltung konnte auch in Hinblick auf das Datingverhalten festgestellt werden, und hier sogar ohne dass die potenziellen Partner in irgendeiner Weise »fremdartig« waren. In einer Untersuchung von Natsumi Sawada befragte man junge Singles, inwieweit sie sich krankheitsanfällig fühlten. Dann schickte man sie in ein Speeddating.[23] Es zeigte sich, dass eine erhöhte wahrgenommene Anfälligkeit gegenüber Erkrankungen das Interesse am Gegenüber negativ beeinflusst, und zwar auf gleich drei Weisen: Der oder die andere wird als weniger attraktiv bewertet, man will mit der anderen Person eher keinen weiteren Kontakt haben und ist zudem der Ansicht, der oder die andere hätte weniger Interesse an einem selbst gezeigt. Eine erhöhte wahrgenommene Krankheitsanfälligkeit ging also mit einer Zurückhaltung im Sozialen einher, die mit einer unterschwelligen erhöhten Angst vor mikrobieller Ansteckung begründet wurde. Nebenbei gesagt, sehen Sie an einem solchen Beispiel, dass wir es kaum persönlich nehmen sollten, wie andere uns sehen. Vielleicht stehen sie nur unter einem starken Einfluss ihres behaviorales Immunsystems?

Rauchmelder-Logik

Verglichen wird das behaviorale Immunsystem in diesen Zusammenhängen mit einem Rauchmelder. Auch dieser meldet sich möglicherweise zu oft, aber das wird von uns allen sicher gern in Kauf genommen. Es ist besser, als wenn er einmal zu wenig Alarm schlägt und ein Brand ausbricht, weil niemand die frühen Anzeichen bemerkt hat.

So wie der Rauchmelder gelegentlich auch anspringt, weil ihn Kochdünste erreichen, alarmiert uns das behaviorale Immunsystem offenbar auch manchmal, weil wir jemanden sehen, der uns besonders intensiv »nicht-selbst« erscheint, also stark abweichend von dem, was für uns die Norm ist. Wir sind dann übervorsichtig, akzeptieren das aber, um uns sicher und besser geschützt fühlen zu können.

Ackerman und Kollegen sprechen hier davon, dass der Preis für diese Übervorsicht geringer sei, als wenn man sich infiziert und eine Krankheit auskurieren müsse.[24] Genau daran allerdings habe ich meine Zweifel. Aus meiner Sicht ist der Preis für reduzierte Kontakte, verringerte soziale Beziehungsaktivitäten und ein eingeschränktes Miteinander sehr hoch. Menschen nicht mehr zu begegnen, nur weil sie fremd aussehen, aus anderen Kulturen stammen oder – völlig abwegig in meinen Augen – übergewichtig oder alt sind, ist enorm einschränkend. Es ist zudem abwertend und geradezu dämonisierend. Wenn wir uns voneinander abschotten und voneinander fernhalten, verlieren wir eine wesentliche Qualität dessen, was uns ausmacht. Schließlich sind wir soziale Wesen. Und damit kann es auch nicht der gesündere Weg sein. Die Schäden, die soziale Isolation auch in gesundheitlicher Hinsicht anrichtet, sind enorm, wie wir aus der Psychoneuroimmunologie wissen und wie ich im Laufe des Buches noch zeigen werde.

Wenn Sie sich an dieser Stelle an die politisch verordneten Maßnahmen zur Eindämmung der Coronapandemie erinnert fühlen: Genau hier zeigte sich das Forschungsthema in der gesellschaftlichen Praxis. Lieber ein Lockdown, landesweite Schulschließungen und Abstandsgebote, auch wenn sie am Ende rauchmeldergemäß ungerechtfertigt und unverhältnismäßig sind? Nein! Ich werde im Kapitel »Das soziale Immunsystem« darauf zu sprechen kommen, warum man mit dieser Denkweise falschliegt und – auch gesundheitlich – einen viel zu hohen Preis zahlt und verheerende Folgen initiiert.

Wie könnte es noch sein?

Lassen Sie uns an dieser Stelle noch einmal innehalten und ein allgemeines ... ich möchte fast sagen »Gebot der Stunde« betrachten. Es wird in unserem sogenannten Informationszeitalter immer wichtiger, bei allem, was wir lesen, hören oder erzählt bekommen, wach und aufmerksam zu bleiben und zu fragen: Stimmt das so? Ist das logisch? Ist das richtig geschlussfolgert? Wie könnte es noch sein? Auf die »Infizierung« mit Information komme ich im Kapitel »Das soziale Immunsystem« noch zu sprechen. Auch dieser Aspekt gehört zum Thema »Immunsystem«.

Wenn Sie im Zusammenhang mit dem behavioralen Immunsystem beispielsweise lesen, dass wir uns zeitweise von Fremden zurückziehen, heißt es meist als Begründung: weil wir meinen, uns bei ihnen eher anstecken zu können. Aber muss das der Grund sein? Ist das die einzige Möglichkeit? Vielleicht meiden wir ja Fremde, während wir uns besonders krankheitsanfällig fühlen, nicht deshalb, weil wir eine Ansteckung durch sie fürchten. Vielleicht tun wir es ja, weil Begegnungen mit weniger Vertrauten Kraft kosten, die wir in einer solchen Phase nicht im gewohnten Maße zur Verfügung haben. Treffen wir mit fremden Menschen zusammen, wissen wir nicht, wie es laufen wird. Werden wir miteinander klarkommen, werden wir gemocht? Welche Seite von uns werden wir zeigen, wie wollen und können wir mit dieser fremden Person kommunizieren? Solche Fragen werden bei einer Begegnung mit jemand Neuem unterschwellig in uns aktiv. Es ist für das anfängliche »Beschnuppern« ein erhöhter psychischer Aufwand notwendig – und den können oder wollen wir nicht immer leisten. Also ziehen wir uns ins Vertraute zurück. Auf einem solchen Gedanken baut sich ein völlig anderes Bild auf als auf dem, dass unser Verhalten hauptsächlich von der Ansteckungssorge bestimmt wird.

Und so ist es in beinahe allen Bereichen unseres Lebens: Aus ein paar voneinander abweichenden Gedanken und Interpretationen werden unterschiedliche Weltbilder, von denen aus die Menschen ihr Leben, Denken, Empfinden und Handeln auf völlig unterschiedliche Weise ausrichten. Oft – und das ist vielleicht auch bei Ihnen erlebte Realität der letzten Jahre – ist es dann kaum noch möglich, konstruktiv miteinander zu kommunizieren und einander zu verstehen. Versuchen wir also, die aktuelle Forschung zum behavioralen Immunsystem besser zu verstehen und dabei auch zu einem eigenen Standpunkt zu kommen.

Biologie über allem?

Mit dem mehr oder weniger hohen Preis für den Verlust an sozialer Interaktion kommen wir an einen zentralen Punkt, an dem für mich klar wird, dass auch die Vorstellung eines behavioralen Immunsystems noch deutlich zu eng gedacht ist. In der üblichen schulmedizinischen Forschung und Praxis, das sei noch einmal betont, spielt all das in diesem Kapitel Besprochene kaum eine Rolle. Für klassische Lehrbuchmediziner sind wir hier bereits auf unbekanntem Terrain. Sie bleiben im eingangs beschriebenen »Fleck« dessen, was Immunsystem ausmacht. Mit der Hinzunahme von behavioralen Ansätzen aus Verhaltensforschung und Evolutionstheorie hingegen zieht man einen Ring um diesen Fleck, den man zusätzlich untersucht. Mögen einige der grundlegenden Auffassungen und überhaupt die Idee eines behavioralen Immunsystems fortschrittlich und zu begrüßen sein, so zeichnet sich die hier vertretene Grundhaltung aber doch wieder durch einen Reduktionismus aus: durch ein Reduzieren der Zusammenhänge auf Biologie und Materielles. Schauen wir uns das genauer an, denn von diesem Punkt aus lässt sich dann gut weitergehen.

»Kein anderer Faktor in unserer Evolutionsgeschichte dürfte das menschliche Verhalten stärker geprägt haben als die Folgen von Infektionen mit Krankheitserregern und Parasiten.«[25] So beginnt die bereits erwähnte Überblicksarbeit von Joshua M. Ackerman und seinem Team und ich ahne hier sofort eine reduktionistische Sichtweise. Gleich bei diesem ersten Satz frage ich mich: Stimmt das? Sind pathogene Erreger die treibende Kraft unserer Entwicklung? Wird hier nicht zu eindimensional auf das Körperliche gesetzt? Auf Gefahren auf der biologischen Ebene?

Sicherlich sind mikrobielle Pathogene in dem Sinne außergewöhnlich, als sie bei all ihrer potenziellen Gefährlichkeit für uns nicht direkt wahrnehmbar sind, was uns umso wachsamer sein lässt.

Wir sehen, riechen, hören sie nicht und müssen deswegen auf Zeichen achten, die auf sie hindeuten könnten. Doch genau das gilt für weit mehr, was uns gefährlich werden kann. Was macht denn das Menschsein ungewiss? Tatsächlich am ehesten die Mikroorganismen? Liegen die wirklichen Gefahren nicht vielmehr im Menschen selbst, in seiner Psyche und untrennbar damit verbunden im Sozialen? Die wahre Bedrohung sind doch tief in uns liegende Konflikte, die zu Kriegen im Persönlichen und im Kollektiven führen. Zu Menschenbildern, die uns in entfremdete und entfremdende Strukturen zwingen. In Scheinrealitäten, die für uns und unsere Lebensgrundlage schädlich sind. All die Verletzungen, die sich Menschen zufügen, mit Worten und mit Waffen, die Traumatisierungen, die zu weiterem Leid und neuen Verletzungen führen – das ist es doch, womit wir seit Menschengedenken zu tun haben und was uns, wie wir heute unzweifelhaft wissen, auch körperlich krank macht. Und anfälliger wiederum für pathogene Mikroben.

Wenn wir uns das Beispiel der Spanischen Grippe ansehen, die zwischen 1918 und 1920 wahrscheinlich bis zu fünfzig Millionen Menschen das Leben kostete, dann stellt sich doch ganz schnell die Frage: Was war das damals für eine Zeit? Entgegen ihrem Namen soll diese Grippe zuerst in einem riesigen Militärlager in den USA ausgebrochen sein, wo man mit einer intensiven Aufrüstung versucht hatte, sich für einen Eintritt in den Ersten Weltkrieg vorzubereiten. Die Armee der USA war vorher relativ klein gewesen und nun dabei, rasant zu wachsen. Mit zigtausend anderen Soldaten, größtenteils frisch eingezogen, in einem Lager für den Krieg zu üben, war für die jungen Männer dort ziemlich sicher von Stress geprägt. Noch heftiger dürfte es für die Soldaten in den europäischen Kriegsgebieten gewesen sein, in denen diese Grippe ebenfalls wütete. Anders als in anderen Jahren erkrankten und starben an der Spanischen Grippe nicht nur Kinder und alte Menschen, sondern insbesondere solche zwischen zwanzig und vierzig, das typische Alter von aktiven Soldaten, die auch einen sehr großen Teil der Grippeopfer ausmachten. Üblicherweise haben Grippen das in der Demografie und Epidemiologie verwendete Mortalitätsmuster eines V (Kinder und alte Menschen), hier aber war es ein W (Kinder, Erwachsene und Alte). Aus Sicht meiner Wissenschaftsdisziplin, der Psychoneuroimmunologie (auf die ich später noch genauer kommen werde), ist es wenig erstaunlich, dass am Ende eines verheerenden Weltkriegs genau diejenigen vermehrt einer Infektionskrankheit zum Opfer fielen, die die größte Last dieses kämpferischen Wahnsinns tagtäglich zu tragen hatten. Ein solcher Stress macht ganz zweifellos anfälliger.

Aber können wir dann sagen, dass es die Viren waren, die die größte Bedrohung der Menschheit von 1918 bis 1920 darstellten? Oder war es nicht viel eher der überbordende Kriegszustand, in dem sich die Menschen befanden und in dem sie dann vom Grippevirus viel leichter dahingerafft werden konnten? Im Nachhinein sieht es für uns so aus, als wäre ein höchst gefährliches Virus schuld am Tod von Millionen Menschen gewesen, was aber allenfalls einen Teil der Wahrheit ausmacht. Doch wir sind es nicht gewohnt, ganzheitlich zu denken und das Umfeld von Infizierten mit zu bedenken.

Schauen wir weiter im Text von Joshua M. Ackerman. Dort wird, gewissermaßen als Beleg für den Einstiegssatz, gesagt, dass bis heute fast ein Viertel der Todesfälle weltweit auf Infektionskrankheiten zurückgehe. Das mag rein statistisch stimmen, aber warum ist das so? Liegt es tatsächlich an der Gefährlichkeit der Erreger? Oder liegt es nicht eher an prekären Lebensumständen in einigen Schwellenländern, an Keimen in unseren Krankenhäusern, die durch intensive Antibiotikaverwendung multiresistent geworden sind, an stark stressenden Lebensumständen betroffener Individuen und weiteren Faktoren, deren Ursachen nicht im Biologischen, sondern im Sozialen, Kulturellen, Gesellschaftlichen, sogar Geopolitischen auszumachen sind? Wenn man von einem Viertel der Todesfälle weltweit spricht, dann mixt man sehr unterschiedliche Milieus zusammen und macht letztlich keine klare Aussage mehr.

Wir kommen damit wieder zu einem wesentlichen Punkt meiner Kritik am heute üblichen Denken in der Medizin: dem mangelnden Einbezug der Lebensrealitäten außerhalb des rein Körperlichen, dem Reduktionismus.

Pasteur versus Béchamp

Widerstreitende Meinungen gab es in der Wissenschaft schon immer, auch zu unserem Thema. Zwei berühmte Gegenspieler in der zweiten Hälfte des 19. Jahrhunderts waren beispielsweise Louis Pasteur und Pierre Jacques Antoine Béchamp. Pasteur gilt als Entdecker der mikrobiellen Erreger und hielt sie so ziemlich allesamt für gefährlich. Béchamp hingegen ging davon aus, dass Keime zum Leben dazugehören und nur dann gefährlich werden, wenn die Umgebungsbedingungen dies zulassen.

Es heißt, Pasteur habe Béchamp auf seinem Sterbebett recht gegeben mit dem Satz: »Die Mikrobe ist nichts, das Milieu ist alles.« Eine Aussage, die zum Kern dessen gehört, was ich Ihnen hier schildere. Das Physiologisch-Biologische, das Stoffliche hat bei Weitem nicht die größte Macht über unsere Gesundheit oder Krankheit. Es sind die ganzheitlichen Bedingungen unseres Lebens, die vor allem darüber entscheiden, ob und wie schwer wir erkranken. Das aber verkennen aus meiner Sicht leider auch die Vertreter des Ansatzes eines behavioralen Immunsystems, wenn sie einen oder sogar *den* Hauptfaktor für die Entwicklung der Menschheit bei gefährlichen Mikroben sehen.

Zum Milieu gehören wesentlich unsere gegenwärtigen Lebensumstände. Diese sind – selbstverständlich und zum Glück – zu einem guten Teil auch positiv. Wir erleben beispielsweise Liebe und Freude; und die lassen uns oftmals über unsere Ängste hinweggehen. Dann ist beispielsweise unsere Freude an Begegnung größer als die warnende Macht unseres behavioralen Immunsystems und wir treffen jemand Neues, weil er uns sympathisch ist, auch wenn wir uns zurzeit nicht so fit fühlen. Oder wir umarmen unsere Großmutter, obwohl sie gerade verschnupft ist. Und selbstverständlich kümmern wir uns um unser Kind, auch wenn es schwer krank ist. Krankenhauspersonal bleibt bei Infizierten, die betreut sein müssen. Wenn jemand Hilfe braucht, gibt es immer Menschen, die sich ihm zuwenden, auch wenn es sie selbst in Gefahr bringt.

Der Roman *Die Pest* von Albert Camus liefert hierfür ein ergreifend geschildertes Beispiel: Ein von seiner Fürsorge für andere Menschen geleiteter Arzt scheut sich während der schlimm wütenden Seuche nicht, seine Patienten zu besuchen und sich auch den scheußlichsten Auswüchsen dieser Krankheit zu stellen. Und genau er, der sich aufopfernd kümmert, überlebt, während zahllose andere dahingerafft werden. Er entwickelt offenbar einen Immunschutz, ohne dass er dafür krank werden musste – eine *stille Feiung*, wie man das in der Infektionsepidemiologie bezeichnet. Uns zeigt er, dass wir immer eingebunden in vielfältige Faktoren sind, die uns individuell und situativ für uns angemessen handeln lassen. Die stärkste Kraft in diesem großen Spiel sind dabei zweifellos nicht die mikrobiellen Erreger.

Das behaviorale Immunsystem während einer Pandemie

Wir alle haben zwischen 2020 und 2023 eine Zeit erlebt, in der wir viel lernen durften, nicht zuletzt über das Immunsystem, vor allem aber wohl über uns selbst, unsere Mitmenschen und verborgene Gesetzmäßigkeiten des sozialen (oder weniger sozialen) Gefüges. Egal, auf welcher Seite des entstehenden Grabens wir uns jeweils wiederfanden, wir alle haben wahrscheinlich Erfahrungen gemacht, die wir uns zuvor nicht hätten träumen lassen. Auch wenn dieses Thema ein stark soziales ist (weswegen ich im Kapitel zum sozialen Immunsystem genauer darauf eingehen werde), hat es auch sehr viel mit dem behavioralen Immunsystem zu tun. Abstand halten, Masken tragen, das sind – mehr oder weniger sinnvolle – Versuche, sich über das Verhalten vor Ansteckung zu schützen, bevor das physiologische Immunsystem eingreifen muss.

Für die Forscher, die sich mit dem behavioralen Immunsystem befassen, war die Coronazeit natürlich wissenschaftlich sehr spannend (wie für mich selbst klarerweise auch). Vorher schon gab es einige theoretische Überlegungen und praktische Untersuchungen dazu, was ihren Fachbereich betreffend passieren könnte, wenn sich ein Kollektiv oder eben sogar die gesamte Weltbevölkerung einem hohen Infektionsrisiko ausgesetzt sieht – einer Pandemie. Insbesondere stellte sich immer wieder heraus, dass sich nicht nur, wie bereits erwähnt, Einzelne eher ethnozentriert und fremdenscheu verhalten, wenn sie sich mikrobiell angreifbarer fühlen. Auch gesamtgesellschaftlich gibt es Veränderungen, sobald sich eine Bevölkerung pathogen bedroht sieht. So ist dann zum Beispiel eine Neigung zu Konformität und zur verstärkten Einhaltung gemeinsam etablierter Regeln zu beobachten. Dies wurde ab 2020 sehr offensichtlich und politisch zudem stark gefördert und gefordert.

Dazu sei noch einmal gesagt: Es ist nicht leicht, mikrobielle Gefahren auszumachen, wir sind dabei auf indirekte Signale angewiesen – wie die Schnupfnase oder das heftige Husten anderer. Und oft hören wir einfach auf die Aussage von Menschen, die wir als Autorität akzeptieren. Wir alle haben im Laufe des Lebens und natürlich auch evolutionär und kulturell ein Gespür für Normenverstöße unserer Zeitgenossen entwickelt, die unsere Gesundheit gefährden könnten, so wie uns beispielsweise Leute unangenehm werden, die wir dabei beobachten, dass sie sich nach dem Gang zur Toilette nicht die Hände waschen. Inwieweit wir jemanden abwehren (und dabei mögliche Chancen in der sozialen Begegnung verpassen) oder ihn an uns heranlassen (und damit die Gefahr einer mikrobiellen Ansteckung eingehen), erfordert immer neu ein Abwägen, das von unserem behavioralen Immunsystem gesteuert wird. Es sendet uns die nötigen Signale, die uns Ekel oder Begegnungsfreude empfinden lassen, die uns vorsichtig oder offen sein lassen, je nachdem, wie wir das Außen, aber auch unseren inneren Zustand einschätzen.

Zur politischen Einstellung im Verhältnis zu möglichen Ansteckungsgefahren haben beispielsweise die amerikanischen Psychologen Erik G. Helzer und David A. Pizarro eine Untersuchung vorgenommen, die das Ergebnis im etwas launig gewählten Titel gleich vorwegnimmt: »Dirty Liberals!«[26] Für das Experiment wurden 52 Studentinnen und Studenten in den Fluren des Universitätsgebäudes angesprochen und gebeten, einen kurzen Fragebogen auszufüllen. Der enthielt Fragen zu ihrem Alter und ihrem Studienfach sowie zu einigen Themen in Richtung Moral und Politik. Die Antworten dort konnten zwischen extrem liberal und extrem konservativ angekreuzt werden, wobei diese Begriffe natürlich nicht verwendet wurden, um die Probanden nicht zu beeinflussen. Womit man sie allerdings steuerte oder zumindest prüfte, inwieweit dies einen Einfluss haben könnte, war der Ort, an dem gefragt wurde. So wurden die jungen Leute von einer Person im Flur ihrer Universität angesprochen, ob sie bereit für eine kurze Befragung wären. In diesem Flur hing ein Spender für Handdesinfektionsmittel, ein insbesondere 2011 zum Zeitpunkt der Studie für die meisten eher unbedeutendes Detail. Waren die Studentinnen und Studenten einverstanden, forderte der Versuchsleiter sie entweder auf, »an die Wand zu treten, um den Fragebogen auszufüllen«, während er in Richtung der leeren Seite des Flurs zeigte. Oder er ermunterte die Teilnehmer dazu, »zum Handdesinfektionsmittelspender zu gehen, um den Fragebogen auszufüllen«. Die Probanden gaben den Bogen anschließend in einem Umschlag zurück und man bedankte sich für ihre Teilnahme.

Nun hatte man also zwei Gruppen: die eine, die auf den Desinfektionsspender und damit auf das Thema »Hygiene« hingewiesen wurde, und eine andere, bei der man dies nicht tat. Bei ihr war der Hygienespender einige Meter von dem Platz entfernt, an dem sie ihre Kreuzchen machten. Wie bereits erwartet, zeigten sich diejenigen, die auf das Thema »Hygiene« zumindest indirekt über diesen Spender hingewiesen worden waren, in ihren Antworten signifikant konservativer. Eine einfache Erinnerung an das Thema »Körperliche Reinheit und Vorsicht vor Infektionen« hatte die politische Gesinnung dieser jungen Menschen in Richtung Konservatismus verschieben können.

Während die Probanden in diesem Experiment tendenziell auf die gleiche Weise steuerbar scheinen, stellt sich eine Frage: Warum gab es in der Coronapandemie Menschen, die sich strikt an die verordneten Regeln gehalten und auch andere dabei überwacht und nicht selten sogar denunziert haben, wenn sie sich nicht an diese Regeln hielten – während andere weniger streng waren oder sogar gegen diese Regelungen aufbegehrten? Die Erinnerung an das Thema »Hygiene und Schutz vor Infektion« dürfte ja dank extremer medialer Präsenz bei allen im Bewusstsein gewesen sein. Der bereits erwähnte Mark Schaller[27] fand zunächst ganz simpel bestätigt, dass Menschen, die sich stärker vom Coronavirus bedroht sahen, strenger auf Normeinhaltung durch andere pochten (auch über typische Hygienemaßnahmen hinaus) und dass in Zeiten der pathogenen Bedrohung konservative Politiker mehr Zuspruch bei Umfragen erhielten.

Zur politischen Gesinnung gab es auch während der Pandemie Untersuchungen, bei denen die Probanden konservativen Kandidaten deutlich eher ihre Zustimmung gaben als liberalen und sich beispielsweise eher für Donald Trump in den Vereinigten Staaten oder Andrzej Duda und Krzysztof Bosak in Polen aussprachen als für Bernie Sanders oder Robert Biedroń. Und zwar taten sie es immer dann, wenn die Versuchsleiter das Thema »Corona« – wie den Hygienespender – stärker in den Mittelpunkt rückten.

Hier allerdings beginnt es nun, etwas komplizierter zu werden. Denn während einerseits Menschen im Angesicht einer erhöhten Infektionsgefahr ihre politische Zuneigung eher Donald Trump als konservativem Politiker gaben, waren es andererseits eben genau die Anhänger von Trump, welche die Maßnahmenpakete zur »Bekämpfung der Pandemie« kritisch sahen und sich seltener für die sogenannte Impfung entschieden. Es müssen also – wieder einmal – deutlich mehr Faktoren in die Gleichung aufgenommen werden. Einfach nur von einem Faktor (höhere Präsenz einer Infektionsgefahr) auf ein vorhersagbares Verhalten (beispielsweise das Wahlverhalten) zu schließen, greift zu kurz. Sicherlich spielt hier hinein, dass sich Trump zeitweise gegen die neu entwickelten mRNA-Impfstoffe gegen Covid ausgesprochen hat, was bei seinen Anhängern, die ihn als Autorität wahrnehmen, zu der entsprechenden Impfskepsis beigetragen haben dürfte. Doch ist das schon alles?

Wenn Sie sich in eine solche Untersuchungssituation hineindenken – was meinen Sie, wie es Ihnen ginge? Was würde alles in Ihnen vorgehen? Was würde alles dazu beitragen, wie Sie sich zu antworten entscheiden? Es ist ganz sicher mehr als ein Faktor. So hängt es aus meiner Sicht bei dem beschriebenen Experiment mit den Hygienespendern im Universitätsflur ganz stark davon ab, wie die Person auf uns wirkt, die uns anspricht, und dann auf die eine oder andere Seite des Flures bittet, um unsere Kreuzchen zu setzen. Ist sie unsympathisch oder sympathisch? Erinnert sie uns an irgendjemanden aus dem politischen Spektrum oder strahlt sie auf den ersten Blick eine Gesinnung aus, die uns angenehm oder unangenehm ist? Wie weist sie uns auf den Hygienespender hin – betont sie das Wort, schwingt Dramatik in ihrer Stimme mit? Und wie fällt das alles auf die natürlich auch vorher schon in uns aktive Grundeinstellung zur Politik und zum Thema »Hygiene«?

All diese Parameter werden in einer solchen Untersuchung nicht abgefragt. In der Veröffentlichung zu diesem Experiment ist davon nicht die Rede, die Forscher nahmen es also nicht so wichtig. Das Experiment wurde an drei unterschiedlichen Tagen gemacht und wir wissen auch nicht, ob es immer die gleiche Person war, die die Probanden angesprochen hat. All die kleinen Details bestimmen aus meiner Sicht zweifellos mit, wie sich die Ergebnisse darstellen. Es sind Details insbesondere aus dem sozialen Bereich und seiner Wirkung auf uns im Psychischen.

Die Einschätzung der Forscher

Ähnlich detailreich sind die Gründe dafür, wie sich Individuen während der Covidzeit positionierten. Auch hier reicht es bei Weitem nicht, ein oder zwei Kriterien anzusetzen. Das wissen Sie sicher ebenfalls aus eigener Erfahrung.

Mark Schaller argumentiert etwas schwammig, wenn es darum geht, vorpandemisches Wissen zum Sinn und Zweck des behavioralen Immunsystems im Hinblick auf die Covidzeit zu interpretieren. Schließlich sei ihm zufolge diese Art Immunsystem entstanden, als wir potenzielle Gefahren pathogener Art einerseits über Reize in unserem Umfeld (verschnupfte Nase des Nachbarn, übler Geruch in einem Essen, fremd aussehende Menschen) ausmachten und sie andererseits behavioral mit Abstand und Hygiene beantworteten. Maßnahmen wie Mund-Nasen-Bedeckungen oder Impfungen seien relativ jung und daher noch nicht unbedingt in den Werkzeugkasten des Behavioralen einsortiert worden. Sie beeinflussten unser Verhalten daher möglicherweise ganz anders, als es die bisherige Forschung zum behavioralen Immunsystem zeigt.

Schaller geht noch einen Schritt weiter, um seine These und die Realität in Übereinstimmung zu bringen. Er meint nämlich, das behaviorale Immunsystem könne in unseren modernen Zeiten vielleicht sogar ungünstig sein. Er stellt fest, dass infektionsängstliche Menschen zwar einerseits andere meiden, was die Ausbreitung eines Virus verlangsamen und gegebenenfalls auch lokal begrenzen kann. Andererseits geraten diese Menschen dadurch aber in die Gefahr der sozialen Isolation – tatsächlich eine verheerende »Nebenwirkung« der Covidzeit mit erschreckenden psychischen und physischen Folgen, die wir in der Gesellschaft noch über Jahrzehnte empfindlich spüren werden. Auch wenn ich es begrüße, dass Schaller die Isolation und Vereinsamungstendenz als ernst zu nehmende Gefahr in die Gleichung einbringt, muss ich doch fragen: Liegt der Grund dafür wirklich darin, dass wir ein behaviorales Immunsystem haben, das uns ungünstig beeinflusst hat? Oder ist es nicht eher so, dass ohnehin ängstliche und sich anfällig fühlende Menschen von Politik, Medizin und Medien in eine übertriebene Angst und sogar Panik vor dem »Killervirus« getrieben wurden, die sie dann in die Isolation führte? Zudem wurden Abstand und eine Tendenz zur Isolation politisch verordnet und von besonders ängstlichen Menschen nur allzu gern sogar über das geforderte Maß hinaus eingehalten (oftmals inklusive der Denunziation anderer, die von der »neuen Norm« abwichen). Das wiederum darf uns auf ein über bestimmte Informationen bewusst manipuliertes behaviorales Immunsystem schließen lassen. Dass sich unser verhaltensorientiertes Immunsystem von der sozialen Ebene aus – also durch Politik und Medien, aber auch Nachbarschaft und persönlichen Austausch – beeinflussen lässt, betont letztlich nur die Gültigkeit meines Denkansatzes: Biologie allein sagt nicht viel aus und biologische Funktion ohne Soziales ist nicht denkbar. Immer müssen auch die Umgebungsfaktoren unterschiedlicher Art miteinbezogen werden.

Mark Schaller geht darauf ein, dass das behaviorale Immunsystem mit autoritären Einstellungen verbunden sei, was die Wahrscheinlichkeit erhöhe, dass die Menschen den Ratschlägen von Autoritätspersonen folgen. Das könne Vorteile für die öffentliche Gesundheit haben – wenn der Rat der jeweiligen Autoritätsperson epidemiologisch fundiert sei. Aber es kann auch problematische Folgen zeitigen, wenn Autoritätspersonen Ratschläge erteilen, die epidemiologisch nicht fundiert seien. Diesen Aussagen kann ich zustimmen. Was allerdings unter fundierten und sinnvollen, zielführenden Ratschlägen verstanden wird, da scheiden sich die Geister von mir und Mark Schaller sowie so einiger Epidemiologen. Und genau an dieser Stelle geht ja seit 2020 auch ein Riss durch die Gesellschaften beinah weltweit. Schließlich ist hier nicht nur »die Wissenschaft« in die Betrachtung einzubeziehen, sondern auch unterschiedliche Interessenlagen von Politik, Medien, einzelnen Forschern und deren Institutionen und so weiter.

Ist ein Virus nur ein Virus?

Genau betrachtet, können wir sogar den Erreger selbst als eine biopsychosoziale Einheit sehen, nicht nur als etwas Biologisches. Es reicht ja beispielsweise, dass ein Gesundheitsminister aus welchen Gründen auch immer in einem Interview äußert, aktuell sei eine gefährliche Variante eines Virus unterwegs, und schon tragen wieder vermehrt Menschen Mund-und-Nasen-Schutz im Supermarkt. Ihr behaviorales Immunsystem wird aktiv. Sie tun das, wovon sie glauben, dass es sie schützen kann – und möglicherweise ist gar kein gefährliches Virus da. Der Erreger wird in dem Moment zu einer Gefährdung, in dem er als gefährlich benannt wird. Eine »Infodemie«, eine Epidemie auf der Ebene von Informationen, ist also möglicherweise gefährlicher als ein biologisch-stoffliches Virus, je nachdem, ob versehentlich oder sogar willentlich aus einer Mücke ein Elefant gemacht wird. Im Falle des Elefanten greift schnell die Angst, individuell mehr oder weniger stark, was wiederum die Infektionsanfälligkeit mitbestimmt, da Angst unser Immunsystem physiologisch schwächt. Auch das behaviorale Immunsystem wird ab einer bestimmten Intensität der Angst negativ beeinflusst, denn voller Furcht oder gar Panik treffen wir nicht unbedingt die sinnvollsten Entscheidungen.

Leben gibt es nur als Gesamtpaket

Wir sind immer mit mehr konfrontiert als mit einem bloßen mikrobiellen »Feind«. Wenn es uns auf irgendeine Weise gesundheitlich nicht gut geht, gleichen wir die Symptome sofort mit unserem Erfahrungsschatz ab. Wir wollen wissen, wie schlecht es um uns steht und was wir tun müssen. Wenn wir zum Arzt gehen, gibt er uns eine Diagnose, beispielsweise teilt er uns mit, dass wir eine bakterielle Infektion haben. Wir sind dann zugleich aber auch mit dem Gesicht und der Wortwahl des Arztes konfrontiert, die uns etwas über unseren Zustand sagen. Wir sind mit dem konfrontiert, was wir selbst über diese Diagnose glauben, jetzt darüber lesen oder von der Apothekerin hören, bei der wir die vom Arzt verordneten Medikamente abholen. Wird über unsere Diagnose aktuell sogar in den Medien berichtet, weil diese Krankheit »umgeht«, werden wir auch hier vielfältig mit Ansichten »infiziert«, die wiederum eine Wirkung auf uns haben. Es ist niemals allein ein Pathogen, mit dem wir umzugehen haben, und immer bestimmt das Gesamtpaket unser Denken, Empfinden und Handeln.

Ein erstes Fazit

Wie können wir nun das bis hierhin Untersuchte bewerten? Wo stehen wir in unserem Verständnis von dem, was tatsächlich unser Immunsystem ausmacht? Müssen wir uns vielleicht sogar eingestehen, dass unser Immunsystem, so wie wir es als physiologische Einheit ziemlich gut kennen, ungenügend ist, nicht ausreichend, *imperfect*, wie es Saul L. Miller und Jon K. Maner konstatieren? Die beiden waren es, die uns über die Verschnaufpause informiert hatten, welche unser Immunsystem gelegentlich braucht, wenn es intensiv gearbeitet hat. Deswegen springt insbesondere in solchen Phasen, in denen wir uns verletzlicher fühlen, das behaviorale Immunsystem an und wir werden vorsichtiger mit Kontakten. Diese Sicht führte sie zu der Schlussfolgerung, dass das physiologische Immunsystem *imperfect* sei. Allein könne es den Abwehrjob nicht schaffen. Aber das muss es ja auch nicht! Nichts arbeitet und funktioniert allein, im luftleeren Raum.

Wenn die Immunzellen momentan stark gefordert, überlastet oder bereits erschöpft sind, rufen sie über Signalketten ins Gehirn ein Sickness Behavior und Verhaltensweisen hervor, durch die wir uns nicht weiter in Gefahr bringen, sondern zurückziehen. Aus meiner Sicht ist das perfekt ausgeklügelt: Werden wir infiziert, arbeitet das Immunsystem mit seinen proinflammatorischen Zytokinen auf Hochtouren, um die Erreger zu beseitigen. Da eine zu lange Entzündungsaktivität schädlich ist, regulieren antiinflammatorische Zytokine die Entzündung beizeiten wieder herunter, was uns aber anfälliger für weitere Pathogene machen kann. Deswegen werden das Sickness Behavior und das behaviorale Immunsystem eingesetzt, um uns vor ebendiesen Gefahren zu schützen.

Wenn wir uns dann aber Tabletten einwerfen, um weiter funktionieren zu können, und uns vor potenziellen Ansteckungsgefahren nicht zurückziehen, weil wir sie in unserem Alltagsstress gar nicht wahrnehmen oder unsere Lebensumstände es uns nicht erlauben, scheint mir nicht die Evolution schuld, die unseren Organismus unzureichend ausgestattet hätte. Ebenso wenig kann ich es auf die vermeintliche Unperfektheit des Menschen als natürliches

Wesen schieben, wenn durch belastende Lebensumstände Entzündungsparameter im Körper nicht mehr ausreichend herunterreguliert werden können und chronisch werden, was das Immunsystem so belasten kann, dass es nicht mehr im nötigen Maße einsatzbereit ist. Einmal mehr sehen Sie, wie schnell wir auf unsere Lebensweise und damit auf psychologische und soziale, ja, kulturelle Elemente kommen, die unbedingt in die Betrachtung einfließen müssen.

Wir können also zweifellos feststellen, dass das behaviorale Immunsystem als eine Erweiterung dessen, was wir unter »Immunsystem« verstehen, eine sinnvolle Idee ist und dass diese Instanz einen beträchtlichen Einfluss auf unser Leben nimmt. Und den können Sie auch in Ihrem persönlichen Leben bemerken und weiter erforschen. Wie verhalten Sie sich in Situationen mit unterschiedlich hohem Infektionsrisiko und woran machen Sie fest, ob es ein solches gibt? Nicht zuletzt die Jahre mit Covid haben uns hier einiges an zusätzlicher Selbsterfahrung beschert.

Mögen die Vertreter des Ansatzes eines behavioralen Immunsystems einen weiteren Blickwinkel ansetzen als die reinen Biomediziner, bleiben sie tendenziell dennoch einem reduktiven Materialismus verhaftet. Sie sagen letztlich: Der Mensch fühlt sich durch stoffliche Pathogene bedroht und diese pathogene Bedrohung dirigiert das Psychische, Soziale und Kulturelle. Von unten nach oben wird gedacht, vom Materiellen hin zum Psychischen und Sozialen. Die oberen Ebenen haben eher den Status von Beifang. Aber ist das stimmig? Liegen nicht gerade im Psychischen und Sozialen die Faktoren, die bestimmen, wer wir sind und wie wir leben?

Der bereits zitierte Joshua M. Ackerman argumentiert unter Zuhilfenahme verschiedener wissenschaftlicher Studien zum Thema sogar, dass »die Bedrohung durch Krankheitserreger die Wurzel vieler grundlegender Dimensionen der Kultur sein könnte, von Individualismus versus Kollektivismus über soziale und politische Orientierung bis hin zum religiösen Glauben«.[28] Unzweifelhaft gehören Hygienemaßnahmen und alltägliche oder rituelle Umgangsweisen mit Nahrungsmitteln oder auch mit Erkrankten zu einzelnen Kulturen oder Religionen. Nicht haltbar ist hierbei für mich aber, vom Individuum beziehungsweise der Person aus betrachtet, dass das Materielle, das Physisch-Biologische, über die höher komplexen Ebenen wie das Psychosoziale oder Kulturelle bestimmen soll. Wir werden noch sehen, dass dieses Weltbild nicht konsistent ist.

Die Frage ist zudem: Wohin führt uns eine derartige Forschung? Was passiert auf längere Sicht mit einer Gesellschaft, die von solchen Prämissen ausgeht? Was zumindest Ackerman in dem oben genauer betrachteten Paper zusammenfasst, scheint mir nahezulegen, dass es okay ist, soziale Einbußen zu erleiden, solange man sich nur nicht mit einem mikrobiellen Pathogen ansteckt. Eine solche Forschung kann als Rechtfertigung für rauchmelderartige Lockdowns genutzt werden und uns auch »begründen«, warum Fremdenfeindlichkeit letztlich biologisch vorgegeben sei. Sie kann genutzt werden, um Bodyshaming als »normal« und »natürlich« anzusehen, weil wir uns nun mal vor Übergewichtigen und nicht so gut Aussehenden fürchten und sie aufgrund unseres behavioralen Immunsystems tendenziell zu meiden versuchen würden. Diese Herangehensweise macht uns zu Opfern unserer Biologie. Bei alldem kann Wissenschaft für mich keinesfalls stehen bleiben.

Mit dem aus meiner Sicht noch immer viel zu engen Blick auf das rein Biologische werden die Forscher zum behavioralen Immunsystem der Lebenskomplexität nicht gerecht. Wenn die Angst vor mikrobieller Ansteckung letztlich der Grund für Ethnozentrismus sein soll, unterstellt man dann Menschen und ganzen Gruppen oder gar Parteien, die sich gegen unbegrenzte Zuwanderung wenden, nicht völlige Unbewusstheit über die eigenen Motive, die am Ende nur in einer selbst nicht wahrgenommenen Infektionsangst liegen? Oder übersieht man nicht vielmehr selbst, welch vielfältige Faktoren gesellschaftliche Gruppierungen zu ihren unterschiedlichen Anschauungen führen können? Es fehlt mir in den Betrachtungen von Ackerman, Schaller & Co. die dem Leben wirklich angemessene Vielschichtigkeit in der Betrachtung, die Erklärungen möglicherweise unscharf werden lässt, niemals aber vorschnell in eine Richtung schießt, die gefährlich werden könnte. Gefährlich für ein gesundes Miteinander.

Auch die Tendenz, den Organismus als unperfekt darzustellen (wie Miller und Maner) oder zu behaupten, der Mensch mit seinem behavioralen Immunsystem sei nicht auf die heutige Zeit vorbereitet und Maßnahmen wie Impfungen seien die Lösung, ohne dass man auf die Zusatzparameter im Psychologischen und Sozialen achtet (wie Schaller in seiner Schrift zu pandemischen Geschehen), lassen mich zweifeln. Wie schnell landen wir im Transhumanismus, wenn wir anfangen, den Menschen dort optimieren zu wollen, wo es die Natur angeblich nicht geschafft hat, statt kritisch die immer unmenschlicheren und unnatürlicheren Lebensbedingungen anzuschauen, in die wir uns gebracht haben?

Aber freuen wir uns zunächst, wie weit wir bereits gekommen sind: In der Erweiterung des Blicks hin zum Behavioralen ist über das rein Körperliche hinaus immerhin bereits das Psychische und das Soziale ein Thema. Das ist ein großer Schritt, auch wenn wir dabei nicht stehen bleiben können.

Wie gehen wir weiter voran?

Es gibt mehrere Ansatzpunkte, die wir in unserer weiteren Betrachtung des Immunsystems verfolgen wollen. Dazu gehört nicht nur die Seite der Abwehr, also die einzelnen Ebenen, auf denen Immunologie passiert. Es geht auch um die Seite der Angreifer, gegen die wir uns immunologisch verwahren. Die abzuwehrende Gefahr wird von den Vertretern der Idee des behavioralen Immunsystems ausschließlich auf der körperlichen Ebene gesucht: Pathogene, die uns krank machen könnten. Wirklich lebensecht wird das Bild allerdings erst dann, wenn wir auch auf der Gefahrenseite davon ausgehen, dass es zweifellos eine biologische, aber auch eine psychische, eine soziale, eine kulturelle Ebene gibt, die uns krank machen und sogar umbringen kann.

Erinnern Sie sich an den ersten Satz der besprochenen Überblicksarbeit von Joshua Ackerman, mit dem ich nicht einverstanden war? »Kein anderer Faktor in unserer Evolutionsgeschichte dürfte das menschliche Verhalten stärker geprägt haben als die Folgen von Infektionen mit Krankheitserregern und Parasiten.«[29] Bereits dort wurde die Differenz deutlich, die seinen und meinen Ansatz voneinander trennt. Unsere Welt besteht ja, von der Person aus betrachtet, ganz offensichtlich nicht nur aus Mikroben, und diese bestimmen unser Leben meiner Einschätzung nach sehr viel weniger als Faktoren des Psychischen und Sozialen bis hin zum Kulturellen. Es ist vor allem das Toxische in unseren Beziehungen – ob in Eltern-Kind-Beziehungen, in Partnerschaften, in Betrieben, Gemeinden, in der Gesellschaft oder zwischenstaatlich –, das uns beeinträchtigt. Unsere Gegner sind nicht vorrangig Mikroorganismen, es sind kulturelle und soziale Wesen, mit denen wir individuell und kollektiv in unterschiedlich gearteten Beziehungsverhältnissen stehen.

Für mich ist die Existenz eines behavioralen Immunsystems unbestreitbar. Aber möglicherweise gilt dieses Konzept eben am ehesten für sehr klare Infektionssymbole wie eine Schniefnase oder den toten Vogel auf dem Gehsteig. Je unklarer die Infektionsindikatoren sind, desto mehr kommt das Individuelle, Komplexe, auch Unbewusste mit ins Spiel und damit die immaterielle Ebene. Man könnte auch sagen, dass dort, wo der Mensch dem Tier näher ist, auch das behaviorale Immunsystem konsistente Ergebnisse liefert. Sobald jedoch die komplexe Person ins Spiel kommt, wird die Forschung dazu inkonsistent und reduktionistisch.

Ich bleibe in meinen Interpretationen nicht auf der biologischen Ebene stehen. Allein die Tatsache, dass wir individuell und kollektiv psychologische Abwehrmechanismen gegen das entwickelt haben, was wir nicht sehen und fühlen wollen, weil es in unserer frühen Prägezeit oder in der Gesellschaft nicht erwünscht ist, lässt völlig andere Erklärungen für »behaviorale« Phänomene wie sozialen Rückzug oder auch Fremdenfeindlichkeit zu. Oder dass es gesamtgesellschaftliche Interessen (samt aufwendig gestalteter Interessenlenkung) und geopolitische Bestrebungen gibt, bringt Prozesse in Gang, die uns auf bestimmte Weisen handeln lassen, auch und gerade in Zeiten global zutreffender Themen, wie es bei Covid der Fall war. Und so wird das Bild deutlich komplexer, wenn wir versuchen, möglichst alle Ebenen unserer Lebensrealität hineinzudenken, wie sie von uns eben auch in unser Dasein alle mit »hineingelebt« werden, ob wir es wollen oder nicht.

Das macht unseren Untersuchungsgegenstand noch einmal sehr viel anspruchsvoller und bringt die Frage auf: Wie kann man angesichts all dieser Verbindungen und Vernetzungen überhaupt forschen? Wie lassen sich so viele Variablen in eine Gleichung nehmen? Wie können wir wissenschaftlichen Scheinrealitäten entkommen? Was genau fehlt der heute vorherrschenden Medizin und wo könnten die Alternativen liegen? Gehen wir dem im nächsten Kapitel weiter nach.

Was Sie für Ihr (biobehaviorales) Immunsystem tun können

Wer sein behaviorales Immunsystem kennt und ihm in fraglichen Situationen folgt, verhindert zweifellos die eine oder andere Infektion und reduziert damit insgesamt das Entzündungsgeschehen in seinem Körper. Er muss nicht so oft mit den Folgen einer solchen physiologischen Reaktion klarkommen und hat damit bessere Chancen auf längerfristige Gesundheit. Wer häufiger auf biologischer Ebene immunaktiv werden muss, ist tendenziell ungesünder.

Für sich persönlich können Sie stets im Hinterkopf behalten, dass es ein behaviorales Immunsystem gibt, und es aktiv unterstützen. Das wird, je weiter sich die Dinge von eindeutigen Infektionssymbolen entfernen, sehr individuell und komplex gestaltet und kann durchaus manchmal das Gegenteil von dem bedeuten, was andere machen. Das Wissen darum schenkt Ihnen eine schöne Form der Selbstermächtigung und lässt Sie wieder mehr auf Ihr Bauchgefühl achten. Dann wissen Sie in einer Situation: Hier gehe ich lieber auf Abstand. Und in einer anderen, wenn Distanz und vielleicht sogar Angst verordnet werden, können Sie für sich einschätzen: Nein, Angst ist für mich hier nicht nötig und mein Sozialleben ist genau das, was mich vor allem anderen gesund erhält. Dem kann ich vertrauen. Solidarisch bin ich gern auf der Basis meines gesunden Menschenverstands, meiner Empathiefähigkeit und im Sinne einer ganzheitlichen Logik statt mit einem blinden Materialismus.

WELTBILDER MIT FOLGEN

Wenn Medizin neu gedacht wird

Was so vermeintlich harmlos mit einer Betrachtung unseres biologischen Immunsystems begann, hat sich schnell auf »das ganze Leben« ausgeweitet. Ich kann verstehen, wenn Sie das etwas fordernd finden, denn es ist nicht nur komplex und braucht einiges an mentaler und sogar emotionaler Arbeit, um umfassenderen und vom meist Üblichen abweichenden Gedankengängen zu folgen. Vor allem aber lässt es uns selbst nicht außen vor. Wir können das Phänomen Immunsystem nicht mit ein paar Körperzellen abtun, von denen wir mehr oder weniger die Namen kennen und die Funktionen beschreiben können und um die sich, bitte schön, die Ärzteschaft kümmern soll, wenn etwas nicht klappt. Wir sind selbst involviert mit allem, was zu uns gehört, mit Körper, Psyche und unserem kleinen wie großen Umfeld.

In den vorangegangenen Kapiteln haben wir das Feld unserer Betrachtung des Immunsystems zwar erweitert, aber das Ergebnis ist noch immer nicht zufriedenstellend. Mir scheint es an dieser Stelle daher wichtig, einmal etwas allgemeiner auf das einzugehen, was wir als etablierte und letztlich für uns »ganz normale« medizinische Forschung, Lehre und Praxis anzusehen gelernt haben. Dabei möchte ich aufzeigen, dass dieser etablierte Bereich keinesfalls fehlerfrei, unumstößlich und alternativlos ist. Ganz im Gegenteil: Aus meiner Sicht gehört er längst bis in seine Grundfesten hinterfragt und durch etwas Neues ersetzt, das uns Menschen in unserer Vielschichtigkeit tatsächlich gerecht wird. Dass es genau dieses Neue bereits gibt, möchte ich Ihnen am Beispiel der Psychoneuroimmunologie und speziell meiner Art der Forschung in diesem Wissenschaftszweig zeigen.

Biomedizinisches Paradigma – Stein der Weisen oder gefährliche Scheinrealität?

Wie Sie sich wahrscheinlich schon gedacht haben, stelle ich diese Frage rein rhetorisch. Und auch einer der am meisten zitierten Forscher der Welt, der Gesundheitswissenschaftler und Statistiker John P. A. Ioannidis, würde eine solche Frage nicht ernsthaft stellen. Vielmehr beobachtete er bereits 2005 eine zunehmende Besorgnis, dass in der modernen Forschung die Mehrzahl der veröffentlichten Daten falsch sein könnte, da eine sehr große Zahl an Ergebnissen der unterschiedlichsten Studien später widerlegt und oft sogar komplett verworfen werden. Ioannidis schrieb damals, dass uns diese Besorgnis aber nicht erstaunen müsse, denn es ließe sich klar nachweisen, dass der Großteil der in den Fachpublikationen dieser Welt aufgeführten Forschungsergebnisse tatsächlich falsch ist.[30]

Schockierend, oder? Der Großteil dessen, was die medizinische Forschung mit viel Aufwand und enorm hohen Summen an Geld aus Steuertöpfen oder von Sponsoren herausfindet, ist nutzlos, nicht richtig, bewährt sich nicht. Natürlich dient einiges dazu, sich wissenschaftlich weiterzuentwickeln, denn aus Fehlern kann man bekanntermaßen sehr viel lernen. Es wirft dennoch ein für die meisten wohl überraschendes Licht auf die Universitäten und Labore dieser Welt. Und es ist auch kein verjährtes Phänomen, das sich mittlerweile verwachsen haben dürfte. Die damalige Beweisführung von Ioannidis ließe sich heute zweifellos noch ganz genauso und mit ziemlich verwandten Ergebnissen wiederholen, womit wir wohl wieder bei der »intellektuellen Impotenz« wären, wenn auch all die Jahre nach einer verheerenden Kritik am wissenschaftlich-medizinischen Vorgehen nichts verändert wurde.

Was aber ist los in der Medizin? Was führt dazu, dass sich die Ergebnisse einer Studie ziemlich regelmäßig in weiteren Studien nicht verifizieren lassen? Dass sie angibt, in der Forschung enorme Erfolge zu feiern, während die Menschen nicht gesünder werden? Dass sie zahllosen, insbesondere chronifizierten Leiden ratlos gegenübersteht? Dass sich immer mehr Menschen vom Medizinsystem unverstanden, im Stich gelassen oder sogar geschädigt fühlen? Welche Fehlannahmen liegen diesem System zugrunde?

Die Schlagworte dafür habe ich schon ein paarmal genannt: allen voran »Materialismus«, »reduktiver Materialismus«. Schauen wir uns genauer an, was damit gemeint ist, um zu verstehen, was Medizin besser machen müsste, auch im Hinblick auf Fragen des Immunsystems.

Reduktion auf den nicht mal mächtigsten Faktor: das Materielle

Alles dreht sich in der derzeit gängigen Medizin um den Körper. Überlegen Sie mal, was Sie so hören oder lesen, wenn von »neuesten wissenschaftlichen Erkenntnissen« die Rede ist. Es geht fast immer um winzig kleine physische Bestandteile des Körpers, um Gensequenzen, Moleküle, Organellen, Zellen und Gewebe, vielleicht noch um gewisse Spurenelemente und Vitamine. Und wenn es über den menschlichen Körper hinausgeht, dann berichtet man von Bakterien, Viren und Pilzerregern, von Schwermetallen oder Giftstoffen. All diese Dinge haben ihre Bedeutung, aber sie sind längst nicht das Einzige, was im Bereich von Gesundheit und Krankheit wichtig ist. Sie sind nicht einmal das Wesentliche, wie Ihnen spätestens beim Lesen dieses Buches wohl bereits klar oder zumindest erahnbar geworden sein dürfte.

Medizinische Forschung, Lehre und Praxis sind rein materialistisch ausgerichtet und betrachten uns Menschen damit letztlich wie Maschinen. Doch erleben Sie sich selbst so? Erleben Sie Ihre Mitmenschen so, Ihren Partner, Ihre Kinder oder Enkel, Ihre Nachbarn, Freunde oder Kollegen? Als einen kompliziert geordneten Haufen von Miniteilchen, der ab und zu repariert werden muss?

Die Frage ist auch: Was macht dieses biomedizinische Menschenbild mit Ihnen und wie wirkt sich die Art, in der man in den medizinischen Institutionen mit Ihnen umgeht, auf Sie aus? Sie können die meisten fachlichen Inhalte nicht direkt wahrnehmen und es wird häufig mit Namen operiert und die stofflichen Dinge werden in Zusammenhängen beschrieben, die kaum ein Laie versteht (und teilweise nicht einmal die Mediziner selbst, wenn sie auf andere Bereiche spezialisiert sind). Sie können die geschilderten »Fakten« daher letztlich nur glauben oder aus irgendeinem inneren Impuls (beziehungsweise einem anderen Menschenbild) heraus ablehnen. Wissen können Sie darüber nichts aus eigener Anschauung und Erfahrung. Dabei geht es um Ihren Körper und Ihr Leben, von dem Sie sich aber zunehmend entfremdet fühlen, wenn Sie intensiv mit dieser Art von Medizin zu tun bekommen.

Natürlich können wir in unserer hochspezialisierten Welt nicht alles wissen und es ist gut, dass es Experten für so ziemlich jeden Bereich des Lebens gibt. Die meisten von uns können vermutlich nicht genau erklären, wie der Strom aus der Steckdose kommt, sind aber froh, dass er es tut. Das ist völlig in Ordnung. Wenn es allerdings um den eigenen Körper und das eigene Sein geht, dann hat der Großteil von uns immer noch ein gewisses Gespür dafür, was dort vor sich geht, was belastet, was vielleicht nicht vertragen wurde, was womit zusammenhängen könnte. Beim Hausarzt, bei der Hausärztin mag so etwas noch zählen – wenn sie sich die Zeit dafür nehmen können –, darüber hinaus hat es im Medizinbetrieb aber kaum einen Platz und in der Forschung schon gar nicht. Reduktiver Materialismus heißt, dass Sie als Mensch auf Ihre bloße Physis reduziert werden, was bei einem Knochenbruch in Ordnung und effektiv sein mag, bei den meisten anderen Beschwerdebildern allerdings kaum zu wahrer Heilung führen kann, sondern bestenfalls zu einer Unterdrückung der Symptome. Warum der Körper diese zeigt, warum sich die Physis in einer bestimmten Weise verhält und verändert, welche Bedeutung dies für das Individuum hat, wird nicht erfragt und kann dann natürlich auch nicht mit in den Genesungsplan integriert werden.

Auch dass nach wie vor so häufig Tierversuche unternommen werden, zeigt zusätzlich zu aller gebotenen Kritik aus ethischen Gründen, dass hier reduktionistisch gedacht wird. Man glaubt ernsthaft, dass sich etwas, was man beispielsweise bei Ratten oder Mäusen unter Laborbedingungen zeigen konnte, auf uns sinnorientierte Menschen in unserer komplexen Lebenswirklichkeit übertragen lässt. Da man nur auf das Physiologische schaut und alle anderen Faktoren wie Psyche, Soziales, Lebensumstände ausklammert, meint man, dass wir genauso funktionieren wie diese Versuchstiere, die zudem in vollkommen untypische und oft grausame Lebensweisen und Umfelder hineingezwungen werden. Was dabei herauskommt, soll für unser Leben und unsere Gesundheit sinnvoll Anwendung finden?

Denken nur von unten nach oben

Mit der Reduktion auf das Materielle eng verbunden ist diese Schwäche in der heute gängigen medizinischen Forschung: Man fokussiert sich auf das Stoffliche, rein Körperliche und schließt aus den dort gefundenen Zusammenhängen auf die höheren Ebenen. *Bottom up* gehen die Vertreter des vorherrschenden wissenschaftlichen Denkens von einfachen Wirkmechanismen des Körperlichen aus: davon, dass hormonelle Schwankungen Veränderungen im psychischen Erleben und beispielsweise in der Partnerschaft verursachen, dass genetische Veränderungen Erkrankungen schaffen, dass Neurotransmitter-Verschiebungen kausal für Erkrankungen aller Art und damit auch für psychische Beschwerden wie Depressionen und für Angsterkrankungen verantwortlich sind. Damit allerdings werden wir zum Opfer der zellulären und neuronalen Aktivitäten in unserem Körper und – ebenfalls gern herangezogen – der ihnen zugrunde liegenden Genetik. Recht hilflos stehen dann nicht nur wir als Patientinnen und Patienten da. Auch die in dieser Weise ausgerichtete Medizin schaut damit chronischen Erkrankungen wie zum Beispiel Autoimmunerkrankungen, Herz-Kreislauf-Erkrankungen oder Krebs ratlos ins Gesicht. Und genau in diesen Bereichen, das möchte ich ein wenig vorgreifend hier schon einflechten, hat meine Disziplin der Psychoneuroimmunologie belegen können, dass die Herausbildung, das Bestehen und auch die Heilung solcher chronischen Leiden stark von psychischen und psychosozialen Faktoren mitbestimmt wird.[31] Das zu erkennen, setzt aber voraus, nicht nur den reduktiven Materialismus aufzugeben, sondern auch die Wirkrichtung von oben nach unten, *top down*, einzubeziehen. Prozesse in lebendigen Systemen laufen nie nur in eine Richtung, sondern sind in komplexer Weise so organisiert, dass jedes Teilchen des Ganzen auf alle anderen einwirkt. Die *Top-down*-Wirkrichtung ist dabei jedoch zentral, wie wir beim biopsychosozialen Modell etwas weiter unten noch klar sehen werden. Wie ein Schirm spannt sich das Soziale über alles andere und beeinflusst es in jedem Detail. Das gilt übrigens auch für den Einfluss von Vergangenem auf das Hier und Jetzt. Der ist ebenfalls komplexer als der des Gegenwärtigen. Versuchen wir, Probleme zu lösen, ohne die Geschichte eines Menschen oder eines Konflikts, einer Familie, eines Staates oder einer Staatengemeinschaft mit zu betrachten, können sie, wenn überhaupt, nur kurzfristig wirksam sein.

1-a-Reparaturmedizin

Bitte verstehen Sie mich nicht falsch. Die Biomedizin hat ihre Berechtigung und ihre Stärken. Wo immer repariert werden muss, hat sie Techniken parat, die Leben und Gesundheit auf geradezu geniale Weise retten können. Niemand, auch ich nicht, wird die nur als segensreich zu bezeichnenden Errungenschaften in der Notfallmedizin, in der Chirurgie, bei der Schmerzlinderung und so weiter verunglimpfen oder im Fall der Fälle missen wollen. Letztlich ist diese Medizin überall dort auf allerbeste Weise entwickelt, ausgestattet und wertvoll, wo der Mensch tatsächlich tendenziell wie eine biochemische Maschine angesehen werden kann. Zumindest im Akutfall, denn viele Reparaturarbeiten würden aus meiner Sicht gar nicht erst notwendig werden, wenn wir bereits früher ansetzten und den Menschen ganzheitlich betrachteten und behandelten – Stichwort »Früherkennung«, wie ich sie im Kapitel »Das behaviorale Immunsystem« angesprochen habe.

Sobald bei Erkrankungen höher komplexe Bereiche im Spiel sind, insbesondere bei den chronischen Erkrankungen, versagt die technisierte Medizin. Und schlimmer: Sie schafft Krankheit, indem sie die Ursachen anfänglicher Beschwerden verkennt und die Symptome chronisch werden lässt.

Depression, diskutiert als Immunschwäche

Lassen Sie mich ein Beispiel dafür beschreiben, in welchen aus meiner Sicht lebensfremden – und lebensgefährlichen – Ideen sich eine Medizin bewegen kann, wenn sie die Gegebenheiten des Lebens auf wenige Parameter reduziert und ihre Wirkrichtung nur von unten nach oben sieht. Sherry Anders veröffentlichte 2013 eine Arbeit zur *Infection defense hypothesis.*[32] Die meisten Hypothesen zur Depression konzentrieren sich auf soziale Eigenschaften: Depressives Verhalten könnte, positiv gesehen, beispielsweise ein Versuch sein, sich soziale Unterstützung zu verschaffen oder soziale Risiken zu vermeiden. Negativ gesehen, könnte es als eine unbewusste Reinszenierung früher Bindungsstörungen angesehen werden. Die von Anders ausgeführte Infektionsabwehr-Hypothese schlägt hingegen eine Sichtweise vor, nach der Depressionen der Bekämpfung und Verhinderung von Infektionen dienen. Diese ultimative Erklärung der Depression kann durch die Zytokin-Hypothese der Depression gestützt werden, die sie um einen Mechanismus ergänzt: Zytokine sind Botenstoffe des Immunsystems, die depressive Symptome hervorrufen können.

Die Annahme geht also, vereinfacht gesagt, davon aus, dass einer Depression ursächlich eine verringerte Funktionsfähigkeit des Immunsystems zugrunde läge. Weil der Organismus der Betroffenen weiß, dass sie immunschwach sind, beschere er ihnen eine extrem gedämpfte Stimmung, damit sie sich vor sozialen Kontakten schützen, die ja eine Infektionsgefahr mit sich bringen. Depression sei demnach nichts anderes als ein extrem ausgeprägtes Sickness Behavior. Sie wird hervorgerufen, um die physische Gesundheit der Betroffenen zu schützen.

Was aber passiert hier? Stimmung wird aus meiner Sicht biologistisch überhöht und *bottom up* fehlinterpretiert als ein Infektionsvermeider. Stimmung ist diesen Gedanken nach nicht mehr Ausdruck für einen Regulator auf der sozialen Ebene, einer tief sitzenden Angst vor sozialem Kontakt, davor, gesehen zu werden, nicht mehr ein paradoxer Ausdruck für ein Bindungsproblem, ein Selbstwertproblem. Diese Schwierigkeiten auf der psychosozialen Ebene sind doch aber viel mehr ursächlich für eine Depression. *Top down* können sie zu einer Immunsuppression und einer erhöhten Infizierungsgefahr führen, weil sich der Mensch nicht wertvoll fühlt, den Lebenssinn verloren hat und dadurch auch immunologisch geschwächt wird. Ist also die Depression als Strategie des Immunsystems deshalb da, damit man sich vor Infektionen schützt? Oder ist sie eher ein (paradoxer) Versuch, soziale Beziehungen zu regulieren, indem man durch das eigene Leid versucht, andere Menschen zu sich heranzuziehen, die sich kümmern? In Wirklichkeit aber verunmöglichen sie sich den Aufbau tragfähiger Beziehungen.

Sherry Anders überführt ihre Gedanken in praktische Überlegungen zur Therapie von depressiven Menschen und setzt hier – ich mag es kaum niederschreiben – auf Hygiene und eine Tendenz zur Isolation! Sie und ihr Team gehen davon aus, dass man sich vorrangig um das Immunsystem dieser Patienten kümmern müsse, denn wenn dieses wieder besser funktioniere, werde die depressive Verstimmung obsolet und könne verschwinden. Der Schutzfaktor sozialer Rückzug, den das behaviorale Immunsystem aktiviert, könne dann wegfallen, wenn sich der Mensch nicht mehr unterschwellig von mikrobiellen Erregern bedroht sehe. Es solle daher, so Anders, darauf geachtet werden, dass die Depressiven nicht zu viel mit anderen Menschen in Kontakt kommen (!), dass sie Menschenansammlungen meiden und dass an den Orten, an denen sie mit anderen zusammenkommen, verstärkt auf Hygiene geachtet werde – in Warteräumen, Doppelbettzimmern und so weiter. Vermehrte Aufmerksamkeit solle Schimmelpilzen und anderen Umweltgiften gelten, um die Depressionspatienten davon weitestgehend verschonen zu können. Sie sollten immer die Möglichkeit haben, sich die Hände zu desinfizieren, um auch darüber die in ihnen alarmierte Angst vor Infektionskrankheiten zu mindern. Und natürlich brauche es über die Ernährung und Bewegungsangebote eine Stärkung des Immunsystems. Alles zusätzlich zu pharmakologischen Interventionen, die nachweislich antimikrobielle, immunstärkende oder entzündungshemmende Eigenschaften haben und die man, so Anders, verstärkt auf ihre potenziell antidepressiven Wirkungen hin untersuchen solle.

Wie klingt das für Sie? Kennen Sie Phasen der depressiven Verstimmung oder kennen Sie Menschen, die unter Depressionen leiden? Wie passen diese Tipps an das Gesundheitswesen dazu? Für mich klingen sie erschreckend. Und es sind nicht einfach nur die Gedanken einer Wissenschaftlerin und ihres Teams. Die entsprechende Arbeit wurde in einer renommierten wissenschaftlichen Zeitschrift veröffentlicht und dafür von mehreren Forschern und medizinischen Redakteuren geprüft. Für sie war es offenbar in Ordnung, vorzuschlagen, dass es Depressiven helfen könne, wenn man sich insbesondere um ihr Immunsystem kümmere und sie tendenziell isoliere. Für mich ist es das nicht. Für mich ist es eines von unzähligen Beispielen dafür, dass die heutige Medizin und in diesem Fall auch die rein behavioristisch ausgerichtete Psychologie wesentliche Parameter der Lebenswirklichkeit ignoriert und unzähligen Menschen damit nicht nur keineswegs zu mehr Gesundheit verhilft, sondern ihr Leiden sogar verschlimmert.

Studiendesigns fernab des Real Life

Wenn wir uns tiefer hineindenken in das, was in der medizinischen Forschung Tag für Tag passiert, könnte es uns geradezu absurd vorkommen, dass man meint, mit dieser Art der Wissensbeschaffung praktisch nutzbare und zuverlässige Aussagen über jede und jeden

Einzelnen von uns in unserem komplexen, dynamischen und sinnorientierten Leben treffen zu können. Die Ergebnisse kommen in Experimenten mit meist lebenslänglich in Käfigen eingesperrten Tieren zustande, bei Studien an isolierten Zellen oder in standardisierten Versuchen mit menschlichen Probanden, die nichts mit realen Lebenssituationen zu tun haben und bei denen die Daten einer Vielzahl von Menschen gemittelt und varianzanalytisch bearbeitet werden, sodass sie am Ende auf beinahe niemanden mehr tatsächlich zutreffen. Alles, was die Probanden wirklich bewegt und beschäftigt, was für sie Bedeutung hat und was sie individuell ausmacht, geben sie beim Betreten der Labore wie einen Mantel ab.

Es besteht die Forderung, dass sich Ergebnisse einer wissenschaftlichen Untersuchung jederzeit und überall wiederholen lassen. Sie müssen replizierbar sein. Was gestern in Hannover bei Versuchsteilnehmern unter Bedingung X in Abhängigkeit von Bedingung Y gemessen werden konnte, muss es heute in Miami und morgen in Shanghai bei Probanden dort ebenso. Für sehr einfache Fragestellungen mag das gerade noch funktionieren. Doch in komplexeren Zusammenhängen werden unterschiedliche Individuen auf den gleichen Reiz niemals gleich reagieren. Das tun nur Maschinen.

Randomized Controlled Trial

Eine randomisierte kontrollierte Studie (abgekürzt RCT) gilt als der Goldstandard in der medizinischen Forschung. »Kontrolliert« bedeutet hierbei: Die Probanden werden in mindestens zwei Gruppen eingeteilt – eine erhält beispielsweise ein Medikament, die andere eine Tablette ohne Wirkstoffe (Placebo). Es gibt also die Kontrollgruppe, die nicht der Wirkung der Intervention ausgesetzt ist und damit zum Vergleich herangezogen werden kann: Welche Effekte zeigen sich bei der Versuchsgruppe, die in der Kontrollgruppe nicht auftreten?

»Randomisiert« heißt, dass die Zuteilung der Teilnehmer zu diesen Gruppen zufällig erfolgt. Oft sind die Studien zudem »doppelt verblindet«, was heißt, dass weder die Probanden noch die Versuchsleiter wissen, wer zu welcher Gruppe gehört.

Dualistische Trennung von Körper und Psyche

Ein wie in Stein gemeißelter Grundsatz lautet: Subjektives ist unwissenschaftlich! Der Körper ist das absolut Wesentliche, und wenn es so etwas wie Psyche überhaupt gibt, dann sind es nur Zuckungen von Neuronen, also wieder von etwas Stofflichem. So ungefähr klingt es, wenn man Vertretern der gängigen Biomedizin zuhört. Sobald sie mit bestimmten Patienten nicht mehr weiterwissen, schieben sie deren Beschwerden schon mal auf »die Psyche«, aber letztlich eher, um die unbequemen Leidenden, die immer wieder zu ihnen kommen, ohne dass sie ihnen helfen könnten, weiterschicken zu können. Sicher sagt mal der eine oder die andere, dass bestimmte Beschwerden vom Stress kommen mögen, aber auch hier scheint mir in den meisten Fällen das tatsächliche tiefere Verständnis der komplexen Zusammenhänge zu fehlen. Das ist auch kein Wunder, denn in der Ausbildung werden das medizinische Personal und insbesondere die Ärzteschaft auf den Umgang mit der »Maschine Mensch« vorbereitet. Sie lernen Anatomie, Pathologie, Histologie, Chemie, Biologie, Physik und weitere Fächer, die sich auf das Stoffliche beziehen. Subjektives wird weitgehend außen vor gelassen – und wenn die noch so vorbildlichen Absolventen dann in die medizinische Praxis kommen und mit Individuen zu tun haben, sind sie nicht darauf vorbereitet.

Solange aber das Subjektive, die Wahrnehmung des einzelnen Menschen in Bezug auf seinen Körper und seine Gesundheit, nicht zählt, wird man auch der Analyse des Psychischen und des Sozialen oder gar Kulturellen, so wie es auf dieses Individuum einwirkt, keinen Raum geben, weder in der medizinischen Forschung noch beim

Umgang mit Patienten. Doch dieser Objektivismus schränkt die Genesungschancen deutlich ein.

Ihr Eindruck?

Wie fühlen Sie sich bei diesen Ausführungen? Sind Sie erschrocken darüber, schließlich geht es um Ihre Gesundheitsversorgung? Oder denken Sie eher: »Hab mir schon so was gedacht, es war mir nur in den Details nicht so klar.«? Haben Sie das Glück, noch zu einem Arzt oder einer Ärztin gehen zu können, bei denen Sie sich aufgehoben und ernst genommen fühlen? Oder erleben Sie das medizinische Personal verschanzt hinter Messtechniken, teuren Apparaten und unverständlichem Vokabular, dabei ständig in Zeitnot und selbst bei bestem Willen ohne Chance darauf, Interesse für Ihre individuellen Belange aufzubringen? Der Alltag in unseren Arztpraxen und Krankenhäusern spiegelt nichts anderes als das Menschenbild der gegenwärtigen Medizin wider.

Was diese Kritikpunkte für Ihre gesundheitliche Lebenspraxis bedeuten können, werden wir in den weiteren Kapiteln sehen, wenn wir in die Betrachtung des Immunsystems immer stärker Psyche und Soziales mit hineinnehmen. Dann nämlich zeigen sich die geradezu tragischen Folgen ihres Fehlens in der heutigen Medizin. Der dort vorherrschende Materialismus ist aus meiner Sicht nichts weniger als lebensgefährlich, weshalb ich dringend für einen ganzheitlichen Paradigmenwechsel plädiere, der auch dieses Buch trägt. Immunsystem neu gedacht, Medizin neu gedacht, Menschsein neu gedacht.

Dass es diese neuen (und teilweise sehr alten) umfassenderen Ansätze längst gibt, weiß jeder, der schon mal bei einer guten Heilpraktikerin, einem guten Heilpraktiker oder einer anderen ganzheitlich arbeitenden Person war. Sie sind aber auch im universitären Bereich zu finden und dort teilweise mit eigenen Forschungsdesigns aktiv. Wesentlich für unser Thema »Immunsystem« ist dabei die Psychoneuroimmunologie, mein Forschungszweig, zu dem wir jetzt kommen werden.

Zuvor noch ein paar Worte zu den Ärztinnen und Ärzten, deren berufliche Welt ich so stark kritisiere. Ich bin davon überzeugt, dass die meisten von ihnen diesen Beruf gewählt haben, weil sie anderen Menschen helfen wollen. In ihrer Ausbildung allerdings und in den Zwängen ihres beruflichen Alltags gibt es immer weniger Möglichkeiten für sie, ihren Patienten tatsächlich zu begegnen – von Mensch zu Mensch. Es braucht zweifellos eine überdurchschnittlich große Stärke, innere Reife und bewahrte Menschlichkeit, in all der Zeitknappheit, der überbordenden Bürokratie und unter dem enormen Erwartungsdruck der Patienten gute medizinische Arbeit zu leisten. Es braucht enorme Stärke, den Hilfesuchenden Tag für Tag immer wieder neu menschlich zu begegnen und der großen Verantwortung in einem »Heilberuf« gerecht zu werden. Deswegen wende ich mich bei aller Kritik, die ich auch in diesem Buch übe, nicht gegen die einzelnen Mediziner, sondern gegen das System der Biomedizin mit seiner aus meiner Sicht sehr mangelhaften und völlig falsch gewichteten Ausbildung, Forschung und Praxis. Ich hoffe zugleich, dass auch dieses Buch genügend Anregungen für Alternativen gibt, damit wir uns als Gesellschaft endlich neue Wege im großen Feld von Gesundheit und Krankheit erschließen. Die mir am besten bekannte Alternative möchte ich Ihnen auf den folgenden Seiten nahebringen.

Das Fachgebiet der Psychoneuroimmunologie (PNI)

Psychoneuroimmunologen untersuchen den Einfluss psychischer und neuronaler Faktoren auf das Immunsystem und die körperliche Gesundheit – und umgekehrt. Das klingt für ganzheitlich denkende Menschen selbstverständlich, ist in der Wissenschaft aber relativ neu (und selbst innerhalb der Psychoneuroimmunologie nicht selbstverständlich). Dieser ziemlich junge Forschungszweig versucht, sich dem Menschen und seiner Gesundheit in einem deutlich umfassenderen Sinne zu nähern, der Fokus liegt dabei auf dem Immunologischen. Wie so ziemlich alle interdisziplinären Forschungen hat es dieser Bereich nicht leicht, in der sogenannten etablierten Wissenschaft Fuß zu fassen und ernst genommen zu werden, geschweige denn, dass die dort gefundenen Ergebnisse schon auf breiter Ebene in die medizinische Forschung, Lehre und Praxis Einzug gehalten hätten.

Warum also eine Psychoneuroimmunologie? In der Medizin ging man erstaunlich lange davon aus, dass es keine nennenswerte Verbindung zwischen den einzelnen Funktionskreisen des Organismus gibt. Man war beispielsweise davon überzeugt, dass Nerven-, Hormon- und Immunsystem weitestgehend unabhängig voneinander arbeiten. In den 1970er-Jahren zeigte dann eine Arbeitsgruppe um Hugo O. Besedovsky im Tierversuch, dass das Immunsystem in der Lage ist, zentrale neuroendokrine Strukturen wie die Hypothalamus-Hypophysen-Nebennierenrinden-Achse zu aktivieren.[33] Diese HPA-Achse ist ein wesentlicher Teil unseres Stresssystems, der bei Belastungen und Herausforderungen unterschiedlicher Art aktiv wird, egal ob es sich um einen materiellen Stressor wie ein Virus oder um einen immateriellen Stressor wie ein soziales Belastungsereignis handelt. Als die Forscher das Immunsystem der Tiere mithilfe von Antigenen stimulierten, kam es zu einem peripheren Anstieg der Corticosteronwerte (das ist bei Nagern das Gleiche wie bei uns das Stresshormon Cortisol). Folgeexperimente bestätigten, dass sich mit einer Antikörperreaktion zugleich die Aktivität der Nerven im Hypothalamus verstärkt, Immunsystem und Nervensystem also durchaus zusammenhängen.

Nach und nach wurde in diese Richtung weiter geforscht. Mit der Zeit und mit dem Aufkommen neuer Fachbereiche wie der Psychoneuroimmunologie wurde dabei immer unstrittiger, dass es zwischen den zuvor säuberlich getrennt wahrgenommenen Ebenen sehr wohl Verbindungen gibt und sogar sehr enge und detaillierte Kooperationen. Bemerkte man zunächst einfach gewisse Parallelen, beispielsweise wie beschrieben zwischen einer Immunreaktion und einer Nervenaktivität, wurde bald offenbar, welchen Sinn solche Formen des Zusammenspiels verschiedener Systeme im Organismus verfolgen. Man entdeckte ein dichtes immunoneuroendokrines Netzwerk (also Verbindungen von Immun-, Nerven- und Hormonsystem) mit einer wesentlichen Schutzfunktion für den Körper: Muss das Immunsystem nämlich aufgrund eines pathogenen Erregers aktiv werden, kann das den Körper schädigen, weil verschiedene Immunzellen – sie haben nicht von ungefähr Namen wie »Killer-« oder »Fresszellen« – in ihrem Kampf auf Leben und Tod auch vor körpereigenem Gewebe nicht unbedingt haltmachen. Eine Entzündung als Immunantwort ist kurzfristig überlebensnotwendig. Bestünde sie allerdings länger, wäre das für den Organismus gefährlich, da sie nicht nur Körperzellen schädigt, sondern auch Krebs verursachen und den Immunschutz insgesamt schwächen kann. Eine übermäßige Immunaktivität kann zu Beschwerden und langfristig beispielsweise auch zu Autoimmunerkrankungen führen. Deswegen braucht es eine Gegenkraft, die die Immunkrieger ausgleichend eindämmt. Das passiert beispielsweise, indem die genannte HPA-Achse aktiviert wird und Entzündungsreaktionen wieder herunterreguliert werden. Immun-, Nerven- und Hormonsystem arbeiten hier eng zusammen.

Nach den ersten bahnbrechenden Studien im Bereich der PNI folgten viele Arbeiten, die immer offensichtlicher machten, dass die verschiedenen Systemkreise des Organismus, insbesondere eben Nerven-, Hormon- und Immunsystem, über die Freisetzung von Botenstoffen wie Neurotransmittern, Neuropeptiden, Zytokinen und Hormonen eine Art gemeinsame biochemische Sprache nutzten.[34] Das von mir kritisierte Dualistische der Medizin begann sich damit vorsichtig ein wenig aufzuweichen. Das Reduktionistische allerdings noch längst nicht. Weiterhin wurde fast nur auf das Physiologische geschaut, auf Immunzellen, Neuronenaktivitäten und Hormonausschüttungen.

Das fragliche P

Die Psychoneuroimmunologie bahnte sich ihren Weg. Das N und das I der PNI waren zunehmend akzeptiert, also die vielfältigen Verbindungen zwischen Nerven- und Immunsystem. Das P allerdings, die Psyche, wartet bei vielen Forschenden bis heute darauf, in seiner Bedeutung wirklich mit aufgenommen und anerkannt zu werden. Ich möchte behaupten: Bei für die Ganzheitlichkeit offenen Menschen, wie sie sicher einen Großteil der Leserinnen und Leser dieses Buches darstellen, dürfte mehr P im Alltagsbewusstsein und in der Auseinandersetzung mit dem Leben vorherrschen als bei den meisten Vertretern der PNI in ihrer Forschung.

Durchaus anerkannte und gängige Definitionen dieses Wissenschaftszweigs, auf die sich auch bis heute viele Studien berufen, lassen das Psychische einfach weg beziehungsweise reduzieren es auf ein Epiphänomen von Nervenaktivitäten. So heißt es beispielsweise in einem renommierten Standardwerk: »Wie der Name des Forschungsbereiches bereits nahelegt, befasst sich die PNI mit wechselseitigen Interaktionen zwischen dem Zentralnervensystem und dem Immunsystem.«[35] Oder man definiert: »Die Psychoneuroimmunologie befasst sich mit den Wechselwirkungen zwischen dem Nervensystem, dem Hormonsystem und dem Immunsystem.«[36] Die mit namengebende Psyche lässt man unter den Tisch fallen beziehungsweise man setzt sie mit Nervenaktivitäten gleich.

Während vielen das P also schon zu viel wird, ist mir persönlich sogar sein Zusammenspiel mit N und I zu wenig. Ich würde gern noch ein S für das Soziale ergänzen. Aber »Soziopsychoneuroimmunologie« kann sich dann wahrscheinlich wirklich kaum noch jemand merken. In meiner Arbeit ist dieses S jedoch immer ein wesentlicher Faktor. Es ist unumgänglich – und das ist auch kein Wunder, denn nichts färbt unser Leben und Erleben so sehr wie unsere Beziehungen. Ich definiere die PNI daher als Forschungszweig, der beim Menschen das komplexe Zusammenspiel von psychosozialen Ereignissen, psychischen Faktoren und psychotherapeutischen Interventionen auf die unterschiedlichen Immunfaktoren und auf Erkrankungen hin untersucht.[37]

Eine wegweisende Studie

Auch in den Anfangszeiten der PNI gab es bereits Arbeiten, die sich mit den psychosozialen Einflüssen auf Immunfaktoren befassten. Eine entscheidende Studie in dieser Hinsicht war die von Roger Bartrop und seinem Team.[38] Sie untersuchten 26 Männer und Frauen zu zwei Zeitpunkten: zwei Wochen und sechs Wochen, nachdem ihre Partner an Krebs verstorben waren. Verglichen wurden die Ergebnisse mit denen von 26 Menschen, die keinen solchen Verlust erlebt hatten, in Alter und Geschlecht den anderen aber glichen. Es wurden mehrere Immun- und Hormonparameter gemessen. Unterschiede zwischen den beiden Gruppen zeigten sich nur bei einem Faktor: Die Vermehrungsfähigkeit der T-Lymphozyten war bei den Verwitweten verringert, allerdings erst sechs Wochen nach dem Todesfall ihrer Partner, noch nicht zwei Wochen danach. Das könnte bedeuten, dass das Immunsystem zyklisch arbeitet, also bestimmte Werte zunächst scheinbar unangemessen ansteigen und dann erst abfallen. In unseren Integrativen Einzelfallstudien, die ich Ihnen gleich noch vorstellen werde, zeigt sich so etwas sehr häufig.

Wir kommen damit rasch wieder zu der Frage, mit der ich das letzte Kapitel beendet hatte: Wenn so viel mehr Faktoren in die Gleichung aufgenommen werden müssen, als es in der herkömmlichen Medizin geschieht, wie lässt sich dann forschen? Wie lässt sich dem gerecht werden? Was machen wir in der PNI anders?

Nun, »wir« machen es nicht unbedingt anders als die gängige Biomedizin. Auch in der PNI forschen die meisten mit den üblichen Designs und erklären komplexe Phänomene durch mikroskopisch kleine Komponenten wie Neuronen oder Zellen. Sie machen Vorher-nachher-Studien und errechnen Mittelwerte von Probandengruppen, die sie miteinander vergleichen. Um an Daten zu kommen, messen sie physiologische Parameter und nutzen standardisierte Fragebögen zu Psychischem und Sozialem, immer im Bestreben, die dabei entdeckten psychoimmunologischen Zusammenhänge zügig in generelle Aussagen überführen zu können, die für bestenfalls alle Menschen und Situationen gelten. Denken Sie beispielsweise an Shelley Anders und ihre Interpretation von Depression. Dem aber liegt – auch hier – die Idee zugrunde, dass wir Menschen auf uns einwirkende Reize wie eine Maschine mehr oder weniger passiv immer gleich reagieren würden. Übersehen wird das spezifisch Individuelle, das natürlicherweise gegeben ist, wenn biologische, psychische und soziale Faktoren in ihrer unüberschaubaren Komplexität auf jeden Einzelnen einwirken und von ihm zudem ganz individuell mit Bedeutung belegt werden. Was der eine als psychisch belastend ansieht, gilt nicht automatisch für jemand anderen mit einer anderen Biografie und Bedeutungszuschreibung.

Übersehen wird auch die Dynamik im menschlichen Leben. Man versucht, es als statisch zu begreifen, was es aber nicht ist. In jedem Moment strömen zahllose Reize von außen auf uns ein und auch aus dem eigenen Inneren erreichen sie uns. All das verwandelt unentwegt die Daten, die wir messen und erfassen könnten. Momentaufnahmen können daher kein schlüssiges Bild zeigen und keine Basis für zulässige Verallgemeinerungen bieten.

Ein zweiter Strang innerhalb der PNI

Diesen eher materialistisch orientierten Forschern gegenüber stehen Anhänger des biopsychosozialen Paradigmas, das systemtheoretisch denkt und die Natur als ein hierarchisch angeordnetes Kontinuum von Systemen ansieht, die miteinander in Wechselwirkung stehen. Diese Systeme werden vom Biologischen über das Psychische hin zum Sozialen und darüber hinaus zum Kulturellen immer komplexer – so wie es doch von uns auch erlebt wird.

Wenn die junge Disziplin der PNI in diesem zuletzt genannten Sinne wirklich konsequent beforscht wird, hat sie ein enormes Potenzial. Sie hat viel akademisches Störpotenzial und birgt dabei auch eine Menge klinisches Innovationspotenzial, wenn die Erkenntnisse tatsächlich angewendet werden. Aus meiner Sicht braucht es dazu unzweifelhaft ein Bewusstsein für die intensiven dynamischen Verflechtungen der einzelnen agierenden Systeme auf biologischer, psychologischer und sozialer Ebene und ihrer Komplexitätssprünge. Die PNI hat mehrfach bewiesen, wie psychische und psychosoziale Gegebenheiten die unterschiedlichen Elemente des physiologischen Immunsystems beeinflussen und damit natürlich ebenso die Wahrscheinlichkeit, mit der (auch schwere) Krankheiten auftreten. In der Methodik und der Art, Studien durchzuführen, versucht sie meist, sich dem anzugleichen, was in der etablierten Biomedizin als Standard gilt. Aus den bereits beschriebenen Gründen ist mir das aber zu wenig, weshalb ich ein eigenes Forschungsdesign entwickelt und mittlerweile über viele Jahre erprobt habe: eben die Integrativen Einzelfallstudien. Bevor ich es Ihnen vorstelle, möchte ich zunächst das erkenntnistheoretische Modell beschreiben, auf dem ganzheitlich medizinisches Arbeiten sehr stabil gedeihen kann.

Das biopsychosoziale Modell

Ich verstehe die PNI letztlich als einen Versuch, das biopsychosoziale Modell wissenschaftlich praktisch umzusetzen. Über dieses Weltbild, wie ich es tatsächlich nennen möchte, habe ich in so ziemlich allen meinen Büchern geschrieben. Und auch in diesem ist es zentral, es noch einmal grundlegend vorzustellen, um das Immunsystem wirklich neu denken zu können, so wie wir es hier tun. Gleichen Sie dieses Modell gern mit dem ab, wie Sie die Welt wahrnehmen.

Entwickelt wurde dieses Modell von George Libman Engel, einem amerikanischen Internisten und Psychiater, der in der zweiten Hälfte des 20. Jahrhunderts aktiv war. Seine Arbeit macht die wesentliche Rolle unserer sozialen Beziehungen bei allen geistigen und körperlichen Prozessen deutlich. Biologisches, Psychologisches und Soziales werden bei Engel als hierarchisch angeordnete Schichten beschrieben, die einander bis ins Kleinste beeinflussen. Je weiter nach oben wir kommen, umso komplexer werden die einzelnen Schichten oder Systeme. Ganz unten haben wir die Biologie mit ihren physiologischen Einheiten, mit subatomaren Teilchen, Atomen, Molekülen, Organellen, Zellen (darunter auch die Zellen des physiologischen Immunsystems und des Nervensystems), die sich wiederum zu Geweben und Organen zusammentun, und schließlich lebendige Organismen. Hierarchisch gesehen darüber finden wir das Psychische, wozu menschliche Qualitäten gehören, Gedanken, Emotionen, Motivationen, Charaktereigenschaften, Gewohnheiten und natürlich unsere Prägungen, die sich vor allem in der frühen Kindheit herausgebildet haben, um uns dann ein Leben lang zu begleiten und zu steuern. Wiederum darüber liegt die soziale Ebene, auf der die einzelnen biopsychischen Einheiten interagieren, also insbesondere wir Menschen. Hier finden wir Begegnung, Paarbeziehung, Familie, Sippe, Gemeinde, Kollegium, aber auch Institutionen, Gesellschaft, Kultur, religiöse Verbindungen.

Wenn Sie diese Aufzählung auf sich wirken lassen, merken Sie wahrscheinlich schnell, dass Sie zu jedem einzelnen dieser Begriffe eine persönliche Beziehung haben. All das spielt in Ihrem Leben irgendeine Rolle und beeinflusst das, was Sie Ihr »Selbst« nennen. Entweder erleben Sie das bewusst – wie im Falle von Beziehung, Familie, Kollegium, aber auch bei Institutionen wie dem Staat mit seinen Ämtern – oder Sie wissen, dass es wohl so sein muss, wie im Falle von Körperzellen und -organen. All die einzelnen Systeme und Subsysteme Ihres Seins wirken aufeinander ein und bestimmen damit Ihr jeweiliges Sosein. Und Sie beeinflussen dabei unumgänglich auch andere Menschen, mit denen Sie direkt oder indirekt in Verbindung stehen.

Wie Abbildung 4 zeigt, sind die einzelnen Systeme und Subsysteme nicht »irgendwie« nebeneinander, sondern übereinander liegend angeordnet. Sie sind hierarchisch strukturiert. Die biologische Ebene steht dabei ganz unten und wird von den höheren Ebenen beeinflusst, wobei es natürlich auch Einflüsse von unten nach oben gibt, wir hatten beispielsweise gesehen, dass Immunzellen Informationen ans Gehirn senden. Sieht man diese *Bottom-up*-Bewegungen aber, wie in der heutigen medizinischen Forschung und Lehre üblich, als tonangebend an, kann nur ein schräger Klang herauskommen.

Systemhierarchie der Natur:
Biosphäre
Gesellschaft, Nation
Kultur, Subkultur
Gemeinde, Gemeinschaft
Familie
2-Personen-Beziehung

Person
(Erleben und Verhalten)

Organe
Gewebe
Organellen
Moleküle
Atome
subatomare Teilchen

Abb. 4: Biopsychosoziales Modell nach Engel (1976).

Mit Blick auf die Evolution finden wir zunächst relativ simple physische Erscheinungen, beispielsweise Einzeller, die sich immer weiter ausdifferenziert und zu höher komplexen Lebewesen weiterentwickelt haben, bis diese schließlich im Falle des Menschen in einer global interagierenden Vielzahl von Gesellschaften und Kulturen mündeten. Jedes System hat hierbei seine eigenen Eigenschaften und auch Beziehungen, über die sie sich voneinander unterscheiden. Und so muss auch jedes auf eine spezielle Weise untersucht und beschrieben werden. Etwas Soziales werden wir nicht im Testlabor identifizieren und eine Makrophagenaktivität nicht per Umfrage feststellen können. Allerdings können wir mithilfe des Phänomens der Fraktale, zu dem ich ein eigenes Buch geschrieben habe – *Geometrie der Seele*[39] – und zu dem ich später noch kurz kommen werde, von einem System auf andere schließen. Denn sie alle offenbaren Anzeichen für Grundthemen, die den jeweiligen Menschen oder auch die entsprechende Kultur oder Gesellschaft prägen.

Dass alle Elemente und Ebenen zusammenhängen, möchte ich an einem Zitat aus ebendiesem Buch noch einmal verdeutlichen: »Der Zellkern ist ein Ganzes und zugleich Teil der Zelle. Die Zelle ist ein Ganzes und zugleich Teil des Gewebes. Das Gewebe ist ein Ganzes und zugleich Teil des Organs. Der Körper ist ein Ganzes und zugleich Teil des Menschen, der ja nicht nur aus Körper besteht. Seine Psyche ist auch ein Ganzes und zugleich Teil des Menschen. Der ganze Mensch mitsamt seiner Psyche wiederum ist ein Ganzes und zugleich Teil größerer sozialer Einheiten – Teil eines Paares zum Beispiel. Das Paar ist ein Ganzes und zugleich Teil einer Familie, die wiederum ein Ganzes ist und zugleich Teil einer Gemeinde, die als Ganzes Teil einer Gesellschaft ist, die zu einer Kultur gehört und schließlich zur Menschheit … Haben Sie gemerkt, wie schnell wir ganz natürlich aus dem Biologischen heraus bis ins Soziale kamen?«[40] Die Systeme und Subsysteme lassen sich nicht trennen und sind in Teile-Ganzes-Relationen zu betrachten.

Bauen wir unser medizinisches Verständnis auf dem biopsychosozialen Modell auf, dann verfallen wir weder dem Reduktionismus noch dem Objektivismus oder dem Dualismus. Wir vermeiden diese fundamentalen Schwächen der Biomedizin, indem wir Körper, Psyche und Soziales, sogar Kulturelles in die Betrachtung einbeziehen, damit dem Subjektiven Raum geben und die Eigenständigkeit genauso wie die komplexe Vernetztheit der einzelnen Systeme akzeptieren und mitbedenken.

Emergenzsprünge von unten nach oben und entlang der Zeitlinie

Eine faszinierende Qualität lebendiger Systeme kommt immer dann zum Tragen, wenn diese in eine Krise geraten. Ob Zelle oder Organismus, ob Individuum oder Gesellschaft, alle Systeme und Subsysteme versuchen, bestmöglich zu überleben und ihre Funktionen im sie umgebenden Ganzen zu erfüllen. Auch Sie, auch ich. Unsere Familien, Firmen, Gemeinden und Länder. Die Herausforderungen, die uns begegnen, sind unterschiedlich und wandeln sich unentwegt. Werden sie zu groß, kann es passieren, dass die bisherigen Aktions- und Reaktionsweisen des jeweiligen Systems an ihre Grenzen stoßen. Was auch immer es aus dem bis dahin so erfolgreichen Werkzeugkoffer zieht, es reicht nicht aus, um die aktuelle Situation zu bewältigen. Was passiert? Das System geht unter oder es schwingt sich zu einer neuen Stufe des Seins hinauf. In diesem Fall sprechen wir davon, dass es einen *Emergenzsprung* macht. Der Anpassungsdruck führt zu einem sogenannten Phasenübergang, das System springt in einen neuen Zustand, den es vorher nicht gab.

Als sehr offensichtlichen und leicht eingängigen Emergenzsprung beschreibe ich gern den evolutionären Moment, als die ersten Wassertiere an Land gingen, um dort günstigere Lebensbedingungen zu finden, nachdem ihre bisherige Umgebung aus unterschiedlichen Gründen für sie nicht mehr lebenstauglich war. Vielleicht weil bestimmte Gewässerteile auszutrocknen begannen, mussten sie sich neu orientieren und biologisch anpassen, indem sie von Kiemen- auf Lungenatmung umstellten.

Individuell betrachtet, machen wir alle in den einzelnen Embryonalphasen, mit der Geburt, später mit der Pubertät und auch mit dem Altwerden Phasenübergänge durch. Innere und oder äußere Faktoren zwingen uns dazu, die bisherige Lebensumwelt oder Lebensweise zu verlassen und uns neu auszurichten. Wir bleiben dabei irgendwie die Gleichen und werden doch vollkommen neu. Dass diese Emergenzsprünge niemals nur biologisch verstanden werden können, liegt auf der Hand. Immer spielt die Umwelt und damit das Soziale maßgeblich mit hinein, indem es die Herausforderungen aufbaut, für die eine neuartige Lösung gefunden werden muss.

Für das Verständnis unserer persönlichen und auch kollektiven Entwicklung sind diese Übergänge wesentlich. Tagtäglich begegnen wir anderen »Einheiten« im Sozialen, ob es Einzelpersonen oder Gruppen bis hin zu Institutionen sind. Oder auch Viren. Jedes Mal versuchen wir, biologisch, psychologisch und/oder sozial mit dem Handwerkszeug zu reagieren, das wir uns bisher erarbeitet haben. Reicht das nicht aus, gibt es Lerneffekte und Weiterentwicklung – ob wir neue Zytokine oder modifizierte Kommunikationsweisen hervorbringen, ob wir uns eine neue berufliche Betätigung suchen oder ernsthaft beginnen, unserem zunehmenden Couch-Potato-Dasein mit regelmäßigen Läufen durch den Park zu begegnen, und ein aktiveres Selbst herausbilden.

Wenn einzelne Systeme zusammenfinden, kommt es ebenfalls zu Emergenzen; und dann ergibt eins und eins nicht einfach zwei. Begegnen sich zwei Individuen und interagieren sie miteinander, entsteht etwas Drittes: eine wie auch immer geartete Beziehung. Kommt im Falle einer Paarbeziehung ein Kind hinzu, bildet sich eine Familie. Die beiden Partner müssen dabei die Dynamik ihres Miteinanders und vieles von der Dynamik in ihrem jeweiligen eigenen Inneren verwandeln. Ein ganz natürlicher und doch in unserer heutigen Zeit anspruchsvoller Sprung auf eine neue Ebene.

Die Partnerschaft ebenso wie die Familie lassen sich nicht aus den jeweiligen Einzelsystemen heraus erklären. Wenn Sie beispielsweise einen Mann und eine Frau unabhängig voneinander gut kennen, wissen Sie noch nicht, was für eine Beziehung die beiden miteinander führen werden, wenn sie als Paar zusammenkommen. Ebenso wenig können Sie im Vorhinein wissen, welche Art von Familie entstehen wird, wenn ein Ihnen bekanntes Paar ein Kind erwartet. Es wird sich eine neue Qualität herausbilden.

Im Bereich der Medizin gilt das Prinzip genauso. Sie können aus dem Biologischen, also aus den unterschiedlichen physiologischen Merkmalen eines Menschen, nicht auf seine Psyche schließen. Diese bildet sich aufgrund eines vielschichtigen Pakets an Herausforderungen im sozialen Leben heraus, und zwar höchst individuell. Die dafür notwendige hochgradige Vernetzung von Nervenzellen können wir biologisch betrachten, damit begreifen wir aber noch immer nichts von der Psyche. Die haben wir mit anderen Messmethoden zu erfassen, die weniger scharf sind als die der Biomedizin. Vielmehr geht es hier um Verhaltensbeobachtung, um Gespräch und damit um Worte, um Gefühle und Mitgefühl, um Intuition und insbesondere um Bedeutung, die jedes Individuum in seiner Psyche bestimmten Menschen, Gegenständen, Erinnerungen und so weiter gibt (mehr dazu im Kapitel »Das psychische Immunsystem«). Höher komplexe Systeme haben Qualitäten herausgebildet, die wir bei den weniger umfassenden Entitäten noch nicht finden können. Daher ist es nicht möglich, vom Unteren auf das Obere zu schließen, vom Körper auf die Psyche, von Mann und Frau auf das Paar, vom Paar auf die Familie, von Mikroben auf Gesundheit oder gar Kultur.

Ebenfalls aufgrund eines lebensbedrohlichen Anpassungsdrucks haben die Organismen irgendwann im Laufe der Evolution begonnen, ein Immunsystem herauszubilden, das sich seither – auch infolge stetig neuer Herausforderungen – immer weiter entwickelt und auf neue Seinsstufen gehoben hat. Daher ist es bei uns Menschen ebenso nicht allein mit einem physiologischen Immunsystem getan, sondern, so die grundlegende These dieses Buches, es bildete sich ein Immunsystem heraus, das zusätzlich zum physiologischen auch einen behavioralen, einen im tieferen Sinne psychischen und einen sozialen beziehungsweise psychosozialen Teil hat. Anders wäre unsere Existenz in einem sich zunehmend vernetzenden und verdichtenden Miteinander nicht möglich.

In der aktuellen Zeit stehen wir vor so großen Herausforderungen, dass auch wir als Menschen Europas und letztlich der Welt einen Emergenzsprung brauchen, um einen konstruktiven Umgang mit den gegenwärtigen Krisenthemen zu finden. Und auch speziell die Medizin ist aus meiner Sicht aufgerufen, in Lehre, Forschung und Praxis einen solchen Emergenzsprung vorzunehmen und sich zu einer ganzheitlichen Heilkunst weiterzuentwickeln. Die dafür nötige Krise dürfte bereits heftig genug sein.

Ein Emergenzsprung in Sachen Immunsystem

Indem wir das Immunsystem neu denken, haben wir das bislang in der gängigen Wissenschaft nur biologisch (und teilweise behavioral) beschriebene Forschungsobjekt auf ein höheres Niveau der Betrachtung gehoben: Wir schauen im Sinne des biopsychosozialen Modells darauf. Das ist »höher«, weil wir damit das Immungeschehen von einer übergeordneten Ebene aus ansehen, nicht nur von der Körperebene her.

Wir gehen dabei von einem Abwehrsystem auf biologisch-physiologischer, psychischer und sozialer Ebene aus – und zugleich von Angreifern unterschiedlichster Art, die möglicherweise ebenfalls auf allen drei Ebenen zu finden sind. Wir können biologisch beispielsweise von Bakterien gefährdet, psychisch von Worten und sozial vielleicht von einem Menschen mit einer Waffe, von unwürdigen Arbeitsbedingungen oder gar in einem Krieg angegriffen werden. Aufseiten der Abwehr wie des Angriffs sind die Elemente der drei Ebenen eng miteinander verflochten, sodass ein dichtes Netz untersucht werden muss.

Die Teile-Ganzes-Relationen sind auch hier zu beobachten. Das Thema »Immunsystem« zieht sich durch alle Hierarchieschichten des biopsychosozialen Modells. Überall – biologisch, psychologisch und sozial – brauchen wir Immunstärke, weil wir es überall mit entsprechenden Angreifern zu tun haben. Man könnte sagen, dass bei den Emergenzsprüngen die Aufgaben und Eigenschaften des Immunsystems jeweils mitgenommen werden.

Ganz simple Beispiele dafür: Bakterien gelangen oft über andere Menschen zu uns und können uns leichter infizieren, wenn wir gerade immunschwach sind, was dann der Fall sein kann, wenn wir uns von unseren Arbeitsbedingungen ausgelaugt fühlen. Der Mensch mit der Waffe ist aufgrund seiner psychischen Prägung und Verfassung und wahrscheinlich auch seiner sozialen Situation aggressiv.

All die Fäden zu verfolgen, ist keine leichte Aufgabe, aber eine, die angepackt werden muss, wenn wir zu stimmigen Aussagen über das menschliche Abwehrverhalten kommen wollen.

Komplexe Vernetzung

Mir ist bewusst, dass ich Ihnen einiges an Gedankenakrobatik zumute. Doch es lohnt sich. Wenn diese für manche möglicherweise neuartige Denkweise einmal verinnerlicht wurde, ist sie nicht mehr kompliziert. Sie geht dann in ein anderes Empfinden unseres Lebens und unseres Menschseins über, das viele unnatürliche Trennlinien aufhebt.

Lassen Sie uns noch ein Beispiel betrachten. Im Bereich der Abwehrkräfte zeigen insbesondere die Arbeiten der PNI die Relevanz des biopsychosozialen Modells. Bei einer Infektion der Atemwege beispielsweise wird deutlich, dass alle drei Ebenen beteiligt sind und immer neu aufeinander antworten. Das Virus trifft auf uns in unserer aktuellen Situation, zu der unsere körperliche Verfassung, unser psychischer Zustand und unsere sozialen Umstände gehören, jeweils allein schon vielschichtig und von vielen Faktoren bestimmt.

Über unsere Biochemie, deren Qualität und Fähigkeit eben genau von diesen Faktoren mit abhängt, regulieren wir unseren Umgang mit dem eintreffenden Virus. Sind wir gut beieinander, wehren wir es leicht ab. Sind wir auf körperlicher, psychischer und/oder sozialer Ebene aktuell sehr belastet, fällt uns die Abwehr schwerer und wir werden möglicherweise mehr oder weniger heftig krank. Haben wir gerade Beziehungsstress oder eine enorme Belastung in unserem beruflichen Umfeld, kann uns ein Virus, wie Sie sicher aus eigener Erfahrung wissen, deutlich leichter krank machen, als wenn es uns zurzeit rundum gut geht. Dann stecken wir diesen Angriff locker weg.

Der Reiz von außen bringt uns in eine Anpassungsnotwendigkeit, die verschiedene Reaktionen in unserem Organismus auslöst – auch wieder auf allen Ebenen. Das sind proinflammatorische Prozesse für die Bekämpfung des mikrobiellen Angreifers auf der biologischen Ebene. Auf der psychischen Ebene sorgt das Sickness Behavior wie schon gesagt dafür, dass wir uns niedergeschlagen und matt genug fühlen, um uns Ruhe zu gönnen und vielleicht sogar ins Bett zu gehen und dem Körper ausreichend Energie für die Heilarbeit zu geben. Und auf der sozialen Ebene bringt uns ebenfalls das Sickness Behavior dazu, unsere Kontakte auf das absolut Nötigste herunterzufahren, womit wir zusätzlich Energie sparen und zudem die weitere Ausbreitung der pathogenen Erreger minimieren.

Die Vielschichtigkeit der *»Angreifer«*

Es können uns genauso »Angreifer« aus dem sozialen Bereich schwächen oder zeitweise zu Fall bringen und ihrerseits ein Sickness Behavior auslösen. Vielleicht nervt oder ängstigt uns jemand über längere Zeit oder wir sind an unserer Arbeitsstelle einem enormen Druck ausgesetzt, haben finanzielle Ängste oder große Sorgen um jemanden, der uns nahesteht. Auch dadurch kann ein Sickness Behavior ausgelöst werden, durch das wir uns matt und niedergeschlagen fühlen. Vielleicht entwickeln wir sogar ein Burn-out- oder ein Chronic-Fatigue-Syndrom.

Arbeiten der PNI belegen eindeutig, dass das Immunsystem nicht nur durch mikrobielle Erreger, sondern auch durch emotionalen Stress der unterschiedlichsten Art aktiv wird. Auch hier kommt es zu einer Aktivierung des zellulären Immunsystems mit Sickness Behavior: Nach einem emotionalen Stressereignis fühlen wir uns erschöpft und matt. In herkömmlichen Studien versetzt man die Probanden für solche Erkenntnisse in Laborsituationen in Stress oder wählt Menschen aus, die gerade sehr großen Belastungen ausgesetzt sind – die beschriebenen frisch Verwitweten beispielsweise. Das ist im Vergleich zu den realen Anforderungen innerhalb komplexer Beziehungsgefüge entweder sehr banal oder es spiegelt eine Ausnahmesituation wider, die ihrerseits auch nur in einer sehr schmalen Spur und nicht als komplexe Gesamtsituation verfolgt wird. Vor allem beachtet es die zyklischen Veränderungen der Immunfaktoren nicht ausreichend. Wie aber kommt man an die Alltagsrealität und damit an das Leben heran, in dem Menschen krank werden und auch wieder gesund?

Wie also forschen? Mit *»Integrativen Einzelfallstudien«*

Die als »Goldstandard« bezeichneten Forschungsdesigns der heute üblichen medizinischen Wissenschaft kritisiere ich so umfassend, dass ich mir die Frage gefallen lassen muss, wie man denn überhaupt forschen sollte. Zumal ich immer wieder Ganzheitlichkeit und ein der Lebensrealität nahekommendes Arbeiten einfordere, was die Sache zusätzlich herausfordernd macht. Letztlich müsste – frei nach George Libman Engel – der Mensch mit allem, was zum Menschsein dazugehört, im Mittelpunkt des Interesses stehen. Der etablierten Forschung ist das nicht einfach zu mühsam, ihr mechanistisch-reduktionistisches Menschenbild verhindert ein Bewusstsein darüber, dass man anders forschen müsste, um wirklich anwendbare Ergebnisse zu erzielen.

Mich interessieren diese Studien wenig, in denen man die Menschen unter experimentellen, also hochkontrollierten Laborbedingungen irgendeinem standardisierten Stressor aussetzt, einer Prüfungssituation zum Beispiel, und dann schaut, was das Immunsystem macht. Nur selten lassen sich solche Ergebnisse auf das Alltagsleben übertragen. Ich möchte mir die gesamte Geschichte und aktuelle soziale Situation eines Menschen ansehen und prüfen, wie sich das Ganze im wirklichen Leben auf Psyche und Immunsystem auswirkt – und umgekehrt, wie das Immunsystem in die Lebensrealität der untersuchten Person eingreift. Die tatsächliche, funktional begründete Wechselwirkung zwischen komplexer psychosozialer und immunoendokriner, also letztlich innerkörperlicher Realität wurde aber auch in der PNI bislang kaum untersucht. Geprägt vom biomedizinischen Ansatz, hatten die Forscher einfach nicht die dafür nötigen Methoden zur Hand. Es gab kaum Vorstellungen davon, wie sich hochdynamische biopsychosoziale Prozesse im gelebten Leben der Probanden abbilden lassen könnten. Außerdem überforderte die bestehenden Forschungsdesigns, dass verschiedene Menschen ähnlichen Ereignissen subjektiv völlig unterschiedliche Bedeutung geben und unterschiedliche Stressoren zu vergleichbaren Immunreaktionen führen. Das Nichtwissen darüber, wie man wirklichkeitsgetreu forscht, herrscht in den meisten Studierzimmern und Laboren bis heute. Könnte dieser Mangel nicht behoben werden, würde die anfangs so vielversprechende Psychoneuroimmunologie aber nichts weiter sein und bleiben als eine Art unauffällige Subdisziplin der Biowissenschaften.

Mir wurde es sehr früh wichtig, das enorme Innovationspotenzial dieser jungen Wissenschaftsdisziplin tatsächlich zu nutzen. Und so habe ich bereits vor fast dreißig Jahren begonnen, ein eigenes Forschungsdesign zu entwickeln, das ich mittlerweile auch sehr gut erproben konnte. Ich nenne es »Integrative Einzelfallstudien«. Sie erfordern ein vollkommen neues Herangehen an wissenschaftliches Arbeiten in der Medizin, die Ergebnisse sind stringent und medizinisch ebenso wie lebenspraktisch nutzbar, wobei sie den herkömmlichen Aussagen oft widersprechen. Dennoch – oder gerade deswegen? – hat sich diese Art der Forschung bislang nicht durchsetzen können. Sie wird außerhalb meiner Wirkungsstätte selten genutzt, zu schwer ist es wohl für die meisten Wissenschaftler, ihr Weltbild infrage zu stellen. Doch schauen wir uns an, was wir in Innsbruck machen.

Das Vorgehen

Das gelebte Leben ist von hoher Komplexität. Dieser versuchen wir in unseren Studien so weit irgend möglich gerecht zu werden und wir nennen deswegen das, was wir in unserer Forschung untersuchen, auch »Life as it is lived«. Wir betrachten in unseren Studien das Leben unserer Probanden wie einen Kinofilm, in dem der Proband der Protagonist ist und die Handlung vom gelebten Leben bestimmt wird. Die Komplexität des Messinstruments muss, so ein Grundsatz, der Komplexität des Gegenstands möglichst nahekommen. Oder anders ausgedrückt: Nicht die Methode bestimmt in unseren Studien den Inhalt, sondern der Inhalt, also der Mensch, der beforscht wird, bestimmt die Methode.

Der Name »Einzelfallstudien« sagt es bereits: Jede unserer Arbeiten befasst sich mit einer einzigen Person und begleitet sie über eine gewisse Zeit hinweg. Wir untersuchen das dynamische Zusammenspiel biologischer, psychischer und psychosozialer Parameter im gelebten Lebensalltag (eben »Life as it is lived«). Weil sich diese Zusammenhänge über Tage erstrecken können, ist eine längere Zeitspanne notwendig: Unsere Probandinnen und Probanden arbeiten meist ein oder zwei Monate lang mit uns zusammen. Es waren bislang gesunde Menschen, Krebspatientinnen und Autoimmunerkrankte darunter.

Warum »integrativ«?

Das mit namengebende Wort »integrativ« bezieht sich auf drei Aspekte: Erstens integrieren wir die biologische, psychologische und soziale Ebene in die Betrachtung, zweitens natur- und geisteswissenschaftliche Mittel der Forschung, quantitativ die Statistik und qualitativ Interview, Rating und Hermeneutik. Drittens integrieren wir Zeit und subjektive Bedeutung zu »Psychodynamik« im weitesten Sinne.

Am Anfang einer jeden Studie stehen Fragebogenerhebungen und Untersuchungen, in denen wir versuchen, das Individuum in seiner gegenwärtigen körperlichen und psychischen Kondition zu erfassen. Darüber hinaus führen wir mit den Probanden ausführliche Gespräche, da wir sehr an der gesamten individuellen Lebens- und eventuellen Krankengeschichte interessiert sind. Das geht weit über das hinaus, was mit einem standardisierten Fragebogen möglich wäre. Mein Arbeitsteam und ich versuchen, diesen Menschen wirklich als Gesamtwesen in seinem individuellen Sosein ein wenig kennenzulernen.

Nun ist der Proband, die Probandin aufgefordert, in den nächsten Wochen alle zwölf Stunden jeweils von ungefähr acht Uhr morgens bis acht Uhr abends und von ungefähr acht Uhr abends bis acht Uhr morgens den gesamten Harn zu sammeln. Er ist die Basis unserer physiologischen Messungen, wobei wir vor allem das Neopterin bestimmen, einen zellulären Immunparameter, der von Fresszellen ausgeschüttet wird. Gehen wir von einem Untersuchungszeitraum von zwei Monaten, also etwa sechzig Tagen aus, bekommen wir auf diese Weise Ergebnisse von 120 Zeitpunkten in einem ungefähr gleichen Abstand voneinander, eben etwa alle zwölf Stunden.

Parallel zu dieser biologischen Ebene stellen uns die Probanden kontinuierlich psychische und soziale Daten zur Verfügung. Insbesondere sind sie angehalten, regelmäßig um etwa acht Uhr morgens und acht Uhr abends eine Fragebogenbatterie auszufüllen, in der es um ihre emotionale Verfassung, körperliche Aktivität, die Ernährung, den Schlaf und Vorkommnisse im Miteinander mit anderen Menschen geht. Diese Zusammenstellung von Fragebögen, wir nennen sie den »DIARI« (für »Daily Inventory of Activity, Routine and Illness«), versucht, wesentliche Themenbereiche in Zwölf-Stunden-Intervallen (Lags) abzufragen und zugleich Freiheit für individuelle Bedeutsamkeit zu lassen. Letztere findet zusätzlichen Raum, indem wir die Teilnehmer einmal wöchentlich zu einem Gespräch in die Universität bitten, um sie nach positiv und negativ erlebten Ereignissen der vergangenen Woche zu fragen und ein wenig erzählen zu lassen, wie es ihnen mit diesen Ereignissen emotional ging, ob die Ereignisse belastend oder erfreulich waren, ob sie sie an früher

Erlebtes erinnerten, ob sie vorhersehbar und welche Personen dabei involviert waren.

Wir erhalten auf diese Weise eine ziemlich große Menge an Daten, die einerseits klar messbar und objektiv sind – wie die Werte aus dem gesammelten Harn oder standardisierte Messungen der emotionalen Befindlichkeit –, und andererseits mit einer gewissen Unschärfe behaftet – wie die Schilderungen im Fragebogen oder Interview. Den ein oder zwei Monaten der direkten Zusammenarbeit folgt die Auswertung dieser Daten. Wir schätzen den subjektiven Bedeutungsgehalt der Alltagsereignisse ein und berechnen mithilfe von Zeitreihenanalysen, wie diese Ereignisse mit psychischen Variablen und den biochemischen Parametern in zeitlicher Verbindung stehen. Genau genommen können wir mithilfe unseres Forschungsansatzes die zeitliche Verzögerung zwischen dem Auftreten von Alltagsereignissen und der physiologischen Reaktion sowie ein zyklisches Muster der Stressreaktion nachweisen. Weiterhin können wir zeigen, ob die Stressreaktion schon vor einem vorhersehbaren Ereignis stattfindet und ob Wechselwirkungen zwischen psychischen und physiologischen Parametern bestehen. Die mit diesem wissenschaftlichen Vorgehen erzielten Ergebnisse sind somit zumeist völlig neuartig und wir werden uns im weiteren Buchverlauf noch Beispiele anschauen.

Ein einfaches Beispiel

Kürzlich hat ein früherer Mitarbeiter von mir, Lennart Seizer, eine Integrative Einzelfallstudie ausgewertet, an der sich sehr gut nachvollziehbar zeigen lässt, was ein solches Vorgehen grundsätzlich ausmacht. Die recht komplizierte Zeitreihenstatistik, die ich normalerweise bei der Auswertung unserer Studiendaten mache, ist hier nicht erfolgt, sodass ich Ihnen für den Einstieg sehr leicht verständlich interessante Ergebnisse vorstellen kann. Zudem ist in der Arbeit das Sickness Behavior ein zentrales Thema und Sie dürften an dieser Stelle des Buches bereits gut in diesen Bereich eingelesen sein.

Die Probandin war eine junge Frau, 27 Jahre alt und gesund. Über 63 Tage hinweg sammelte sie entsprechend dem eben beschriebenen Studiendesign ihren gesamten Urin, jeweils von acht Uhr morgens bis acht Uhr abends und von acht Uhr abends bis acht Uhr morgens. Insgesamt lagen damit 126 Proben vor, gesammelt im Zwölf-Stunden-Abstand. Ebenso häufig füllte die Probandin den DIARI aus, auf dem sie unter anderem Angaben zu ihrer körperlichen Aktivität, ihrem Ernährungs- und Schlafverhalten sowie über besondere Ereignisse der jeweils letzten zwölf Stunden machte. Neben diesen Angaben wurde sie auch in standardisierter Form regelmäßig zu ihrer emotionalen Lage befragt. Basis hierfür war insbesondere die Eigenschaftswörterliste[41] (EWL) nach Wilhelm Janke und Günter Debus von 1978, abgekürzt EWL 60-S, die über sechzig ausgewählte Adjektive insgesamt sechs emotionale Qualitäten abfragt. Dies sind auf der positiven Seite leistungsbezogene Aktivität, Extraversion und allgemeines Wohlbefinden und auf der negativen Seite allgemeine Inaktivität, emotionale Gereiztheit und Angst/Deprimiertheit. Dazu kamen auch hier wöchentliche persönliche Interviews.

Während der ersten Phase der Zusammenarbeit ergab es sich, dass die Probandin erkrankte. Bei allem Mitgefühl war das ein Glücksfall für die Forscher, denn nun konnte die Aktivität des Immunsystems gewissermaßen live und über einen längeren Zeitraum mitverfolgt werden. Die Krankheit selbst war nur kurz. Etwa vom zehnten bis zum zwölften Tag der Untersuchung berichtete die junge Frau von Symptomen wie Fieber, Erbrechen, Durchfall und Müdigkeit. Wenige Tage später fühlte sie sich wieder vollständig genesen, ging ihren alltäglichen und auch sportlichen Aktivitäten nach und traf Freunde. Auch in den wöchentlichen Interviews konnten keine längerfristigen Veränderungen durch die kurze Erkrankung festgestellt werden.

Die Analyse der Urinproben, die Sie in Abbildung 5 sehen, zeigt sehr eindeutig, dass zum Zeitpunkt der Erkrankung bestimmte physiologische Werte der Probandin deutlich erhöht waren und sofort wieder abfielen, als sie auch davon berichtete, dass sie sich besser fühle. Neopterin, Cortisol und Körpertemperatur waren genau dann erhöht, als es der Probandin nicht gut ging. Solche Daten auf der materiellen

Ebene konnten nun in Relation zu den Ergebnissen der Fragebögen zu emotionalen Zuständen und zu den in den Interviews berichteten Ereignissen gesetzt werden: Forschung im Sinne des »Life as it is lived«.

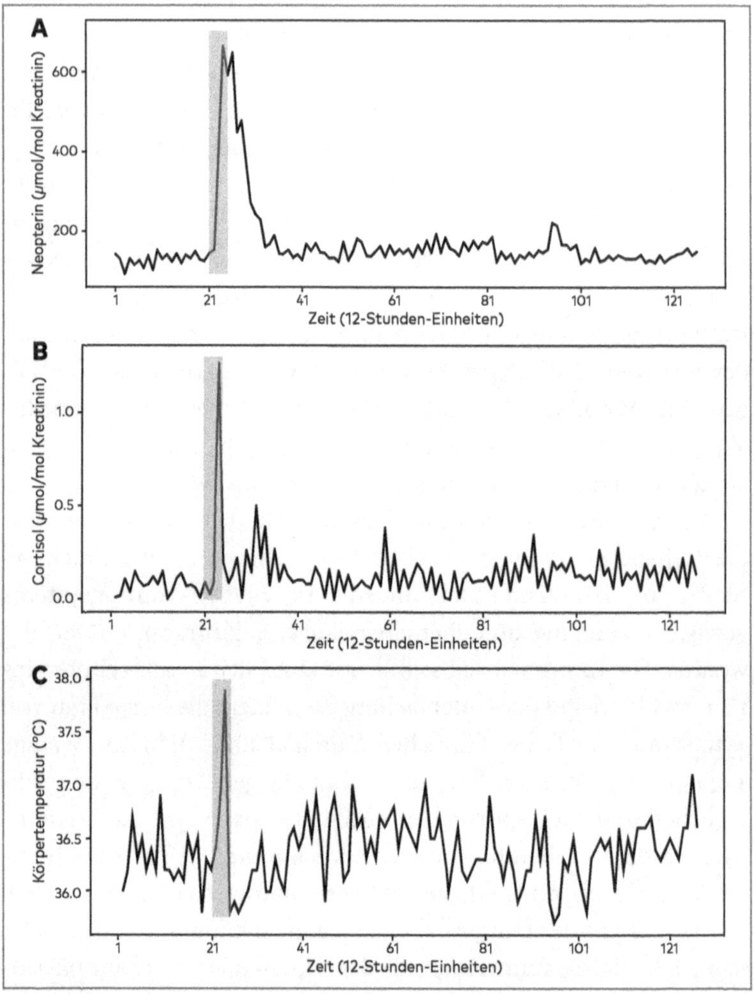

Abb. 5: Solche zunächst sehr einfachen Grafiken entstehen aus den Zeitreihen unserer Einzelfallstudien. Jede der Zwölf-Stunden-Proben markiert einen Messzeitpunkt mit den entsprechenden Werten. Neopterin als Immunwert, Cortisol als Gegenspieler dazu und Körpertemperatur. Alle drei Parameter stiegen während der kurzen Infektionserkrankung (grauer Bereich) stark an und fielen gleich darauf wieder ab.[42]

Sie sehen in Abbildung 5, dass sich durch das Einzelfallstudiendesign sehr genaue Angaben über verschiedene Parameter in längerer zeitlicher Abfolge machen lassen. Das ist nur deshalb möglich, weil wir uns in diesen Arbeiten sehr viel Zeit mit den einzelnen Probandinnen oder Probanden lassen. Anders als die meisten herkömmlichen Studien im heute üblichen Randomized-Controlled-Trial-Stil, in denen man eine große Anzahl von Menschen für kurze Zeiträume oder sogar nur eine Momentaufnahme unter Laborbedingungen beobachtet, schauen wir uns Daten einzelner Personen aus unterschiedlichen Bereichen und eingebunden in ihre tatsächlichen aktuellen Lebensumstände über ein oder zwei Monate hinweg an. Mit den daraus folgenden Ergebnissen sind wir dann in der Lage, Aussagen zu machen, die auf andere Weise einfach nicht gefunden werden können.

Besonders interessant wird es in der hier beschriebenen Einzelfallstudie, wenn wir uns die Zeitreihen ansehen, die aus der Befragung zu den Emotionen entstanden sind. Hier zeigen sich nämlich bei zwei der emotionalen Qualitäten sogenannte Strukturbrüche direkt nach der Erkrankung der Probandin. Bei der leistungsbezogenen Aktivität und dem allgemeinen Wohlbefinden rutschen die Werte in ihrem Durchschnitt ab der kurzen und letztlich harmlosen Krankheit der Probandin nach unten und bleiben dort bis zum Ende der Studie. Normalerweise haben wir in unseren Emotionen und diesen abgefragten Zuständen über Wohlbefinden, Aktivität, Ängstlichkeit und so weiter Schwankungen über die Zeit, die sich aber letztlich immer um einen persönlichen, individuellen Mittelwert drehen. Dieser Mittelwert ist einfach gegeben und unsere Stimmungen sind kleine oder größere Ausschläge nach oben und nach unten. In Abbildung 6 sehen Sie aber, dass sich bei zwei der positiven Zustände der Mittelwert nach unten verschiebt. Wir sprechen hier von einem Strukturbruch, der bei den negativen Parametern wie allgemeiner Inaktivität, emotionaler Irritation und Angst/Deprimiertheit nicht zu finden ist. Auch die Extraversion behält ihren Mittelwert. Nur leistungsbezogene Aktivität und allgemeines Wohlbefinden rutschen ab und bleiben, zumindest bis zum Ende der Untersuchung, auf diesem neuen niedrigen Niveau. Über etwa hundert Messungen, also über fünfzig Tage hinweg, sind diese Werte verringert.

Wie ist das zu bewerten? Wir diskutierten die Ergebnisse zunächst im Zusammenhang mit dem Sickness Behavior. Es wirkt so, als würde die Probandin nach der kurzen Krankheitsepisode vorsichtiger und etwas gedämpfter sein, ohne dass sich aber die negativen Gefühlszustände wie insbesondere Deprimiertheit grundsätzlich verstärken würden. Die körperlichen Signale des Sickness Behavior waren nach wenigen Tagen abgeklungen, die psychischen aber hielten teilweise noch sehr lange an, womöglich, damit sich die junge Frau noch etwas schont und die sozialen Kontakte dabei noch nicht wieder auf

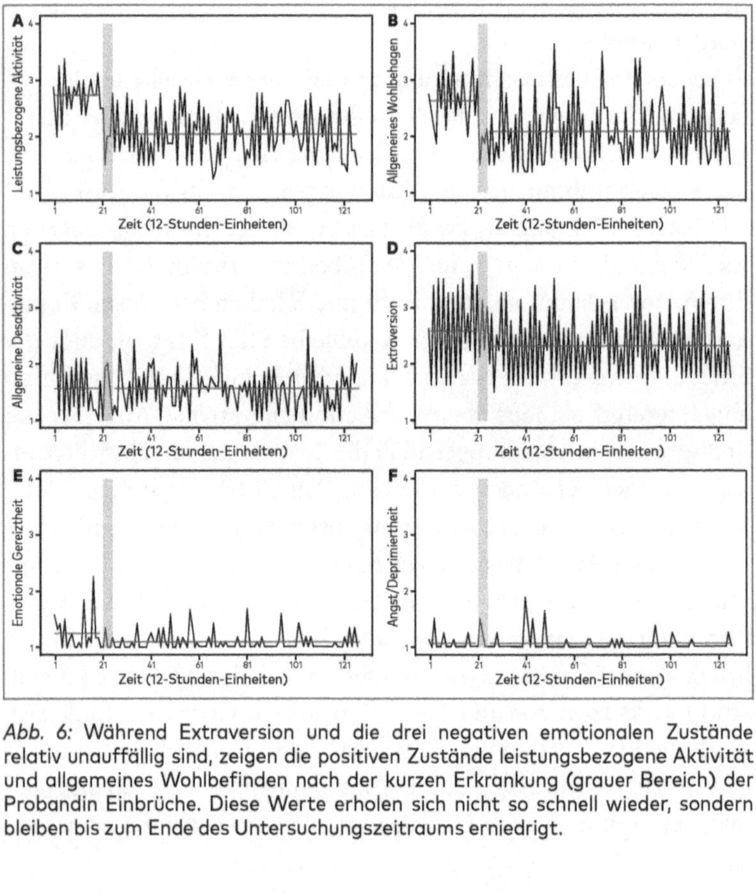

Abb. 6: Während Extraversion und die drei negativen emotionalen Zustände relativ unauffällig sind, zeigen die positiven Zustände leistungsbezogene Aktivität und allgemeines Wohlbefinden nach der kurzen Erkrankung (grauer Bereich) der Probandin Einbrüche. Diese Werte erholen sich nicht so schnell wieder, sondern bleiben bis zum Ende des Untersuchungszeitraums erniedrigt.

das alte Niveau ausbaut. Das gesamte System blieb eine Weile wie in Wartehaltung, ob alles wieder in Ordnung sei. Man könnte sagen, das Sickness Behavior war schnell wieder abgeklungen, aber das Health Behavior noch nicht wieder ganz da. Sollte sich vielleicht sogar die von mir kritisierte *Infection defense hypothesis* zum Thema »Depression« (siehe das Kapitel »Biomedizinisches Paradigma – Stein der Weisen oder gefährliche Scheinrealität?«) in unserer Studie bestätigt haben?

In dieser Form haben wir den Verlauf von Sickness und Health Behavior bislang nie beobachten können, da es dazu die Real-Life-Erkrankung der Probandin in den ersten Tagen der Untersuchung brauchte. Sie war in gewisser Weise eine glückliche Fügung, gerade harmlos genug, um der jungen Frau nicht wirklich zu schaden, uns aber hochinteressante neue Ergebnisse zu liefern. Da wir unsere Teilnehmenden so weit möglich in ihrem realen Leben beobachten, können wir eine Infektion nur dann analysieren, wenn sie im Untersuchungszeitraum von selbst auftritt. Andere Designs in der Forschung bemühen sich ja, solche Zustände künstlich hervorzurufen – beispielsweise mit dem beschriebenen Lipopolysaccharid, LPS, dieser Fett- und Zuckerkomponente aus Bakterienwänden, die bei uns Menschen harmlose Immunreaktionen auslöst. Dann aber ist da nur ein zeitliches Danach, also ein Messintervall nach der Immunstimulation. Im gelebten Leben gibt es jedoch auch ein zeitliches Davor, das mitunter sehr wichtig für eine valide Interpretation der Ergebnisse sein kann. Genau dann sind wir wieder am Kernpunkt unserer Diskussion: Nur wenn wir ganzheitlich schauen und auch zeitliche Dynamiken einbeziehen, kommen wir zu stimmigen Aussagen.

Eine spannende Wendung

Wir machen es uns mit den Interpretationen unserer Daten natürlich nicht zu leicht und in diesem Fall schien irgendetwas nicht zu stimmen. Warum blieben die beiden Werte für positive emotionale Zustände nach der kurzen Krankheitsepisode unserer Probandin unten, ohne dass sich dies in den anderen Werten oder in den Interviews beziehungsweise Schilderungen ihrer Erlebnisse in der Zeit widerspiegelte? Warum hatte eine so kurze und letztlich völlig harmlose Erkrankung einen derart ausgeprägten Effekt auf ihr behaviorales Immunsystem, dass sie noch wochenlang in ihren positiven Emotionen gedämpft war?

Die Studie war schon in Vorbereitung für die Veröffentlichung. Ein renommiertes Magazin hatte sie uns bereits zugesagt und wir waren im Austausch. Mein langjähriger und von mir sehr geschätzter Übersetzer ins Englische Emil Chamson arbeitete am Text – und brachte mich plötzlich auf eine andere Fährte. Er fragte, ob es nicht auch sein könne, dass der Mittelwert dieser beiden Zustände *vor* der Erkrankung außergewöhnlich sei und nicht der danach. – Natürlich! Damit ergibt das Bild endlich einen Sinn. Vor der Erkrankung der jungen Frau hatten wir nur Messergebnisse von etwa zehn Tagen, danach waren es knapp fünfzig. Davor stand Weihnachten vor der Tür und das hieß Ferienzeit, Wiedersehen mit der Familie, angenehme Festlichkeiten. Es könnte also sein, dass dies ihre Stimmungswerte erhöht hatte. Sie fielen wieder ab, als Weihnachten vorbei war. Und vielleicht fielen sie damit tatsächlich auf das für sie normale Niveau.

Was an diesem Beispiel wieder einmal deutlich wird, ist die Bedeutung des Umfelds und damit des Sozialen für eine Einschätzung von Immungeschehen. Erst als wir die gegenwärtige Situation der Probandin – Weihnachten, die Familie, Ferienzeit – mit bedachten, kamen wir zu schlüssigen und in sich stimmigen Resultaten.

Ergebnisse dieser Art der Forschung

Die zentralen Erkenntnisse aus unseren bisher durchgeführten Integrativen Einzelfallstudien sind, dass immunologische und endokrinologische Reaktionen auf Ereignisse des alltäglichen Lebens in Zyklen verlaufen, die mehrere Tage andauern können. Diese Ergebnisse sind stark davon bestimmt, welche Bedeutung die untersuchten Personen diesen Ereignissen individuell geben und über wie lange Zeiträume wir wie oft messen. Beides wird in den üblichen Forschungsdesigns der Medizin gar nicht oder nur mangelhaft berücksichtigt.

Es beweist sich an unseren Studien insbesondere deutlich, dass Komplexität nicht über mehrere Personen gemittelt werden kann. Die bedeutungsvollen Ereignisse (sozial) sind den psychischen und physiologischen Reaktionen übergeordnet. Kennen wir die subjektive Bedeutung der Ereignisse nicht und erfassen wir das biopsychosoziale Ganze nicht in der Zeit, bleiben die Zyklen unentdeckt. Abbildung 7 zeigt an einem fiktiven Beispiel sehr deutlich, wie Ergebnis verzerrend individuell unterschiedlich zeitlich verzögerte zyklische Stresssystemreaktionen für die übliche Prä-post-Forschung der Medizin sein können. Sie sehen dort die Cortisolverläufe von fünf Individuen, die nach dem sogenannten Goldstandard der üblichen medizinischen Forschung zu einer Studie herangezogen wurden. Sie kamen ins Labor, blieben zunächst einfach nur ruhig sitzen und zum Zeitpunkt T0, also unter Ruhebedingung, wurden die ersten Cortisolwerte gemessen. Dreißig Minuten später setzte man einen Stressor. Die fünf Personen wurden alle mit demselben standardisierten psychisch Belastenden konfrontiert, dessen Auswirkung in diesem Experiment untersucht werden sollte. Wiederum dreißig Minuten später, bei T1, erfolgte zum zweiten Mal eine Cortisolmessung. Man wusste: Der Wert wird sich in einer bestimmten Weise im Vergleich zu T0 verändert haben und daraus kann man schlussfolgern, wie der Stressor auf diese Probanden gewirkt hat. In diesem Fall nahm man an, dass der Cortisolwert ansteigen würde.

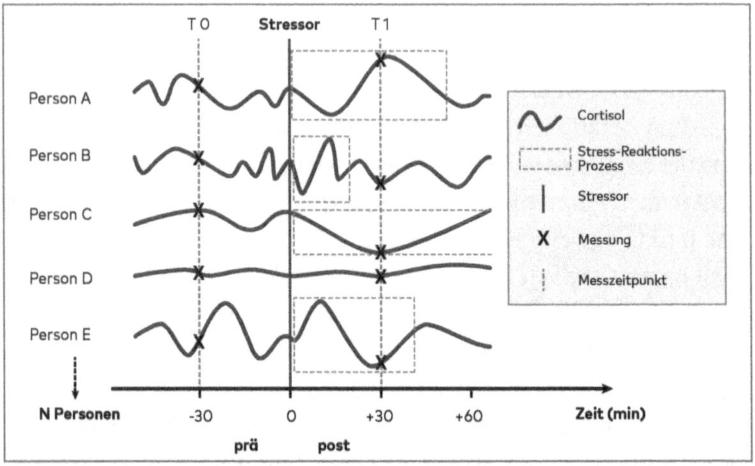

Abb. 7: Eine beispielhafte Darstellung nach dem üblichen Prä-post-Messansatz des Randomized-Controlled-Trial-Designs. Werden die Werte, die zum Zeitpunkt T0 (Ruhebedingung) bei den fünf Individuen gemessen werden, gemittelt und mit dem Mittelwert von T1 (nach Setzen des Stressors) inferenzstatistisch verglichen, ergibt sich ein zweifelhaftes Resultat.

Nun haben wir fünf verschiedene Personen und bei allen gab es eine andere Reaktion. Bei den Individuen A, B und C ging der Cortisolwert nach dem Setzen des Stressors zuerst nach unten und dann wieder nach oben (Stress-Reaktions-Prozess). Wir wissen, dass das eine gesunde Reaktion ist. Aber die Reaktion erfolgte bei den ersten drei untersuchten Individuen in einer sehr unterschiedlichen Geschwindigkeit.

Bei Individuum A ging der Wert zuerst nach unten und erreichte dann zum Zeitpunkt T1 seinen höchsten Wert. Individuum B offenbarte einen ähnlichen Verlauf der Kurve, allerdings deutlich schneller. Auch dort ging der Wert erst nach unten und dann nach oben, schaukelte anschließend aber weiter auf und ab und erreichte zum Messzeitpunkt T1 einer der tiefsten Stellen. Das Stress-Reaktions-Fenster war zu diesem Zeitpunkt aber schon geschlossen. Die Reaktion auf den Stressor erfolgte deutlich schneller als bei Individuum A, was bei dieser Art von Studie aber gar nicht bemerkt wird. Es wird bei T1 nur ein tieferer Wert festgestellt.

Individuum C wiederum war deutlich langsamer als B und auch als A. Hier wurde zum Zeitpunkt T1 der tiefste Wert erreicht, bevor die Kurve zum ersten Mal wieder nach oben ging. Bei dieser Person stieg das Cortisol erst nach oben, als sie quasi schon zurück zu Hause war und das Mittagessen vorbereitete. Individuum D hingegen zeigte fast gar keine Ausschläge des Cortisolspiegels, was auf eine extrem entspannte Persönlichkeit hindeutet, die weder das Erscheinen im Versuchslabor noch der Stressor selbst irgendwie aus der Ruhe zu bringen vermochte.

Dann haben wir noch Individuum E. Hier sehen Sie, dass die Kurve genau in die andere Richtung verläuft. Sie geht nach dem Setzen des Stressors zuerst nach oben und dann wieder nach unten. Zum Messzeitpunkt T1 ist sie ganz unten. Das deutet, wie wir aus unserer Forschung mit dem Einzelfallstudiendesign wissen, auf einen Menschen mit einer Autoimmunerkrankung hin. Bei diesem Patientenkreis sind die Reaktionen genau umgekehrt wie bei gesunden. Das ist aber ebenfalls etwas, was beim hier gezeigten üblichen Prä-post-Ansatz des Randomized-Controlled-Trial-Designs überhaupt nicht erfasst werden kann, mit unserem Studiendesign der Integrativen Einzelfallstudien aber eben schon.

Stellen Sie sich nun vor, die Werte dieser fünf Personen werden sowohl zum Zeitpunkt T0 als auch zum Zeitpunkt T1 gemittelt und statistisch miteinander verglichen, um eine Aussage darüber zu treffen, wie der hier verwendete Stressor auf das Cortisol einwirkt. Wenn Sie sich die einzelnen Stress-Reaktions-Prozesse in der Grafik anschauen, die offensichtlich zyklisch sein können und zudem individuell zeitlich verzögert ablaufen, wird deutlich: Ein Mittelwertvergleich muss zu irreführenden Ergebnissen kommen.

Selbst wenn es einmal geschehen würde, dass fünf Versuchspersonen alle genauso reagieren wie hier in unserem Beispiel das Individuum A, würde auch der zyklische Verlauf von der üblichen Forschung nicht bemerkt werden. Man ginge stattdessen davon aus, dass dieser Stressor den Wert sofort ansteigen lässt. Man wüsste nicht, dass er zunächst sinkt, und ebenso wenig, dass er nach dem Peak bei T1 wieder nach unten geht. Die Aussage, die man machen kann, ist sehr unvollständig und irreführend. Und sie ist es deshalb, weil weder der zeitliche Verlauf solcher Reaktionen untersucht noch die individuelle Reizverarbeitung der einzelnen Teilnehmenden einbezogen wird. Damit aber bewegt man sich fernab der Lebensrealität.

Auch die Bedeutung, die der Stressor (und schon der Besuch im Labor sowie die Begegnungen dort) für die einzelnen Probanden hat, wird nicht berücksichtigt. Sie hat aber, wie wir noch sehen werden, einen enormen Einfluss auf die Messparameter, wie eben auch das Cortisol. Der Stress-Reaktions-Prozess ist höchst individuell und gehört unbedingt in dieser Individualität in den Blick der Forschung. Jedes einzelne Leben ist wie ein Musikstück, dessen einzigartige Melodie durch die Bildung solcher Mittelwerte zerstört wird. Unsere Integrativen Einzelfallstudien versuchen, den unverwechselbaren Klang für unsere jeweiligen Probanden in Wertschätzung aller individuellen Details genauer zu erfassen.

Die Frage der Verallgemeinerbarkeit

Diese Fragestellung ist besonders interessant, zumal uns Einzelfallstudien nicht so geläufig sind. Müssen wir bei einem solchen Vorgehen tatsächlich jeden Menschen gesondert aufwendig erforschen? Müssten Sie sich in einer solchen Einzelfallstudie untersuchen lassen, um herauszufinden, was Sie immungesund macht und was Sie ganzheitlich gesundheitlich für sich tun können – oder können Sie von anderen, bereits analysierten Einzelfällen profitieren? Wie lassen sich die Ergebnisse bei aller Komplexität und Individualität doch so verallgemeinern, dass sie für eine ganzheitliche und fortschrittliche Medizin nutzbar werden?

So viel lässt sich bereits heute sagen: Es braucht zweifellos noch viele weitere Integrative Einzelfallstudien, um ein wirklich genaues Bild darüber zu erhalten, wie das Immunsystem in Gesundheit und Krankheit, eingewoben in das Netz des gelebten Lebens, funktioniert. Eine gewisse Unschärfe wird sich hierbei nicht vermeiden lassen, was aber in Kauf genommen werden muss, wenn man Komplexität untersucht. Leben ist nun einmal komplex.

Biopsychosozial betrachtet, sind Parameter des physiologischen Immunsystems im Vergleich mit psychologischen und sozialen Faktoren auf niederen Komplexitätsebenen. Demnach dürften sich Menschen in biologisch-immunologischer Hinsicht weit weniger voneinander unterscheiden als psychologisch oder psychosozial. Und auch die immunologischen Veränderungen in Reaktion auf Stressoren unterschiedlichster Art dürften sich recht ähnlich sein. Unabhängig davon also, welche Art von Stressfaktoren – ob beruflichen Stress, Beziehungskrisen oder die Unsicherheit in einer spannungsgeladenen Weltlage – man untersucht, solange sie für das Individuum bedeutungsvoll sind, kann man bei unterschiedlichen Menschen vergleichbare Reaktionen im physiologischen Immunsystem erwarten. Alle Wege führen auch hier nach Rom.

Wenn aber die biologisch-immunologischen Reaktionen auf unterschiedliche psychosoziale Faktoren von Person zu Person recht ähnlich, ja vielleicht sogar gleich sind, dann können schon wenige Integrative Einzelfallstudien ausreichen, um die immunologischen Auswirkungen von psychosozialen Stressoren identifizieren zu können. Nötig ist dafür allerdings, sehr genau zu untersuchen, ob ein vermeintlicher Stressor von einer Person wirklich als psychisch belastend empfunden wird. Und auf genau diese Frage geben unsere Integrativen Einzelfallstudien ohnehin die Antwort. Wir lernen jede Versuchsperson hinsichtlich ihrer Lebensgeschichte, ihrer Persönlichkeit, ihres aktuellen und vergangenen Beziehungskontexts und ihrer Bedeutungszuschreibungen zu verstehen – wir erfassen also die höher komplexen Schichten in der biopsychosozialen Hierarchie. Deshalb können wir die immunologischen Folgen von auf die Person einwirkenden Stressoren gut identifizieren. Und wenn Sie nun wissen wollen, was Sie persönlich immungesund oder immunkrank macht, könnten Sie in Zukunft keine physiologischen Werte mehr brauchen, sondern müssten sich darüber bewusst werden, was Sie emotional bewegt, im Guten wie im Schlechten.

Umdenken und Wandlung stehen noch aus

Die Ergebnisse der Integrativen Einzelfallstudien werfen bereits heute viele Fragen an die Vertreter des biomedizinischen Ansatzes auf, die sie mir eigentlich beantworten müssten. Meine Studien stellen die Ergebnisse ihrer Forschung an vielen Stellen infrage, doch es kommt keine Reaktion darauf. Bislang waren sie an keinem wirklichen Gespräch interessiert. Möglicherweise schmerzt sie der notwendige Paradigmenwechsel zu sehr.

Naturgemäß kann auch ich in meiner Arbeit und meiner Beschreibung unserer Arbeitsergebnisse nicht ohne das Äquivalenzprinzip auskommen. Ich nehme ebenfalls die Worte, Bilder und Vorstellungen, die in meiner Forschung und meinen Publikationen auftauchen, nicht aus dem luftleeren Raum, sondern aus dem – insbesondere sozialen – Leben, so wie ich es wahrnehme. Aber: Da ich mit dem »Life as it is lived«-Ansatz viel näher am wahren sozialen Leben forsche, benötige ich zur Beschreibung der Ergebnisse deutlich weniger das Äquivalenzprinzip. Je ökologisch valider der Forschungsansatz und die Ergebnisse sind, desto weniger Verzerrung gibt es also durch das Äquivalenzprinzip.

Für ein sinnvolles Weiterkommen in der Medizin wäre aus meiner Sicht in jedem Fall wegen der nun einmal gegebenen erkenntnistheoretischen Fallstricke ein ergebnisoffener Austausch dringend nötig und eine Öffnung der weltumspannenden schulmedizinischen Blase für mehr Ganzheitlichkeit und damit Nähe zum Menschen, so wie er sein Leben tatsächlich lebt.

Was bedeutet das alles für Ihr Immunsystem?

Sie wissen jetzt, dass Sie mit Ihrem Immunsystem einen sechsten Sinn haben – und dem dürfen Sie vertrauen. Meine Kritik am biomedizinischen Paradigma nimmt Ihnen bestenfalls die falsche Ehrfurcht vor der gängigen Medizin, deren Vertreter nicht von ungefähr kritisch-satirisch oft als »Götter in Weiß« bezeichnet werden. Deren Blick auf Sie und Ihr Immunsystem reduziert Sie bei genauerer Betrachtung auf so etwas wie eine Maschine, was nicht böse gemeint ist: Forschung, Lehre und Praxis in der Medizin sind heute nach diesem Menschenbild angelegt, sodass die Mediziner kaum anders können, als dem zu folgen.

Was ich Ihnen auf den letzten Seiten geschildert habe, stellt einen wesentlichen Lebensbereich vom Kopf auf die Füße. Sie wissen jetzt nämlich (oder haben hier bestätigt gefunden), dass die primär wirksamen Faktoren für Gesundheit, Krankheit und Genesung nicht in den Molekülen und Genen zu finden sind, sondern es sind psychische und psychosoziale, gesellschaftliche und kulturelle Faktoren. Auf die haben Sie nicht immer einen Einfluss, aber das Wissen um ihre Macht gibt Ihnen mehr Möglichkeiten, gut für sich selbst zu sorgen. Die weiteren Kapitel werden Sie darin noch bestärken und Ihnen auch einige praktische Hinweise mitgeben. Gespräche mit Ärztinnen oder Ärzten können Sie fortan selbstbewusster gestalten und im Bewusstsein halten, dass diese aus ihrer Sicht der Dinge denken und handeln, die nicht die alleinige Wahrheit für sich beanspruchen kann, sondern von vielfältigen Interessen geleitet ist. Im besten Fall können Sie mehr von Ihrer Individualität dabei einbringen, was Diagnose und Behandlungsplan sinnvoll beeinflussen kann, und sich um Parameter außerhalb des rein Physisch-Medizinischen aktiv selbst bemühen. Mit dem Wissen, dass Ihr Organismus immer für Sie arbeitet, gemäß dem, was ihm im Zusammenspiel mit den angebotenen psychischen und sozialen Faktoren möglich ist.

DAS PSYCHISCHE IMMUNSYSTEM

Wenn es bedeutsam wird

Was schwächt Sie im Leben? Was bereitet Ihnen Sorgen? Wovor haben Sie Angst? Was macht Sie regelrecht krank? Und was umgekehrt gibt Ihnen Kraft, verleiht Ihnen Stärke und Durchhaltevermögen? Was lässt Sie aufblühen? Was bringt Ihnen Freude? Was gibt Ihnen Zuversicht und Lebensmut?

Lassen Sie diese Fragen mal einen Moment lang auf sich wirken. Und dann frage ich Sie: Aus welchem Bereich kamen Ihre Antworten? Worum drehten sie sich? Und wie oft haben Sie beim Reflektieren über diese Fragen an mikrobielle Krankheitserreger gedacht? An Viren, Bakterien, Pilze und dergleichen? Wahrscheinlich gar nicht, oder?

Wenn es Ihnen so geht wie mir oder Menschen, denen ich solche Fragen gestellt habe, dann kamen ihre Antworten aus einem anderen Bereich als dem der Mikroben. Sie kamen eher gar nicht aus der Welt des Physischen, sondern aus dem Feld der Psyche und des Sozialen. Sie berühren, so könnten wir sagen, eine Ebene von »Immunsystem«, die wir bislang noch gar nicht gebührend betrachtet haben und die unseren Untersuchungsgegenstand erneut ausweitet: das psychische Immunsystem. Die Ebene von Immunsystem, bei der es sowohl aufseiten der Abwehr als auch der Angreifer um Psychisches geht.

Mit dem behavioralen haben wir ein Immunsystem kennengelernt, das zum Einsatz kommt, damit wir uns gar nicht erst infizieren und das physiologische Immunsystem nicht auf den Plan treten muss. Nun klettern wir biopsychosozial eine Ebene höher und kommen zum psychischen Immunsystem. Hier sind wir bestrebt, unsere Psyche zu stärken respektive nicht zu schwächen, damit unser physiologisches Immunsystem wiederum so stark bleiben kann, dass es problemlos mit mikrobiellen Erregern umgehen kann. Diese Beschreibung ist zunächst ganz klassisch psychoneuroimmunologisch gedacht, denn wir wissen ja aus dieser Forschungsdisziplin, dass psychische Stressoren die biologische Immunabwehr schwächen und umgekehrt psychisches Wohlbefinden sie stärkt. Wir reden damit immer noch von mikrobiellen Gefahren. Doch auch die Angreifer können im biopsychosozialen Modell eine Ebene mit nach oben klettern. Schauen wir uns das genauer an.

Psychische Infektionsherde

Die »Angreifer« kommen, wenn wir von einem psychischen Immunsystem sprechen, nicht mehr nur aus dem biologisch-stofflichen, sondern aus dem psychischen oder, genauer gesagt, aus dem psychosozialen Bereich. Sie liegen genau dort, wo Sie mit hoher Wahrscheinlichkeit auch Ihre Antworten auf meine obigen Fragen gefunden haben. Was schwächt Sie und macht Sie richtiggehend krank? Typischerweise sind das Umstände wie Stress, Streit, Beziehungskonflikte, emotionale Gewalt, Unsicherheiten im Blick auf die Zukunft, Lügen, schlechte Nachrichten und so fort. Was stärkt und beflügelt Sie andererseits? Ruhe und die Möglichkeit zu regenerieren, ein erfülltes Miteinander, Genuss, Freude am Tun, gute Optionen im Leben, Sinnhaftigkeit, Gründe für Zuversicht, echte Gestaltbarkeit Ihrer Lebensumstände, Kreativität und so fort.

Ist all das gegeben, was Sie stärkt, bei weitgehender Abwesenheit von dem, was Sie schwächt, fällt es Ihnen auch physisch leichter, gesund zu bleiben und mit Erkrankungsgefahren, wie eben auch Mikroben, besser umzugehen. Sie fühlen sich zudem weniger vulnerabel, sodass Sie weniger Angst vor Infektionen und Krankheiten allgemein haben und sogar das behaviorale Immunsystem weniger arbeiten muss. Sie wissen einfach, dass Sie mit den unterschiedlichen Herausforderungen leichter umgehen können, und wagen deshalb auch mehr.

Das durch physische Ausgeglichenheit gestärkte physiologische Immunsystem ist allerdings ein nachgelagerter Effekt in unserem Netzwerk des Lebens, in dem keine Ebene allein für sich steht und solitär agiert. Die eigentliche Aufgabe des psychischen Immunsystems liegt in der Abwehr von all dem, was uns psychisch stresst und schwächt. Und damit betreten wir in unserer Betrachtung des Immunsystems ein neues Plateau. Bislang haben wir unsere Abwehr immer breiter aufgestellt gesehen: zunächst wie gewohnt biologisch-physiologisch, dann über das Sickness Behavior in ihrem Einfluss auf Empfinden und Verhalten, anschließend behavioral, indem unser Verhalten den physiologischen Immunkämpfern Arbeit abnahm. Die Angreiferseite blieb immer die gleiche: mikrobielle Erreger, stoffliche Pathogene in Miniaturform.

Wenn wir selbst biopsychosozial organisiert sind, ist es unsere Umwelt aber genauso. Und so stehen wir nicht nur unterschiedlichen materiell-stofflichen Gefahren gegenüber, die von außen kommen oder in uns entstehen können, sondern ebenso psychischen und sozialen. Ihre Antworten auf meine eingangs gestellten Fragen haben das bereits gezeigt und zweifellos war es Ihnen schon vor der Lektüre hier geläufig, nur dass Sie es wahrscheinlich nicht mit dem Immunsystem in Verbindung gebracht haben. Aber Sie kennen typische »psychische Infektionsherde«, genau genommen »psychosoziale Infektionsherde« wie Beziehungsstress, Streit, gewaltvolle Kommunikation, Trennungen, Leistungsdruck und dergleichen. All diese psychischen beziehungsweise psychosozialen Infektionsherde haben, wie die biologischen Infektionsherde, zum Teil immense Wirkungen auf unser physiologisches Immunsystem, wie die PNI eindrucksvoll belegt.

Was aber macht diese Angreifer wirksam? Wie uns immunologisch relevante Gefahren auf der physischen Ebene nicht allen gleichermaßen gefährlich werden können, trifft dies auch auf der psychischen Ebene zu. Mikroben treffen bei jedem Individuum auf ein Milieu, das maßgeblich darüber entscheidet, ob und wie stark es erkrankt. Sie erinnern sich: »Die Mikrobe ist nichts, das Milieu ist alles.« Auf der psychischen Ebene bestimmt ebenfalls das Milieu über das Ausmaß der in diesem Fall »psychischen Infektion«, es sind dabei aber etwas andere Faktoren zentral. Auf dieser Ebene kann die eine Person eine Scheidung völlig aus der Bahn werfen, während eine andere befreit und voller neuer Zuversicht daraus hervorgeht. Hier kann den einen Menschen ein Konflikt im Beruf zu Boden werfen, während sich ein anderer gekonnt wieder fängt und die Situation als Chance zur persönlichen Weiterentwicklung nutzt. Es kann eine angespannte politische Lage den einen in Sinnlosigkeits- und Ohnmachtsgefühle treiben, während sich ein anderer davon weitgehend unbeeindruckt zeigt und ein Dritter zwar alarmiert ist, aber Lösungsmöglichkeiten zumindest für sein persönliches Leben ersinnt und umsetzt.

Wie Sie beim Lesen dieser nur kurz angetippten Beispiele merken, spielt immer ein dichtes Gefüge an Umständen und Prägungen, an Charakterqualitäten und situativen Details in die Art und Weise hinein, wie ein Mensch auf psychischen Stress reagiert. Eine entscheidende Rolle kommt dabei der Bedeutung zu, die wir dem Stressor und allgemein verschiedenen Faktoren des Lebens beimessen. Bedeutung ist etwas Nichtstoffliches, kann aber auch mit einem wissenschaftlichen Blick kaum erkannt werden, der allein auf das Verhalten eines Menschen zielt. Bedeutung geht viel tiefer, sie wird in Teilen vom Unterbewusstsein gespeist und kann, insbesondere wenn sie bewusst gemacht wird, eine Wirkkraft in uns entfalten, mit der wir sprichwörtlich Berge versetzen können. Wenn es um das Wohl unserer Kinder geht beispielsweise, wenn wir ein Herzensprojekt verfolgen oder eine äußerst widrige Situation durchzustehen haben und wissen, warum wir das schaffen wollen. Denken Sie hier an die schier übermenschliche Stärke, die ein Viktor E. Frankl haben musste, der ungefähr drei Jahre in Konzentrationslagern war und dabei immer wusste: Er muss überleben, um der Welt von dem berichten zu können, was hier geschah. Und es gelang ihm nicht nur das, er wurde zu einem außergewöhnlichen Vorbild an Stärke für zahllose Menschen, die später seine Bücher lasen.[43] Bedeutung, Sinn und daraus erwachsende Resilienz können so etwas möglich machen. Ein höchst intaktes psychisches Immunsystem, könnten wir auch sagen.

Üblicherweise sind die Stressoren, mit denen wir zu tun bekommen, weniger existenziell (oder sie sind es auf andere Weise). Die Bedeutung für den Einzelnen jedoch ist in jedem Fall wichtig. In unseren Integrativen Einzelfallstudien haben wir mehrfach zeigen können, dass bedeutsame Ereignisse im Leben eines Menschen komplexe psychophysiologische Veränderungen hervorrufen können, insbesondere im Immun- und Hormonsystem. Von der Ferne betrachtet, können es unauffällige Ereignisse sein, nicht der Rede wert für einen Außenstehenden. Worauf es aber ankommt, ist die Bedeutung, die die betreffende Person selbst diesem Vorfall oder dieser Begegnung oder was es auch sei, beimisst. Und damit sind wir mittendrin im Thema »Individualität und Psyche«.

Berührung und Bedeutung als Medizin

Für die Medizin ist das psychische Immunsystem natürlich fundamental – oder sollte es zumindest sein. Die meisten von uns kennen es aus eigener Erfahrung, wie sehr es uns stärken kann, wenn wir eine gute Beziehung zu einem Arzt oder einer Ärztin haben. Oftmals reicht ein Moment der wirklichen Begegnung, in dem wir Mitgefühl spüren, in dem wir uns gesehen fühlen, in dem uns nicht nur so dahingesagt Mut gemacht wird, in dem uns etwas empfohlen wird, was wir tatsächlich annehmen können. Ein solcher Moment in der Beziehung zwischen Arzt und Patient kann aufbauen und sogar messbar einen wesentlichen Schritt in Richtung Heilung bedeuten. Zweifellos spielen hier Empathie und Mitgefühl hinein, wenn der Arzt sie zu vermitteln versteht. Sie geben uns das wohltuende Gefühl, jemand anderem nicht egal zu sein. Eine vertrauensvolle Beziehung zwischen Arzt und Patient, auch wenn sich die beiden möglicherweise nur dieses eine Mal sehen, ist deswegen so wichtig, weil wir ihr eine Bedeutung geben. Wir fühlen uns nicht nur durch das ehrliche Gesehenwerden in einer ganz basalen Weise bedeutsam, wir geben dem, was dieser Arzt als Behandlung unternimmt, vorschlägt oder verordnet, auch eine Bedeutung. Und die macht den Unterschied, wie wir aus der reichhaltig vorhandenen Placeboforschung wissen.

Placebo und Nocebo

Wenn ein Medikament wirkt, obwohl es gar keine Wirkstoffe enthält und also nur scheinbar ein Medikament ist, dann sprechen wir von einem »Placebo« (vom lateinischen *placebo* für

»ich werde gefallen«). Es wirkt deswegen, weil der Patient oder Proband denkt, es sei ein tatsächliches Medikament, das ihm helfen wird. Es ist die Bedeutung, die der Mensch diesem Stoff gibt, den er einnimmt oder dem er sich anderweitig anvertraut, die eine Wirkung in ihm hervorruft. Das ist millionenfach erforscht worden und zeigt, wie wesentlich die Bedeutung ist, die wir den Dingen, einer Beziehung oder einer wie auch immer gearteten Intervention geben. Sie kann deutlich wichtiger sein als die Intervention auf stofflicher Ebene selbst.

Von einem »Nocebo« sprechen wir im gegenteiligen Fall, wenn ein Stoff, eine Substanz oder etwas Ähnliches unangenehme oder schädliche Wirkungen bei jemandem hervorruft, während aber gar keine Wirkstoffe in diesem Mittel enthalten sind (vom lateinischen *nocebo* für »ich werde schaden«).

Ein des Öfteren zitiertes Beispiel dafür ist ein junger Mann, der an einer Studie teilnahm, die ein neuartiges Antidepressivum testete. In einer Krise wollte er sich das Leben nehmen und schluckte eine Überdosis der Tabletten aus diesem Experiment. Er wurde kurz darauf mit allen Symptomen einer lebensbedrohlichen Vergiftung in die Klinik eingeliefert und die Ärzte bekamen die Werte kaum wieder in den Griff. Dann aber stellte sich heraus, dass dieser Mann in der Placebogruppe war und nichts als Zuckertabletten eingenommen hatte. Keinerlei Wirkstoffe. Sobald er davon erfuhr, normalisierten sich seine Werte.

Dieses Nocebo-Beispiel zeigt, dass allein die Erwartung schädlicher Effekte physische Reaktionen hervorrufen kann, die unter Umständen sogar lebensbedrohlich sind, auch wenn keinerlei wirksame Substanzen im Spiel sind. Es macht einmal mehr deutlich, dass das Stoffliche weniger Einfluss haben kann als die Bedeutung, die wir ihm beimessen.

»Wahnsinnig« bedeutsam

Lassen Sie mich das Thema »Bedeutung« am Beispiel einer eigenen Studie aus dem Bereich der PNI vertiefen. Denn die Bedeutung, von der wir hier sprechen, führt uns auf den Königsweg, um das funktionelle Zusammenspiel psychischer und immunologischer Faktoren sichtbar werden zu lassen. Genau damit führt er uns zugleich in die Ganzheitlichkeit, die so wesentlich für das Verständnis von Gesundheit und Krankheit ist.

In einer unserer Integrativen Einzelfallstudien begleiteten wir in Kooperation mit dem Universitätsklinikum Freiburg eine Frau, die einige Jahre zuvor eine Brustkrebsdiagnose erhalten hatte und mittlerweile als genesen gilt. Allerdings litt sie unter schwerer chronischer Erschöpfung und war depressiv. Die Forschungsliteratur zum Thema »Chronische Erschöpfung nach einer Krebserkrankung« ist uneinheitlich, man weiß schlicht nicht, woher diese schwer belastende Begleitsymptomatik kommt. Wir hatten jedoch einen Verdacht: Könnte es sein, dass eine ständige Angst vor einem Krebsrückfall mit Erschöpfung in einem kausalen Zusammenhang steht? Und könnte es darüber hinaus sein, dass hier das Entzündungssystem eine entscheidende Vermittlerrolle spielt?

In der Tat konnten wir mithilfe unseres Studiendesigns diesen Verdacht bestätigen. Um Ihnen zeigen zu können, wie bei unserer Patientin Krebsangst und Erschöpfung über die Zeit zusammenhängen und darüber hinaus vom immunologischen Geschehen vermittelt werden, möchte ich ein wenig ausholen. Denn die Art, wie wir die Einzelfallstudien durchführen und die Daten auswerten, belegt erst den Bezug zwischen Bedeutung und Immunologie und offenbart auch die Arbeit des psychischen Immunsystems.

Schauen wir auf einige Details, wobei ich für unseren Zusammenhang die Krebsangst unserer Patientin in Bezug zum inflammatorischen Zytokin IL-6, zum Entzündungsmarker Neopterin und zur Erschöpfung setzen möchte. Wir erfassen ja, wie im Abschnitt »Wie also forschen?« dargestellt, eine Vielzahl unterschiedlicher Datensorten, jeweils konsequent über den gesamten Erhebungszeitraum,

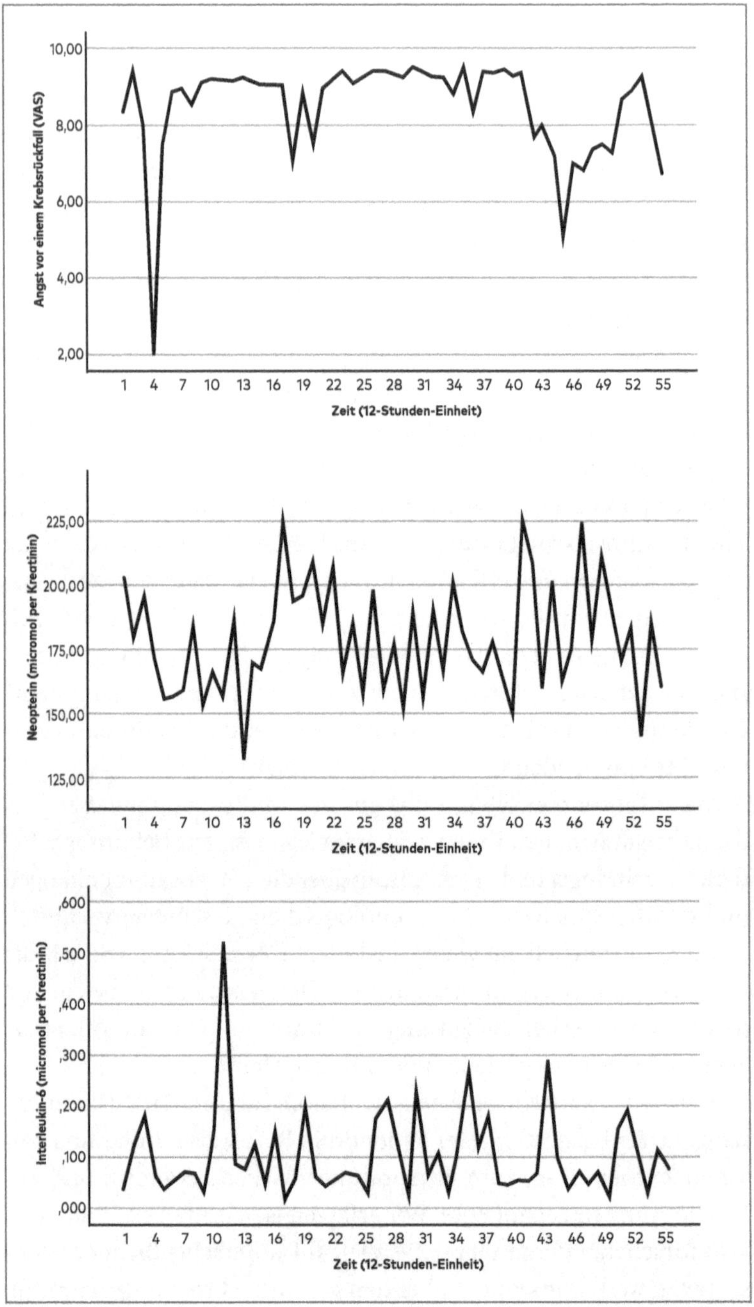
10,00
8,00
6,00
4,00
2,00
Angst vor einem Krebsrückfall (VAS)
1 4 7 10 13 16 19 22 25 28 31 34 37 40 43 46 49 52 55
Zeit (12-Stunden-Einheit)
225,00
200,00
175,00
150,00
125,00
Neopterin (micromol per Kreatinin)
1 4 7 10 13 16 19 22 25 28 31 34 37 40 43 46 49 52 55
Zeit (12-Stunden-Einheit)
,600
,500
,400
,300
,200
,100
,000
Interleukin-6 (micromol per Kreatinin)
1 4 7 10 13 16 19 22 25 28 31 34 37 40 43 46 49 52 55
Zeit (12-Stunden-Einheit)

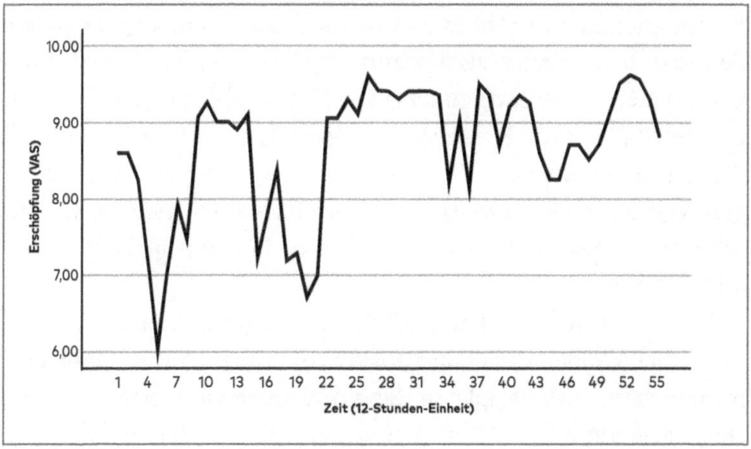

Abb. 8: Integrative Einzelfallstudie einer Frau mit einer zurückliegenden Krebserkrankung: a) Zeitreihe der Krebsangst bei der Patientin, b) Zeitreihe der IL-6-Werte, c) Zeitreihe der Neopterinwerte und d) Zeitreihe der Erschöpfung; jeweils ermittelt alle zwölf Stunden über 28 Tage, insgesamt 55 Zwölf-Stunden-Intervalle.

der im Fall dieser Frau 28 Tage oder 55 Zwölf-Stunden-Intervalle (Lags) lang war. In der Auswertungsphase haben wir dann die Möglichkeit, zahlreiche Zusammenhänge zu untersuchen, also ziemlich jeden Parameter einzeln plus in seiner Beziehung zu allen anderen zu betrachten, und das jeweils über die Zeitdauer der Messdaten hinweg. Dieses Vorgehen ist sehr aufwendig, bringt aber faszinierende, zum Teil völlig neue Einsichten in das komplexe Zusammenspiel psychoneuroimmunologischer Variablen unter alltäglichen Lebensbedingungen hervor.

Für jeden erhobenen Faktor wird zunächst grafisch eine Zeitreihe erstellt, in diesem Fall über die 55 Zeitpunkte, zu denen die Harnproben entnommen und der Fragebogen ausgefüllt wurde. Zeitpunkt für Zeitpunkt wird eingetragen, welche Werte das IL-6 erreichte, welche das Neopterin, wie es um die Angst der Frau vor erneutem Krebs stand, inwieweit sich die Erschöpfung zeigte und viele weitere, die wir hier mal außen vor lassen. In Abbildung 8 sehen Sie die vier Zeitreihen, um die es uns hier geht.

Im nächsten Schritt geht es darum, die Zusammenhänge zwischen den einzelnen Werten zu bestimmen. Dafür werden diese Zeitreihen in einen Bezug zueinander gesetzt. Man spricht hier in der Sprache der Statistik von Kreuzkorrelationen: Wir berechnen, wie stark die Zeitreihen über die Zeit gesehen miteinander zusammenhängen. Wir legen also jeweils zwei Zeitreihen zueinander in statistische Beziehung und prüfen, inwieweit sie in Abhängigkeit voneinander stehen.

Was kann sich dabei zeigen? Beide Parameter beziehungsweise Zeitreihen können signifikant positiv zusammenhängen. Das hieße, immer wenn zum Beispiel in der einen Reihe die Werte ansteigen, steigen sie mit hoher Wahrscheinlichkeit auch in der anderen Zeitreihe an, gleichzeitig oder mit einer bestimmten Verzögerung. Oder sie hängen in negativer Weise zusammen, dann würden Anstiege in der einen Zeitreihe mit Abfällen in der anderen Zeitreihe verbunden sein. Oder es zeigt sich kein signifikantes Muster.

Die Grafik in Abbildung 9 hat unsere vier Parameter nun so aufbereitet, dass sich relativ leicht sehen lässt, was im Zusammenspiel der Faktoren passiert. Am Anfang, beim Blitz in der Grafik, steht die Krebsangst. Dieser Punkt markiert Lag 0 und die Grafik beschreibt, was bis Lag 15 folgt. Fünf Lags, also sechzig Stunden, nach dem Auftauchen von Krebsangst ist das Interleukin-6 signifikant abgefallen. Nach acht Lags, also 96 Stunden, ist das Neopterin auf ein hohes Level gestiegen und nach insgesamt zwölf bis dreizehn Lags, 144 bis 156 Stunden, ist die Erschöpfung stark angestiegen. In anderen Worten, immer wenn die Patientin Angst vor einem Krebsrückfall hat, dürfte diese Angst eine Kaskade von psychoneuroimmunologischen Ereignissen triggern, die über die Vermittlung verschiedener Entzündungsfaktoren zu einem Anstieg der Erschöpfung nach insgesamt fast einer Woche führt. Ein hochinteressantes Ergebnis, mit dem sich eine völlig neue Behandlungsoption eröffnet, denn würde man die Angst vor einem Krebsrückfall behandeln, müsste über eine verbesserte Entzündungssituation auch die Erschöpfung reguliert werden.

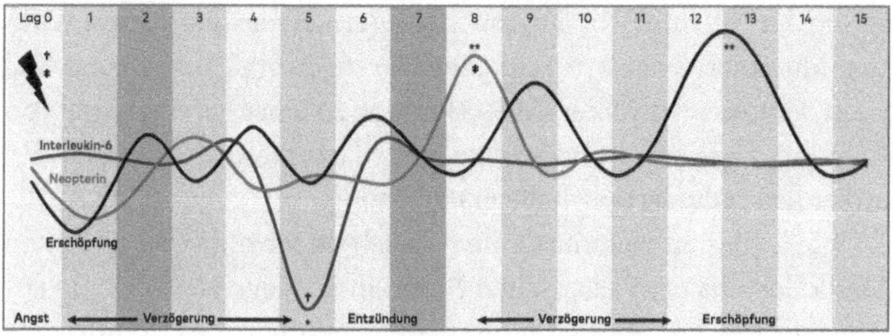

Abb. 9: Diese Grafik zeigt schematisch, was den Momenten in Krebsangst bei unserer Patientin folgt. Nach fünf Zwölf-Stunden-Einheiten (Lags) ist das Interleukin-6 signifikant abgesunken (markiert mit †), nach acht Lags sind das Neopterin (markiert mit ‡) und nach etwa zwölf Lags die Erschöpfung jeweils deutlich angestiegen (Zusammenhang von Interleukin-6, Neopterin und Erschöpfung markiert mit **; grafische Darstellung von Dr. Andreas Brandl).

Das psychische Immunsystem holt Hilfe

Das Besondere an unserer Patientin ist nun, dass sie selbst ein Instrument an der Hand hatte, sich aus solchen negativen Kaskaden herauszuholen. Seit ihrer Brustkrebsdiagnose hat sie nämlich unterschiedliche komplementär- und alternativmedizinische Techniken (wir nennen das »KAM«) in ihren Alltag integriert. Nachdem die schulmedizinischen Behandlungen abgeschlossen waren und der Krebs zurückgedrängt war, verabschiedete sie sich von der Schulmedizin und setzte ihren Weg der Heilung allein mit diesen ganzheitlichen Methoden fort. Es war ihre Entscheidung. Regelmäßig machte sie Tai Chi, Jin Shin Jyutsu, ging zur Physiotherapie, sang in einem Chor und spielte Klavier. Darüber hinaus nahm sie an einem Wochenendseminar für energetisches Heilen teil. Diese Dinge taten ihr gut und sie beschrieb sie teilweise als »wahnsinnig« hilfreich. (Wenn Sie mein Buch *Geometrie der Seele* gelesen haben, kennen Sie diese Patientin bereits und wissen, dass das Wort »wahnsinnig« ein wesentlicher Schlüssel war, um auf ein Fraktal, also ein »seelengeometrisches« Muster im Selbstheilungsprozess dieser Frau zu stoßen.) In unserer Studie haben wir neben dem bereits Beschriebenen auch nachweisen können, dass diese Interventionen nicht nur in der Eigenwahrnehmung der Patientin, sondern auch körperlich messbar positiv wirkten. Mit einer typischen zeitlichen Verzögerung kam es jedes Mal nach dem Ausüben einer KAM-Methode zu einer Verringerung von Entzündungswerten und sogar eines Markers für den Brustkrebs, außerdem reduzierte sich die Erschöpfung.

Wie ist das zu werten? Ohne dass ich diesen teilweise sehr alten Methoden aus dem asiatischen Raum ihre eigene Heilwirkung absprechen möchte, war es für unsere mitteleuropäische Patientin ganz sicher auch die Bedeutung, welche sie diesen Aktivitäten, die sie für sich entdeckt hatte, beimaß. Über ihre Psyche und ihre Begeisterung (»wahnsinnig«) war sie in der Lage, bis hinunter in die Körperzellen Veränderungen hervorzurufen. Sie konnte damit – psychisch immunaktiv – Verstimmungen vertreiben und der Fatigue entgegenwirken. Das psychische Immunsystem tat seine Arbeit.

Und noch etwas war interessant: IL-6 gilt in der schulmedizinischen Forschungsliteratur als ungünstig und negativ, weil es zu den klassischen Sickness-Behavior-Trigger-Molekülen gehört. Wir aber haben nun in unserer Studie gesehen, dass diese Einschätzung so nicht haltbar ist. Sie greift zu kurz. Was kein Wunder ist, wenn man sich überlegt, dass kaum eine Studie der herkömmlichen Art über so lange Zeiträume in engen Abständen und unter höchst naturalistischen Bedingungen Daten erhebt und sie in funktionale Beziehung mit Begleitsymptomen einer Krebserkrankung setzt, wie unser Design das erlaubt. Bei unserer Patientin offenbarte sich das IL-6 entgegen den üblichen Erwartungen als ein »guter« Marker. Es hat eine Schutzfunktion.

Bei unserer Probandin zeigt sich das IL-6 nämlich gegenläufig zur Erschöpfung – was heißt, dass es die Erschöpfung verringert. Ebenso gegenläufig verhält es sich übrigens zum Krebsmarker, den wir auch gemessen haben, was wiederum bedeutet, dass IL-6 positiv zu sehen ist, denn der Krebsmarker ist es sicherlich nicht. Ähnlich das Verhältnis zu KAM, also zu den gesundheitlichen Interventionen, die der Frau so guttun: Gehen die KAM-Werte nach oben (praktiziert sie diese Methoden also), geht der Krebsmarker nach unten, ebenso die Werte des Neopterin als Entzündungsmarker. IL-6 geht aber hinauf, was man üblicherweise nicht erwarten würde. Es verhält sich gegenzyklisch. Es verringert zudem die Erschöpfung und muss damit als ein Gesundheitsfaktor angesehen werden – was ziemlich ungewöhnlich ist, in unseren Studien aber konsequent immer wieder gezeigt wird.

Ein solcher Unterschied zu den Ergebnissen der bis heute vorherrschenden Methoden rührt maßgeblich aus dem Faktor des »Life as it is lived« und der damit verbundenen methodischen Berücksichtigung der Faktoren »Bedeutung« und »Zeit«: Wir lassen dem Leben der Klienten während der mindestens einmonatigen Untersuchung weitgehend freien Lauf und kontrollieren es kaum. Genau dadurch können psychoneuroimmunologische Faktoren ihre wirklichen funktionalen Charakteristika entfalten. Dies ist weder in den streng kontrollierten, künstlichen Laboruntersuchungen noch in den RCT-Studien mit ihren wenigen Messzeitpunkten und standardisierten Vorgehensweisen möglich. Die wissenschaftliche Berücksichtigung des dynamischen Zusammenspiels von bedeutungsvollen Ereignissen und biochemischen Parameterveränderungen unter Bedingungen des gelebten Alltags schafft völlig neue Erkenntnisse zu den psychoneuroimmunologischen Funktionszusammenhängen innerhalb einer Person. Dies eröffnet wiederum neue ganzheitliche Therapieoptionen für Erkrankungen, die bis dato als nicht therapierbar galten. Dies müsste – so mein großer Wunsch, eigentlich mittlerweile eine dringende Forderung – endlich von der herkömmlichen medizinischen Wissenschaft wahrgenommen und in ihren eigenen Arbeiten berücksichtigt werden.

Gelungene Mensch-Tier-Interaktion

Eine zweite unserer Studien, die ich nur kurz anreißen möchte, wird insbesondere Hundeliebhaber aufhorchen lassen. Es ist die Integrative Einzelfallstudie einer 59-jährigen Patientin mit rheumatoider Arthritis, also einer Autoimmunerkrankung. Bei der Auswertung der gesammelten Daten zeigte sich, dass insbesondere die Interaktion der Frau mit ihrem Hund Einfluss auf ihre gesundheitliche Situation hatte. Speziell ist hier wieder das Neopterin hervorzuheben – der Entzündungsmarker, der insbesondere bei einer Rheumapatientin möglichst niedrig sein sollte. Steigt er an, deutet das auf Entzündungen hin, die bei ihr sehr ungünstig sind.

Wenn die Frau nun während der dreißigtägigen Studie (sechzig Zwölf-Stunden-Intervalle oder Lags) eine bestimmte Art des Trainings mit ihrem Hund absolvierte – nämlich ein Personensuchtraining, das dem Hund und ihr eine konzentrierte Zusammenarbeit abverlangte –, hatte das jeweils eine signifikante und dabei zeitverzögerte Auswirkung auf die Neopterinwerte. In Abbildung 10, die die entsprechende Kreuzkorrelation zeigt, ist das zu erkennen.

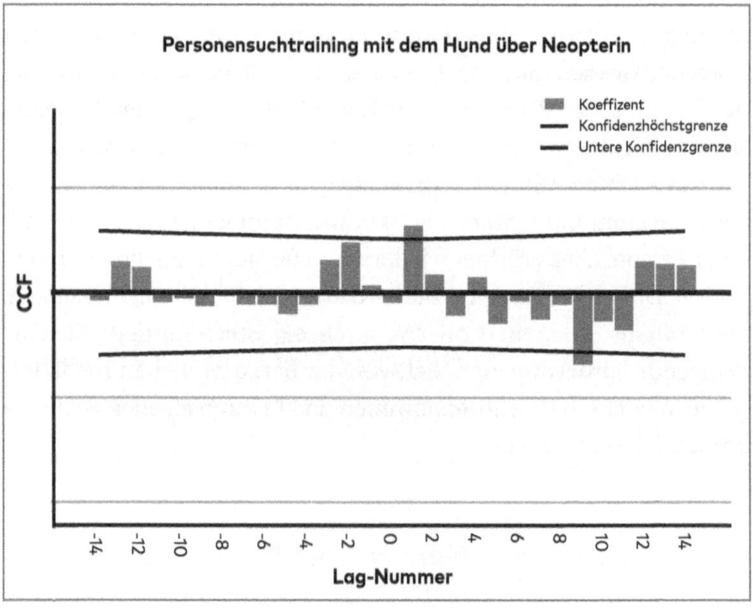

Abb. 10: Diese Abbildung ist eine andere Weise, unsere Kreuzkorrelationen darzustellen. Sie zeigt die Kreuzkorrelation zwischen der Zeitreihe des Personensuchtrainings der Probandin mit ihrem Hund und dem Neopterinspiegel im Urin. Die Balken stellen die Ausprägung des Neopterinspiegels vor (Lag –14 bis Lag –1) und nach (Lag +1 bis Lag +14) einer Personensuchtrainingseinheit mit dem Hund dar. Signifikant sind die Balken, die über die leicht gebogenen Linien den Konfidenzintervallen hinausreichen. Hier also bei Lag +1 (positive Korrelation) und Lag +9 (negative Korrelation).

Signifikant positiv ist die Korrelation bei Lag 1 und auffallend negativ bei Lag 9. Das bedeutet, dass der Neopterinspiegel 12 bis 24 Stunden nach einer Personensuchtrainingseinheit außergewöhnlich anstieg und 108 bis 120 Stunden nach dem Ereignis wieder deutlich abfiel. Innerhalb des ersten Tages nach der als bedeutsam und auffällig anregend erlebten Kooperation mit ihrem Hund ging der Neopterinwert also jedes Mal nach oben, um gute vier Tage später abzusinken. Es zeigte sich somit ein deutlicher stressreduzierender und gesundheitsfördernder Effekt – in unerwarteter Weise. Denn dass das Neopterin zunächst ansteigt, würde man erst einmal als negativ ansehen. Da wir aber die Werte aufgrund unseres Studiendesigns über längere Zeiträume und dynamisch betrachten können, sehen wir die Zyklik: Das Neopterin steigt und sinkt dann ab. Das als bedeutsam erlebte Personensuchtraining mit dem Hund führt also zu einem positiven Gesundheitseffekt, der zeitverzögert eintritt.

Auch hier wurde übrigens ein Zyklus offenbar, der dem von gesunden Probanden entgegensteht. Bei diesen würde das Neopterin kurz nach dem als positiv erlebten Ereignis abfallen, um dann später wieder anzusteigen. Bei Patienten mit einer Autoimmunerkrankung aber ist es umgekehrt: Erst kommt der Anstieg und dann der Abfall. Dies gehört ebenfalls zu den Phänomenen, die mit den üblichen Laborstudien und RCT-Untersuchungen nicht erfasst werden können.

Dass die Bedeutung, die ein Individuum einem Faktor beimisst, einen großen Einfluss haben dürfte, macht auch folgender Befund deutlich: War die Patientin mit ihrem Hund »nur« spazieren, zeigten sich keine signifikanten Effekte auf das Neopterin. Allein das anspruchsvollere und seltenere Personensuchtraining, das sie in den Fragebögen und Interviews mit Gefühlen von Stolz und Zufriedenheit verband, brachte sie hervor.

Nicht mehr messbares Glück

Nach diesen doch recht anspruchsvollen Analysen will ich Ihnen die Nachricht einer früheren Studienteilnehmerin nicht vorenthalten, die anekdotisch illustriert, wie gut das Wissen aus unseren Einzelfallstudien auch im Alltag präsent und sehr hilfreich bleiben kann.

Sie schreibt: »Lieber Herr Schubert, seit Donnerstagabend sind wir Oma & Opa. Unsere Emma, wunderputzig, 1860 Gramm leicht, gesund und pfiffig, ist auf der Welt. Sooo ein wundervolles Gefühl. Wäre es noch während der Studie gewesen, hätte es wahrscheinlich die Messskala zerrissen.«

Psychisch immunstark

Schauen wir nach diesem Blick auf zwei Integrative Einzelfallstudien neu, wohin wir unsere Überlegungen mit dem aktuellen Wissen bringen können. Psychisches Immunsystem heißt, so hatten wir festgestellt, dass wir uns auf psychischer Ebene wehren und stärken – gegen »Angreifer«, die ebenfalls auf der psychischen Ebene lauern. Auch hier können wir wieder, ähnlich wie beim behavioralen Immunsystem, eine aktive und eine reaktive Vorgehensweise unterscheiden. Reaktiv beginnt das psychische Immunsystem zu arbeiten, wenn wir einen Angriff auf dieser Ebene erleben. Bei Streit versuchen wir uns zu wehren oder das Gegenüber zu besänftigen. Bei Leistungsstress versuchen wir, die Zähne zusammenzubeißen und durchzukommen, oder wir suchen das Gespräch mit dem Chef beziehungsweise der Chefin oder kündigen. Bei einer politisch verunsichernden Lage versinken wir immer tiefer in den Nachrichtenkanälen unserer Wahl – in der Hoffnung, irgendwo etwas Entspannendes zu finden, oder wir lernen eine Meditationstechnik, um besser abschalten und die Welt auch mal Welt sein lassen zu können.

Die Reaktionsweisen sind individuell sehr unterschiedlich und werden vom »Milieu« bestimmt: von unseren Vorerfahrungen, Prägungen und dem, was für uns Bedeutung hat: Ist uns Harmonie beachtenswert oder eher Durchsetzungsstärke? Wollen wir uns schnell einfach nur besser fühlen oder eine dauerhaft tragfähige Lösung finden? Ist uns Sicherheit bedeutsam oder Freiheit und Selbstbestimmung? Und so fort. Sie sehen schon jetzt: Das psychische Immunsystem ist wesentlich komplexer als das physiologische, weil die Faktoren, die seine Aktivität bestimmen, deutlich vielschichtiger und individueller sind. Und auch die Art, wie es agiert, ist genau das: vielschichtiger und individueller. Vor allem aber spielt beim reaktiven (ebenso wie beim proaktiven) psychischen Immunsystem das Unbewusste mit hinein, von dem wir, wie der Name schon sagt, nichts wissen und auf das wir zunächst kaum Einfluss haben.

Nicht reaktiv, sondern proaktiv arbeitet das psychische Immunsystem, wenn wir uns um eine gute Resilienz bemühen, wenn wir also so leben, dass wir psychisch und körperlich möglichst gesund bleiben, wenn wir auftretende Herausforderungen gut meistern können, aus echten Krisen leicht wieder herausfinden und gestärkt daraus hervorgehen. In diesem Sinne gehört eine Lebensgestaltung zum proaktiven psychischen Immunsystem dazu, die es einerseits vermeidet, dass wir allzu oft in Krisen geraten, und die andererseits eine gewisse Art von Handwerkszeug dafür aufbaut, wenn es doch passiert. Dazu kann gehören, dass wir lernen, gut mit unseren Gefühlen umzugehen, dass wir bestimmte Formen von Stressabbau praktizieren, möglicherweise regelmäßig Coaching- oder Achtsamkeitskurse besuchen und dergleichen mehr.

All diese Schritte, die uns psychisch stärker und krisenfester machen, sorgen wie nebenbei dafür, dass es uns auch körperlich meist besser geht – eine Lebenserfahrung, die die meisten Menschen teilen dürften. Welcher Art aber die Interventionen sind und in welchem Maße sie zum Einsatz kommen, ist individuell höchst unterschiedlich. Auch hier spielt die Persönlichkeit in all ihren höchst ausdifferenzierten Facetten, geprägt von unzähligen Erfahrungen und den daraus innerlich bewusst oder unbewusst gezogenen Schlüssen, eine entscheidende Rolle. Zudem bringen die einen aus ihrem Umfeld der ersten Lebensjahre ein praktiziertes Grundverständnis der Selbstfürsorge mit, während sich andere damit deutlich schwerer tun.

Nicht immer günstig reguliert

Beim physiologischen Immunsystem sind wir es zumindest als Gesunde gewohnt, dass es einfach gut funktioniert, vielleicht nicht immer optimal, aber es verrichtet seine Arbeit. In manchen Zeiten sind wir anfälliger als in anderen, was auch an der An- oder Abwesenheit von psychischen und sozialen Stressoren liegt, mit denen wir hin und wieder nicht gut umgehen können und die uns, wie die PNI sehr gut weiß, mehr oder weniger anfällig für Krankheiten machen. Allerdings können sich die Abwehrmechanismen auch gegen uns selbst richten: auf körperlicher Ebene in Form von Autoimmunerkrankungen (zu denen kommen wir im nächsten Kapitel), auf der psychischen Ebene in Form von Autoaggressionen.

Beim psychischen Immunsystem ist es sehr auffallend, dass es zwar in allen von uns angelegt ist, aber in sehr unterschiedlichem Maße funktioniert. Es kann uns auf dieser Ebene sehr leicht in Regulationsmechanismen führen, die nicht günstig für unser Leben sind. Dann gehört es möglicherweise zum Umgang mit einem psychischen »Aggressor« wie Leistungsstress, dass wir uns angewöhnt haben, zu rauchen oder uns allabendlich mit einer Flasche Wein wieder in die Ruhe zu bringen. Oder dass wir Streit suchen, sobald uns von jemandem ein Spruch erreicht, der uns triggert, der also etwas in uns wachruft, was wir als Angriff wahrnehmen, weswegen wir psychisch immunaktiv werden. Wir haben bestimmte, meist unbewusste Abwehrmechanismen für vermeintliche oder reale psychische Angreifer und diese Mechanismen können sich auch gegen uns selbst richten. Im Kapitel »Das soziale Immunsystem« werde ich auf sie zu sprechen kommen. Sie könnten auch hier in diesem Kapitel behandelt werden, denn letztlich kann man Psychisches und Soziales nicht trennen. Psychisches entsteht durch Begegnung und so werden auch die Abwehrmechanismen durch Begegnung, durch Interaktion mit anderen aktiviert. Um eine gewisse Übersichtlichkeit in unserem ohnehin sehr vielschichtigen Thema »Immunsystem neu gedacht« zu bewahren, habe ich psychisches und soziales Immunsystem in getrennten Kapiteln gefasst und steigere innerhalb dessen weiter die Komplexität – in der Absicht, den vielen Ebenen, Schichten, Systemen und Subsystemen gut gerecht zu werden. Letztlich könnte ich dem »psychosozialen Immunsystem« ein umfangreiches eigenes Buch widmen. In unserem Rahmen hier kann ich längst nicht auf alle Details hinweisen und nicht alle der unzähligen spannenden Gedankenfäden weiterspinnen. Ich möchte mich auf einige wesentliche Eckpunkte beschränken, um Ihnen ein möglichst hilfreiches Bild zu vermitteln, wie unser Immunsystem neu gedacht werden kann.

Lebenslange Anpassungsleistung

In der Forschung gibt es zwar einige Wissenschaftler, die auf das psychische Immunsystem verweisen, letztlich aber kaum über das Behaviorale hinausgehen. Der Psychologe Stanley Jack Rachman beispielsweise beschreibt das psychische Immunsystem in zwei Hauptfunktionen: schützend und heilend.[44] Er führt aus, dass es uns über angelernte Mechanismen vor Gefahren schützt, die nicht mehr nur auf der biologischen Ebene liegen, sondern auch auf der psychischen. Sie schützen uns beispielsweise vor Überforderung und Stress, vor Streit, indem wir deeskalieren und Ähnliches. Und die von mir oben proaktiv genannten Handlungsweisen führt er an, die dafür sorgen, dass wir auch längerfristig resilient und stabil bleiben können. Speziell hebt er den Einfluss kognitiver Methoden hervor, um die es uns gleich noch gehen wird, wenn wir uns im Fachbereich der Positiven Psychologie umschauen und dort ganz lebenspraktisch werden.

Phil Hiver stellt am Beispiel von Lehrern, die er interviewte und untersuchte, mögliche Wege dar, wie das psychische Immunsystem unseren Weg begleiten kann.[45] Lehrer sind einem hohen sozialen Stress ausgesetzt, wenn sie Tag für Tag mit Schulklassen zu tun haben. Nicht von ungefähr gehört ihr Beruf zu denjenigen mit einem hohen Burn-out-Risiko. Hiver ist der Frage nachgegangen, was die Lehrer, die chronisch krank werden oder kündigen, von denen unterscheidet, die ein so stabiles und flexibles psychisches Immunsystem entwickeln, dass sie lebenslang dranbleiben und ihre Arbeit am Ende wirklich schätzen und darin aufgehen. Beide Gruppen erleben Momente in ihrem Beruf, in denen sie von Störungen und Herausforderungen, meist in der Auseinandersetzung mit Schülern oder Eltern (die soziale Ebene), aus der Bahn geworfen werden. Bisher gewohnte Strategien ihrer Kommunikation greifen nicht. Sie fühlen sich angegriffen, verletzt, bloßgestellt und können damit nicht adäquat umgehen.

In der zweiten Phase, dem sogenannten Coupling, versuchen sie, eine Bewältigungsstrategie zu entwickeln, die der neu erfahrenen Schwierigkeit angemessen ist. Scherzhaft sagt hierzu einer der interviewten Lehrer: »Aufgeben und heimgehen!« Sein tatsächlicher Umgang mit den grenzwertigen Situationen war oft, zu Hause für sich laut zu schreien oder auf Kissen einzuschlagen, um mit der Wut fertigzuwerden. In dieser Phase sind die Reaktionen meist nicht ausgereift – eher ist es eine mehr oder weniger verzweifelte Suche nach einer Lösung.

Für diejenigen, die dranbleiben und eben nicht »aufgeben und heimgehen«, folgt über kurz oder lang die Phase der Neuausrichtung. Sie können die Art von Situation analysieren, verstehen und sogar zu kontrollieren lernen. Ihr psychisches Immunsystem stärkt sich, sodass sie nun dieser Art von Triggern nicht mehr so leicht anheimfallen. Die Interviewten sprechen davon, dass es sich gelohnt hat, durch die Schwierigkeiten hindurchzugehen und sich weiterzuentwickeln – persönlich und als Lehrkraft.

In der abschließenden vierten Phase stabilisieren sich die adaptierten Umgangsweisen mit den entsprechenden Herausforderungen und werden Teil der neuen Persönlichkeit der Lehrer. Sie selbst sind reifer und erfahrener geworden und damit erfolgreicher im Umgang mit Schülern, Eltern, aber auch allgemein in sozialen Gefügen. Eine Frau erzählte beispielsweise, dass sie mittlerweile als eine solche erfahrene und durchaus weise Lehrerin Störungen, die sie früher völlig aus dem Konzept gebracht hätten, einfach Störungen sein lasse und sich auf die Fortführung des Unterrichts konzentriere – was die Klasse schließlich mitziehe. Auch hier sind die zunächst negativen Einflüsse am Ende hilfreich auf dem Weg unserer Weiterentwicklung. So wie es wohl auch die Viren auf unserem evolutionären Weg stets waren und sind. Immer neu wird unser Immunsystem auf den verschiedenen Ebenen herausgefordert und lernt dabei und reift immer weiter.

Das Leben bringt uns natürlich nicht nur im Lehrberuf stetig ausreichend Gelegenheit, speziell unser psychisches Immunsystem zu trainieren. Genau darauf können wir uns auch vorbereiten und es damit unterstützen. In einem Buch kann ich naturgemäß nicht im Sinne des »Life as it is lived« vorgehen und Sie bei seinen reaktiv nötigen Einsätzen beraten. Aber ich möchte im Folgenden kurz darauf eingehen, was Sie proaktiv für die Stärkung Ihres psychischen Immunsystems tun können. Insbesondere in diesem Bereich gibt es sehr viele Möglichkeiten, für sich selbst stärkend aktiv zu werden, und zweifelsohne nutzen Sie bereits Ihre eigenen, auch wenn Sie sie bislang kaum als Aktivitäten im Sinne Ihres Immunsystems betrachtet haben. Es sind immer die Dinge, von denen wir merken: Das tut mir gut. Die oben beschriebene Probandin unserer Einzelfallstudie spürte intuitiv sehr genau, welche Aktivitäten ihr »wahnsinnig« gut halfen. Und unsere Forschung bestätigt ihre Intuition. Psychoneuroimmunologisch bewies sich einmal mehr, dass eine starke Psyche auch ein starkes physiologisches Immunsystem bedingt.

Positive Psychologie: Resilienz und Selbstwirksamkeit

Sie kennen es garantiert: Wenn Sie eine gute Nachricht erreicht, steigt sofort Ihre Stimmung, Sie fühlen sich leichter, unbeschwerter, zuversichtlich. Wenn Sie genauer hinschauen, dürften Sie bemerken, dass Sie plötzlich allgemein positivere Gedanken im Kopf haben. Und wenn man physische Immunparameter messen würde, dürften sich auch diese ins Positive verändert haben. Nicht unbedingt gleich, aber sicher mit einer bestimmten zeitlichen Verzögerung, wie unsere Integrativen Einzelfallstudien zeigen. Aus vielen Arbeiten der Psychoneuroimmunologie wissen wir, dass sich die einzelnen Systeme und Subsysteme unseres Organismus jederzeit gegenseitig darüber informieren, was sie jeweils wahrnehmen, erleben und tun, und dass sie sich darüber auch gegenseitig beeinflussen.[46] Und im Fall eines positiven Inputs auf psychischer Ebene geht eine Welle an Positivität durch das gesamte Wesen Mensch.

An der Stelle können wir ganz praktisch werden. Denn Erkenntnisse dieser Art geben uns viele Möglichkeiten an die Hand, Einfluss auf unser Befinden und unsere Gesundheit zu nehmen. Sie müssen nicht darauf warten, dass Sie eine überraschend gute Nachricht erhalten, die Ihnen dann gute Gefühle und optimale Immunwerte beschert. Es gibt heute speziell im Bereich des Coachings und der Persönlichkeitsentwicklung, aber auch der klassischeren Therapieformen unzählige Methoden und Techniken, diese Positivkaskade im eigenen Inneren aktiv und bewusst selbst auszulösen. Ja, es gibt sogar einen Wissenschaftszweig der Psychologie, nämlich die Positive Psychologie, die sich in den 1980er-Jahren etabliert hat und all das genauer erforscht und den Menschen zugänglich macht, was uns aufblühen lässt. Die dort verorteten Forscherinnen und Forscher fragen nicht, wodurch wir krank werden, was uns kaputt macht und was uns leiden lässt – wie es in der Medizinwissenschaft überwiegend passiert –, sie fragen, was unser Leben gelingen lässt und welche Eigenschaften Menschen entwickelt haben, die selbst durch widrigste Umstände hindurch ein erfülltes Leben für sich und ihre Lieben gestalten konnten.[47] Sie stehen damit auch in der Tradition der Salutogenese, wie sie der Medizinsoziologe Aaron Antonovsky entwickelte. Die Faktoren Verstehbarkeit, Gestaltbarkeit und Bedeutsamkeit sind darin wesentlich für unser Gesundbleiben auch während schwieriger Phasen.

Resilienz – der entscheidende Faktor

Worüber wir hier insbesondere beim psychischen Immunsystem sprechen, ist Resilienz: eine Kraft in uns, die bestenfalls immer stärker und vielschichtiger wird, während wir im Leben unsere Erfahrungen machen.

Resilienz ist in der ursprünglichen Begriffsbedeutung die Fähigkeit eines Ökosystems oder Materials, nach Belastungen oder Druck wieder in seinen vorherigen Zustand zurückzukehren. Übertragen auf uns Menschen, beschreibt Resilienz die Fähigkeit, nach krisenhaften Belastungen zu regenerieren und wieder gesund, stabil und ausgeglichen zu sein.

Schauen wir uns beispielhaft eine zentrale praktische Anregung aus der Positiven Psychologie an, die Sie sofort selbst nutzen können. Dort empfiehlt man gern ein sogenanntes Positiv-Tagebuch, manchmal auch »Dankbarkeits-« oder »Glückstagebuch« genannt. Das heißt nichts anderes, als dass man jeden Abend mindestens fünf Dinge notiert, die gut gelaufen sind (vielleicht besser als gedacht), die berührend waren, bei denen Dankbarkeit spürbar wird, die vielleicht sogar Glücksmomente waren. Jeden Tag aufs Neue schreibt man solche Ereignisse, Begegnungen oder inneren Regungen auf und lenkt das eigene Denken und Empfinden damit auf das, was gut ist, positiv, stimmig, überraschend schön. Der Effekt ist eine enorme Selbststärkung und Ausrichtung auf Ressourcen und Geglücktes. Selbst bei Patienten mit einer Depression konnten hier sehr gute Erfahrungen in Richtung Stimmungsaufhellung gemacht werden, oft allerdings erst im Zusammenspiel mit psychotherapeutischer Arbeit, die durch selbstfürsorgliche Handlungen nicht ersetzt werden kann.

Dass eine so simple selbstfürsorgliche Intervention wie ein Positiv-Tagebuch dennoch derart großartige Wirkungen zeigen kann, lässt sich gut damit erklären, dass die einzelnen Bereiche unseres Wesens über eine gemeinsame biochemische Sprache im Austausch stehen und sich damit nicht nur Gefahren schnell »herumsprechen«, sondern auch das Positive, wenn es denn von einer der verschiedenen Ebenen unseres Wesens in den Fokus gerückt wird. Genau das können wir bewusst unterstützen, indem wir in einem unserer Subsysteme positive Impulse setzen – im Mentalen.

Ein Alltagsimpuls

Probieren Sie ein solches Positiv-Tagebuch gern aus. Reflektieren Sie jeden Abend, was Sie tagsüber erlebt haben, und notieren Sie sich die Ereignisse, die für Sie eine positive Bedeutung haben. Das können schöne Momente in einer Beziehung sein, besonders freundliche kleine Begegnungen, die Sie gefreut haben, kleinere oder große Erfolge in irgendeinem Bereich Ihres Lebens, gute Nachrichten aus Ihrem Umfeld oder der großen, weiten Welt oder vielleicht auch Alltägliches, das Ihnen neu bewusst wurde und Sie dankbar macht.

Eine solche Praxis hat sehr viele Vorteile, wie man in der Positiven Psychologie weiß. Vor allem lenkt sie Ihren Blick auf das Schöne in Ihrem Leben, während wir doch sonst oft vor allem auf das schauen, was nicht so funktioniert, wie wir es gern hätten. Im Bewusstsein des kleinen Rituals an jedem Abend dürften Sie bereits über den Tag hinweg mehr Positives wahrnehmen. Wenn Sie sich am Abend eines miesen Tages, an dem nichts so richtig lief, dazu bringen, dennoch nach den Rosinen zu suchen, werden Sie höchstwahrscheinlich immer welche finden und dem Tag damit rückwirkend noch eine schönere Färbung verleihen. Und Sie haben jederzeit die Möglichkeit, in Ihrem Positiv-Tagebuch zu blättern, sich an Geglücktes zu erinnern und auch damit wiederum Ihre Stimmung zu heben. Wenn Sie dranbleiben, wird sich Ihre Gestimmtheit auch langfristig heben und das wiederum dürfte sich auch in Ihren physiologischen Parametern niederschlagen, da die psychische Ebene eng mit ihr kommuniziert und kooperiert. Auch Ihre unterschiedlichen Beziehungen, die ja oftmals den Stoff für die Einträge in Ihr Positiv-Tagebuch liefern, können sehr davon profitieren, dass Sie sich immer wieder auf das Schöne und Kostbare im Miteinander besinnen und es damit verstärken.

Dass unterschiedliche Formen der Selbstfürsorge einen unmittelbaren Einfluss auf die Parameter im Körper haben, die mit Gesundheit und Genesung in Zusammenhang stehen – sinkende Entzündungswerte beispielsweise –, zeigen auch unsere Integrativen Einzelfallstudien immer wieder. Biologisches, Psychisches und Soziales profitieren gleichermaßen davon, weshalb man hier auch von einer Positivspirale und einem Aufblühen des Menschen spricht.[48]

Langfristige Lebensgestaltung

Neben alltagspraktischen Interventionen gibt es die Ebene der langfristigen Entwicklung unserer Persönlichkeit und unseres Lebens, auf der wir häufig Ereignisse ausmachen können, die uns psychisch besonders immunstark gemacht haben. Wenn Sie in Ihrem eigenen Leben zurückschauen, können Sie vielleicht so eine Phase entdecken, in der Sie eine Art neues Plateau erreicht haben, eine neue Ebene an Kraft, an Selbstwirksamkeitserfahrung, vielleicht sogar so ein Gefühl des Nach-Hause-Kommens. Die Resilienz ist gestärkt worden und Sie fühlen sich von da an dem Leben viel besser gewachsen, haben vielleicht ein paar alte Muster hinter sich gelassen und mehr Selbst-Bewusstsein im eigentlichen Wortsinne entwickelt – alles Zeichen, die auf ein erstarktes psychisches Immunsystem schließen lassen.

Auch dieses Immunsystem wird uns nicht vollständig ausgewachsen gleich am Lebensanfang mitgegeben, sondern entwickelt sich mit unseren Erfahrungen, hier eben Erfahrungen im Psychischen und im Sozialen. Wir bilden und füttern lebenslang auch ein psychisches Immungedächtnis: Wir erfahren etwas, lernen daraus und werden beim nächsten Mal mit weniger Stress oder Krankheit auf ähnliche Reize reagieren. Mit unserer Lebensgestaltung können wir hier besonders offensichtlich selbst etwas für unsere (psychische) Immunstärke tun.

Schauen Sie doch einmal zurück in Ihrem Leben und machen Sie eine Zeit aus, von der Sie sagen würden: Dort habe ich diese erstarkte Resilienz für mich wahrgenommen. Für mich kann ich ganz eindeutig sagen, es war die Zeit, als ich für die Forschung nach Amerika gegangen bin, geheiratet habe und wir das Nest für die Familie vorbereiteten. Ich hatte lange Jahre das Muster – ein Fraktal, wie Sie gleich noch sehen werden –, dass ich mit vielen Lebensschritten immer etwa fünf Jahre hinter den anderen her hing. Und jetzt gab es in mir die Kraft, wirklich meinen Weg zu gehen. Das alte Muster war von dieser Zeit an aufgehoben. Ich fühlte mich mit der neu entstehenden Familie zu Hause, in meiner Kraft angekommen und auch auf meinem beruflichen Weg mit mehr Selbstbewusstsein unterwegs, ohne die früheren Zwänge, unbedingt dieses und jenes erreichen zu müssen. Aus diesen psychischen und sozialen Faktoren heraus stärkte sich mein Selbst. Dies gelang zweifellos auch deshalb, weil ich zuvor eine langjährige Psychoanalyse gemacht hatte, was in der Ausbildung zum ärztlichen Psychotherapeuten Voraussetzung ist. Nun konnte mein Leben auf einem stark gewordenen Fundament zu gedeihen beginnen. Weitere Herausforderungen blieben selbstverständlich nicht aus, doch ich fühlte mich ihnen gewachsen. Seither erlebe ich mein psychisches Immunsystem als stabil – und natürlich hat es sich immer noch weiter entwickelt. Wir lernen unentwegt dazu und all unsere Erfahrungen fließen in diesen Bereich mit hinein.

Expressives Schreiben

Auch das Schreiben kann eine stärkende und sogar therapeutische Funktion erfüllen, wenn es persönlich gehalten wird wie beim Tagebuchschreiben. Wichtig ist, dass die Inhalte bedeutsam für Sie sind, vielleicht aus biografischer Sicht. Bevor Sie etwas in Worte fassen können, müssen Sie es durchdacht haben: eine Art der Verarbeitung, die Unbewusstes bewusst macht und Zusammenhänge verdeutlicht, die daraufhin neu geordnet werden können.[49]

Wenn Sie es ausprobieren möchten: Nehmen Sie sich für mindestens drei aufeinanderfolgende Tage jeweils ungefähr 15 Minuten Zeit, setzen Sie sich in Ruhe hin und beginnen Sie, über Ihre Gedanken und Gefühle zu schreiben, die Sie mit schwierigen oder sogar traumatischen Ereignissen verbinden. Sie können auch über ein anderes emotional sehr wichtiges Thema schreiben, das Ihr Leben begleitet und beeinflusst hat. Gehen Sie wirklich tief in Ihre Gedanken und Gefühle hinein und flechten Sie auch Ihre Beziehungen zu anderen Menschen, zu Ihrem Partner oder Ihrer Partnerin, zu Freunden oder Verwandten ein. Sie können sich beim Schreiben fragen, wie Sie Ereignisse aus Ihrer Vergangenheit mit Ihrer heutigen Lebenssituation verbinden, wie Sie Ihren eigenen Weg einschätzen und wie Sie sich aufgrund Ihrer vergangenen Erfahrung heute sehen. Sie können formulieren, was Sie sich für Ihre Zukunft vorstellen und wie Sie gern wären.

Sie brauchen sich dabei nicht darum zu kümmern, dass der Text in irgendeiner Weise richtig oder schön oder gut wird. Notieren Sie einfach, was aus Ihnen herausfließt. Ohne Unterbrechung, bis die Zeit zu Ende ist.

Behandeln Sie den Text vertraulich. Sie müssen ihn niemandem zeigen. Es geht nur um den Prozess des Schreibens selbst und um die Erfahrung, die Sie dabei im Kontakt mit Ihrer emotionalen Seite machen.

Noch ein Wort zur Psychotherapie

Ich halte sehr viel von der Psychotherapie, wenn sie als tiefenpsychologische Analyse angelegt ist. Auch eine solche Psychotherapie kann zu den Unternehmungen gehören, mit denen wir unser psychisches Immunsystem stärken. Reaktiv kann sie erfolgen, weil wir mit akuten Schwierigkeiten im Leben umzugehen lernen müssen. Oder wir arbeiten proaktiv auf, was in der Vergangenheit und vor allem in den ersten Lebensjahren an mehr oder weniger Ungünstigem für unsere Entwicklung geschehen ist. Diese Art der intensiveren Selbsterfahrung halte ich für sehr wertvoll. Es ist, als würden wir das psychische Immunsystem auf dieser Ebene von altem Müll und alten Mustern freiräumen, damit es endlich wirklich in unserem Sinne arbeiten kann.

Als ärztlicher Psychotherapeut weiß ich um das enorme Heilungspotenzial des psychotherapeutischen Arbeitens, das sich auf psychisches Erleben, auf Beziehungserleben, Alltagserleben bis hin zu positiven körperlichen Veränderungen und Genesung im ganzheitlichen Sinne erstrecken kann. Im Wesentlichen ist es eine Arbeit an Beziehung – sie verändert den Blick auf die Beziehung zu frühen Bezugspersonen im Leben und verwandelt damit auch die Art und die Kompetenz, aktuell Beziehung zu leben, was immer die Beziehung zu sich selbst einschließt. Die psychoneuroimmunologische Forschung zeigt deutlich auf, wie sich »normales« ebenso wie »gestörtes«, aber eben auch psychotherapeutisch verändertes Beziehungserleben körperlich über die verschiedenen immunoneuroendokrinen Funktionsschleifen darstellt, sich also in Reaktionen des Immunsystems, des Nervensystems und der Hormone widerspiegelt. Der großartige Tennisprofi Novak Djokovic, der ein großer Freund der PNI ist, antwortete einmal auf die Frage, was die mentale Gesundheit unterstützt, damit, dass wir wirklich versuchen sollten, emotional zu verstehen, wer wir sind, was unser Hintergrund ist, die Geschichte unserer Erziehung. Das sei ziemlich komplex und erfordere genauso viel Anstrengung wie die körperliche Anstrengung, die ein Sportler aufbringt.[50]

Wir wissen heute, dass Psychotherapie in der Lage ist, grundlegend und korrigierend in körperliche Muster einzugreifen, die aus der Balance geraten sind, und damit maßgeblich auch zur Heilung psychosomatischer Erkrankungen beitragen kann. Wie weit der Begriff der »Psychosomatik« dabei gefasst werden darf, ist wiederum eine zusätzliche Diskussion wert. Aus meiner Sicht ist die Psyche immer beteiligt, selbst bei einem Unfall kann man sich – zumindest im Nachhinein, sobald die grundlegende ärztliche Versorgung angelaufen ist – möglichen Mitursachen auf dieser Ebene zuwenden. In meinem Buch *Geometrie der Seele* beschreibe ich beispielsweise eine Patientin, bei der Unfälle ein wiederkehrendes und einem bestimmten zeitlichen Muster folgendes biografisches Element darstellten, was uns in den psychotherapeutischen Gesprächen auf eine wesentliche Spur in Richtung ihrer Persönlichkeitsentwicklung brachte.[51] Genau solche Muster, nämlich Fraktale, sind auch für unser Neu-Denken des Immunsystems relevant, wie Sie gleich sehen werden.

Ein Ausflug zur »Geometrie der Seele«

Wir hatten dem Bild des Immunsystems auf seiner psychischen Ebene insbesondere das Element der Bedeutung hinzugefügt. Brian Broom spricht als ganzheitlich denkender und arbeitender Psychotherapeut von einer »symbolischen Bedeutung« einer Krankheit (*meaning-full disease*), »um Phänomenen einen Namen zu geben, in denen eine körperliche Erkrankung wie eine somatische Repräsentation der Lebenserfahrung oder ›Geschichte‹ eines Patienten erscheint. ›Bedeutungs-voll‹ meint hier, dass eine Störung oder Erkrankung der spezifische Ausdruck persönlicher Erfahrung und Bedeutungen ist und nicht bloß das mechanistische Endergebnis einer Verknüpfung zwischen Psyche oder Gehirn zum Immunsystem und anderen Aspekten des Körpers. Viele Patienten mit bedeutungs-vollen Erkrankungen scheinen mit ihrer Erkrankung anschauliche Repräsentationen ihrer gelebten Erfahrung in vielfältigen Dimensionen ihres Menschseins darzustellen, sodass die herkömmlichen kausalen, dualistischen und linearen psychosomatischen oder somatopsychischen Erklärungsmuster diesen Patienten und ihren klinischen Krankheitsbildern nicht gerecht werden.«[52]

In seinen die These illustrierenden Fallbeispielen beschreibt Broom dann beispielsweise eine Rheumapatientin, in deren Schilderungen mehrfach Selbstähnlichkeiten (mein Begriff dafür) zwischen physischen Beschwerden und psychischen Zuständen auftauchen. In den psychotherapeutischen Sitzungen bei Broom schilderte sie unter anderem die »Festgefahrenheit« ihrer Ehe, ihr »Angebundensein wie an ihre Eltern«, dass sie nicht »in die Gänge komme«. Sie fühle sich wie in einer »Spurrille« festhängend. Und all das, während sie körperlich aufgrund der rheumatoiden Arthritis starke Bewegungseinschränkungen erlitt, also auch hier in gewisser Weise »festgefahren« und »angebunden« war. Im Laufe der Therapie bei Broom trennte sich die Patientin dann von ihrem Mann und einige Zeit später berichtete sie von einem deutlichen Nachlassen der Schmerzen und der anderen Symptome. Als sie Fesseln auf der sozialen Ebene ihres Seins löste, wurde sie offenbar auch körperlich wieder freier und damit gesünder.

Was Broom »bedeutungsvolle Krankheit« nennt, kommt dem nahe, was ich als »Fraktal« bezeichne – angelehnt an das von Benoît Mandelbrot erstmals untersuchte geometrische Phänomen, das ich auf unser Menschsein übertragen habe. Mein Buch *Geometrie der Seele* ist ganz diesem Thema gewidmet und hier möchte ich es kurz streifen, da es uns auch in unserer erweiterten Betrachtung des Immunsystems weiterhelfen kann.

Fraktale in der Geometrie

In Mathematik und Geometrie schien es lange nichts anderes als glatte und perfekt geformte Elemente zu geben: Linien, Dreiecke, Kreise und so weiter. Dann kam der unkonventionelle Mathematiker Benoît Mandelbrot und brachte Natürlichkeit und Lebendigkeit hinein, indem er feststellte: »Die Kurven, welche keine Tangente besitzen, sind die Regel, und die höchst regelmäßigen Kurven, wie der Kreis, sind zwar sehr interessante, aber ganz spezielle Fälle.«[53] Sie sind nicht das, was das Leben ausmacht. Leben ist nicht perfekt geformt und mit Absolutheit regelmäßig und berechenbar. Was Mandelbrot ein paar Jahrzehnte früher durchlebte, klingt ein bisschen nach dem Kampf, wie ich ihn heute mit der herkömmlichen Medizin austrage, finden Sie nicht?

Mandelbrot widmete sich dem Unscharfen statt dem Exakten, dem Selbstähnlichen statt dem Immergleichen – und damit dem, was Mathematik und Geometrie spannend macht statt langweilig: so spannend wie das Leben selbst, wenn wir es nicht in Schablonen zu pressen und über mehrere Individuen hinweg zu mitteln versuchen. Er entdeckte auf diese Weise ein faszinierendes geometrisches Phänomen: die Fraktale. Es sind wiederkehrende Muster, die sich selbstähnlich, aber nicht exakt gleichen und sich innerhalb einer größeren Einheit mehrfach im Kleinen erneut finden.

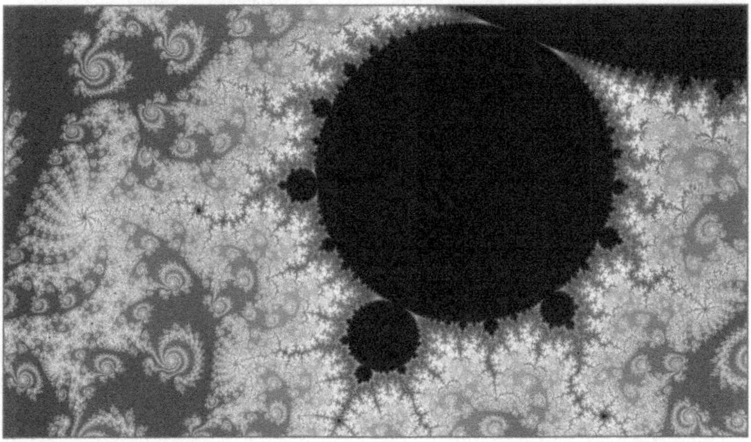

Abb. 11: So kann Naturwissenschaft aussehen: Diese sogenannte Mandelbrotmenge kommt heraus, wenn die Formel $f(z) = z^2 + c$ viele Male angewendet wird. Diese faszinierende Gestalt wird auch als »Fingerabdruck Gottes« bezeichnet.

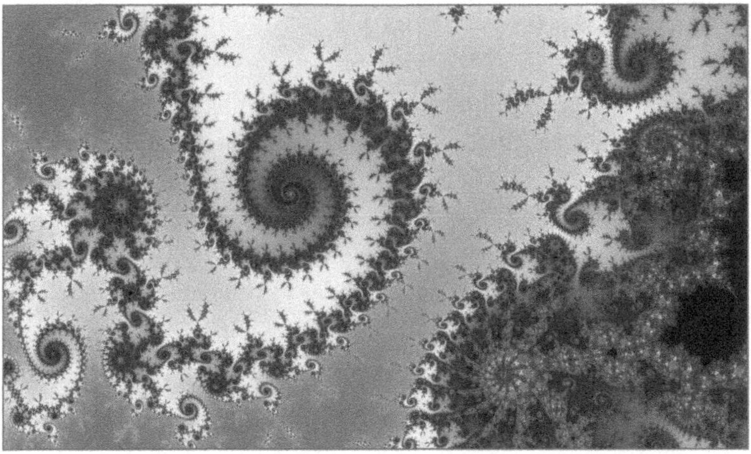

Abb. 12: In die Mandelbrotmenge lässt sich beliebig tief hineinzoomen – ein unfassbar schönes Spiel an Formen voller Individualität und doch Selbstähnlichkeit.

Auf mich wirkt die Mandelbrotmenge wie eine geometrische, wissenschaftlich berechnete Darstellung dessen, was wir in der Natur bestaunen, wenn wir eine Landschaft betrachten, eine Pflanze oder ein Tier. Es gibt Regelmäßigkeiten, es werden Naturgesetze befolgt – und doch bleibt nichts als fasziniertes Schweigen, wenn wir wirklich hinschauen. Es ist höchst komplex und zugleich ganz einfach. Natürlich einfach. Und so sagte Mandelbrot: »Eine wahre Flut an Wundern tut sich mittels einfacher Regeln auf, die sich wiederholen – ohne Unterlass.«[54] In der simplen Formel $f(z) = z^2 + c$ steckt das Wunder der abgebildeten Mandelbrotmenge: Das Ergebnis der einfachen Berechnung $z^2 + c$ wird neu in die gleiche Gleichung eingebracht. Heute per Computer millionenfach:

$$z_2 = z_1^2 + c$$
$$z_3 = z_2^2 + c$$
$$z_4 = z_3^2 + c$$
$$z_5 = z_4^2 + c$$
$$z_6 = z_5^2 + c$$
$$z_7 = z_6^2 + c$$
$$z_8 = z_7^2 + c$$

und so weiter.

Das einfachste Beispiel für Fraktale ist ein Laubbaum: Betrachten Sie ihn im Ganzen, sehen Sie seine Form. Betrachten Sie einen dicken Ast, entdecken Sie, dass er dem Baum als Ganzem gleicht – nicht exakt, aber selbstähnlich. Nun schauen Sie auf einen dünneren Ast, der dem dicken Ast entspringt: Und erneut zeigt sich die Gestalt des Baumes. Ebenso bei einem Zweig und einem Zweiglein. Immer wieder taucht selbstähnlich die Gestalt des Baumes auf.

Fraktale in unserem Sein

Als mir die Fraktale begegneten, war mir intuitiv klar, dass sie in gewisser Weise auch unser Sein beschreiben. Insbesondere als ärztlicher Psychotherapeut hatte ich sehr oft beobachtet, dass Menschen auf den einzelnen Ebenen des biopsychosozialen Modells selbstähnliche Muster entwickeln, ähnlich wie sie Brian Broom bei seiner Rheumapatientin und ihrer »festgefahrenen« Beziehung beschreibt.

Auch hier im Buch sind uns solche Zusammenhänge bereits begegnet. Denken Sie beispielsweise an die Patientin einer unserer Integrativen Einzelfallstudien, die bei bestimmten Interaktionen mit ihrem Hund positive gesundheitliche Effekte erfahren durfte. Es ist auffallend, dass sich das Thema »positive Wirkung beim Interagieren mit Tieren« nicht nur in der Zeit der Studie und des Umgangs mit ihrer rheumatoiden Arthritis zeigte, sondern schon in ihrer Kindheit wichtig war. Ihre ersten Lebensjahre waren von einem schwierigen, von Gewalt gezeichneten familiären Umfeld geprägt. Die Eltern haben viel und heftig gestritten und die Patientin berichtet, dass sie dann oft ihren Bruder umarmte und beide bang warteten, bis das aggressive Gewitter vorüber war. Auch damals schon waren Tiere für sie bedeutsam – als verlässliche Partner, mit denen zusammen zu sein guttat. Sie waren seinerzeit schon ein Zufluchtsort für sie, so wie heute die Interaktionen mit ihrem Hund. Eine Selbstähnlichkeit, die sich durch ihr Leben zieht.

In *Geometrie der Seele* gehe ich mehreren Fallbeispielen aus meiner Praxis mit Blick auf Fraktale nach. Und seit der Veröffentlichung des Buchs sprechen mich tatsächlich Menschen an oder schreiben mir, dass sie ihr eigenes Leben und die Wahrnehmung ihrer Umwelt mit den Informationen über das Fraktale auch in der Psyche und im Sozialen neu sortieren. Sie ordnen zum Beispiel einzelne Gegebenheiten ihrer Biografie und ihres Soseins auf eine neue Weise ein und erkennen bestimmte Muster, was ihnen wiederum die Möglichkeit eröffnet, etwas in ihrem Leben und Erleben zu verändern.

Sie merken sicher: Beziehen wir die Bedeutung und das Unbewusste als wesentlichen Teil der Psyche in die Betrachtung – auch des Immunsystems – ein, wird es komplex und ein wenig verschwommen. Es wird unscharf. Doch werden wir nicht genau damit uns selbst mehr gerecht, als es von Maschinen ausgegebene Werte und Grafiken im Medizinlabor je könnten? »Es gibt im menschlichen Leben in all seiner Vielschichtigkeit keine wissenschaftliche Exaktheit, keine Linearität, keine glatten und idealen Flächen. Wie in der Natur. Es entsteht etwas, zeigt sich aus irgendeiner Tiefe heraus, setzt sich durch mit einer alles andere bezwingenden Notwendigkeit. Auch wir, geprägt vom Unbewussten, haben diese ›Rauheit‹, von der Benoît Mandelbrot in Bezug auf die Natur spricht.«[55]

Fraktale und das Immunsystem

Die typische Selbstähnlichkeit des Fraktalen sehen wir in Bezug auf unser Buchthema hier nicht nur bei einzelnen Menschen, bei denen sich ein gesundheitliches Muster auch auf der sozialen und psychischen Ebene gleichgestaltig abbildet. Ein Fraktal begegnet uns auch im neu gedachten Immunsystem selbst: Durch das gesamte biopsychosoziale Modell zieht sich dabei das Konstrukt Abwehr, zieht sich das Konstrukt Entzündung und zieht sich das Konstrukt der Infektion. Abwehr haben wir auf der biologischen, auf der psychischen und auf der sozialen Ebene. Entzündung haben wir auf allen drei Ebenen und ebenso Infektion. Wir können physiologisch, psychisch oder sozial »infiziert« sein. Denn auch die Angreifer erreichen uns von allen drei Ebenen aus: biologisch in Form von Mikroben, psychisch in Form von emotionalen Stressoren, Streitthemen, Konflikten, Leistungsdruck und Ähnlichem, sozial zudem über den Verlust geliebter Menschen, Trennungen, aber auch über Medieninhalte und Indoktrination im weitesten Sinne (dazu mehr im Kapitel »Das soziale Immunsystem«). Und wie ich schon sagte: Unser biologisches Stresssystem macht keinen Unterschied zwischen materiellen und immateriellen beziehungsweise biologischen und sozialen Stressoren.

Streit und Entzündung

Wenn wir in unserem Alltagserleben genauer hinschauen, finden wir sehr viele völlig natürliche, uns aus der Lebenserfahrung heraus selbstverständliche Zusammenhänge zwischen körperlichen und psychischen Prozessen. Sie sind uns sehr vertraut. Die Natur hat uns als ein System mit vielen Subsystemen ausgestattet, die unentwegt miteinander interagieren, sich gegenseitig informieren und aufeinander abstimmen, immer im Sinne unseres bestmöglichen Überlebens und immer im sozialen Kontext, dessen Subsysteme ihrerseits auf uns wirken und sich von uns beeinflussen lassen. Denn für die Natur ist unser gemeinsames Überleben als Spezies noch relevanter als das der einzelnen Individuen.

Entzündung zieht sich durch alle Ebenen des biopsychosozialen Modells. Nehmen wir einen Streit, in dem Elemente der Bedrohung für unser psychisches Immunsystem enthalten sind: Jemand tut oder sagt etwas, das uns triggert, ärgert, quält. Bei uns kann das mehr oder weniger starke Aggressionen und Wut auslösen. Wir schützen uns dann nicht mehr nur vor jemand anderem, sondern wir wehren ihn ab, wir stoßen ihn zurück. Unsere ganze Energie richtet sich in dem Moment gegen diesen anderen, gegen das, was er sagt oder tut. Wir entzünden uns auf psychischer Ebene, um das als Gefahr Wahrgenommene abwehren zu können. Es ist selbstähnlich einer körperlichen Entzündung, nun aber auf einer psychosozialen Ebene. Und auf der körperlichen Ebene sind derweil auch Veränderungen in Richtung Entzündlichkeit nachweisbar.

Fraktalmedizin – ein völlig neuer Ansatz

Auf meiner Tagung »Psychoneuroimmunologie im Lauf des Lebens«, die ich alle zwei Jahre in Innsbruck abhalte, sprach mich einmal nach meinem Vortrag, in dem Fraktale eine Rolle spielten, Frau Sigrid König an, die ehemalige Vorständin des BKK Landesverbands Bayern. Sie fühlte sich von den Fraktalen zu einer Idee inspiriert, die ich auch schon hatte: dass man künftig möglicherweise gar keine biochemischen Messungen mehr brauche, um eine physiologische Erkrankung zu diagnostizieren. Wenn wir die sozialen und psychologischen Zusammenhänge gut zu dechiffrieren lernen, könnten wir aus den Ergebnissen auch auf körperliche Zustände schließen und dabei bestenfalls nicht nur bestehende, sondern auch drohende Erkrankungen bemerken. Wenn wir beispielsweise feststellen, dass jemand seine Wut nicht offen ausdrücken kann und sie möglicherweise unbewusst gegen sich selbst wendet, könnte das auf eine Autoimmunerkrankung hindeuten, ohne dass wir erst die entsprechenden Autoantikörper messen müssten.

Eine solche Diagnostik setzt, insbesondere beim medizinischen Personal, eine völlig andere Sicht auf das Menschsein voraus, als wir sie gegenwärtig im Mainstream kennen. Sie erfordert, dass wir spüren können, dass wir intuitiv sind, auf unser Bauchgefühl achten und seine Hinweise verstehen können. Und dass wir jedes Gegenüber als ein biopsychosoziales Wesen wahrnehmen und nicht als eine Art Maschine, in der letztlich nur ein paar neuronale und biochemische Aktivitäten stattfinden. Sie sehen wieder einmal, welche Tragweite es hat, wenn wir scheinbar Altbekanntes neu denken.

Immunkonditionierung

Lassen Sie mich an dieser Stelle von einem wirklich beeindruckenden Experiment[56] berichten, das Angelika Buske-Kirschbaum durchgeführt hat und das auch mit der eben beschriebenen Idee einer Fraktalmedizin zusammenhängt. Es basiert auf dem weithin bekannten

»Pawlow'schen Hund«, von dem Sie sicherlich schon gehört haben. Kurz beschrieben: Wenn ein Hund etwas zu fressen sieht, erfolgt ein Speichelreflex; das heißt, der Speichel beginnt zu rinnen. So bereitet sich der Organismus des Hundes auf die sicherlich gleich nötige Verdauungsaktivität vor. Der russische Verhaltensforscher und Nobelpreisträger Iwan Petrowitsch Pawlow hat nun Anfang des 20. Jahrhunderts einem Hund immer gleichzeitig etwas Fressbares in Aussicht gestellt und mit einer Glocke einen Ton erklingen lassen. Das Fressen wurde sichtbar, der Glockenton erklang – und beim Hund begann der Speichel zu fließen. Nach einigen Wiederholungen reichte es dann bereits aus, nur die Glocke zum Klingen zu bringen, um den Speichelfluss in Gang zu setzen. Es brauchte keine Präsentation von Futter mehr. Der Hund war konditioniert und ging als »Pawlow'scher Hund« in die Wissenschaftsgeschichte ein.

Angelika Buske-Kirschbaum übertrug dieses Experiment nun auf den Bereich des Immunsystems und arbeitete mit Studenten statt mit Hunden. Ihnen verabreichte sie eine Spritze mit Adrenalin, also einem Katecholamin, einem Neurotransmitter, der unter anderem dafür sorgt, dass die natürlichen Killerzellen aktiv werden. Sie kennen sie spätestens aus dem Kapitel »Das biologische Immunsystem« als lebenswichtige Akteure im Kampf gegen Viren von außen oder Krebszellen im eigenen Organismus. Die Adrenalinspritze erhöhte messbar deren Zahl und Aktivität.

Gekoppelt wurde dieser Reiz in dem Experiment damit, dass die Studenten ein Brausebonbon erhielten. Es prickelt intensiv im Mund und löst damit einen starken, deutlich spürbaren Reiz aus. Nach etwa vier Tagen, an denen das Prozedere jeweils wiederholt wurde, reichte es aus, das Brausebonbon zu geben, und die natürlichen Killerzellen verstärkten ihre Zahl und Aktivität. Die Spritze war gar nicht mehr nötig. So wie beim Hund der Glockenton genügte, um den Speichelfluss anzuregen – ganz ohne Präsentation von Futter.

Wir müssen aus diesen Ergebnissen schlussfolgern, dass das Immunsystem über neuroimmunologische Verbindungen offenbar gelernt hat, beim Prickeln des Brausebonbons die Immunaktivität hochzufahren. Gewissermaßen der Idee folgend, beim Reiz des

Brausebonbons lieber zu reagieren, da dieser ja sonst auch mit etwas verbunden war, was diese Aktivierung nötig machte, nämlich die Spritze mit Adrenalin. Das Experiment zeigt klar die Verbindung zwischen Außenwelt, Nervensystem und Immunsystem. Es demonstriert damit auch die große Macht der Psyche auf unseren Körper, denn Kombinationen aus zwei Reizen, von denen am Ende auch einer bereits für eine physiologische Veränderung ausreicht, können wir unendlich viele finden.

Wenn diese Zusammenhänge weiterverfolgt werden, wird ein interessantes Zukunftsszenario deutlich: Es dürfte am Ende des Tages nicht mehr nötig sein, Medikamente mit all ihren Nebenwirkungen zu verabreichen. Ein Brausebonbon wird ausreichen, wenn es für die Person zuvor mit einer Heilwirkung kombiniert und verbunden wurde. Es gibt bereits weitere vielversprechende Experimente, die genau in diese Richtung gehen. Behandlung und Diagnose, wie wir zuvor gesehen haben, könnten sich von der Maschinenmedizin entkoppeln und näher ans Menschliche rücken.

Eine solche Forschung und schließlich auch Praxis würde die wirtschaftlichen Interessen der gegenwärtigen Pharmaindustrie allerdings empfindlich beeinträchtigen. Könnte das ein Grund dafür sein, dass die meisten Menschen noch nie davon gehört haben und die Studienlage hierzu nach wie vor sehr dünn ist?

Das Individuum, ein Fleisch gewordenes Narrativ

So wie Brian Broom[57] zu dem Schluss kommt, dass sich Medizin an »Geschichten« orientieren sollte, um dem Individuum gerecht zu werden, spreche ich von Fraktalen, was mir noch deutlicher zu machen scheint, worum es uns letztlich beiden geht: Der Mensch mit allem, was ihn ausmacht, muss in Diagnose und Therapie einbezogen sein, damit wirklich Heilung erfolgen kann. Meine Kritik an der Medizin im Kapitel »Weltbilder mit Folgen« hat das sicher bereits deutlich gemacht. Dass wir uns biologisch wie psychisch wie sozial »infizieren« können und dass die auf eine biologisch wie psychisch wie sozial individuell geprägte und aufgestellte Persönlichkeit trifft, hat auch einen entscheidenden Einfluss darauf, wie wir Symptome und Krankheiten ausbilden – und wie wir sie wieder loswerden können. Unser gesamtes Sein ist ein Ausdruck dessen, was wir empfinden, denken, glauben, fühlen, meinen und in uns an Unbewusstem gespeichert haben. Es ist ein fleischgewordenes Narrativ.

Im Sinne der Fraktale können wir sogar unsere Persönlichkeit als einen Immunfaktor betrachten. Manche Menschen erscheinen uns vielleicht herzlos im Umgang mit anderen, doch möglicherweise ist es ihr psychisches oder besser psychosoziales Immunsystem, das ihnen diesen größeren Abstand zu anderen, gerade schwächer auftretenden Menschen gebietet. Es weiß, dass sie mit deren Leid nicht gut umgehen könnten.

Es kann aufschlussreich sein, mit diesem Blick einmal andere zu betrachten, deren Verhalten wir zunächst als negativ bewerten. Und auf der anderen Seite kann es uns dazu führen, unseren eigenen, vielleicht nicht immer ganz schlüssigen Reaktionen auf andere sanfter zu begegnen. Möglicherweise sind es eben auch Ausdrucksweisen unseres psychischen und sozialen Immunsystems, die wir als solche erst einmal anerkennen und schätzen dürfen. Wir befreien uns damit aus Scheinrealitäten. Und damit rutschen wir nun endgültig hinüber ins nächste Kapitel, das Ihnen einige Einblicke ins »soziale Immunsystem« geben wird.

Was Sie für Ihr (biopsychologisches) Immunsystem tun können

Ganz einfach: Sorgen Sie gut für sich. Tun Sie Dinge, die Ihnen guttun, die Ihnen Freude machen, bei denen Sie spüren, dass Sie sich wohlfühlen. Dazu gehört auch ein inneres Aufräumen, wie es mithilfe einer Form von Selbstausdruck gelingen kann, die Ihnen liegt. Das könnten Gespräche über für Sie Bedeutsames mit jemand Vertrautem sein, aber auch Tagebuchschreiben oder expressives Schreiben zu Themen, die für Sie emotional von Belang sind. Achtsamkeitsübungen, Meditation, Yoga, alles, was Sie zu Ihnen selbst führt, hat eine positive Auswirkung auch auf das Immunsystem in seinen unterschiedlichen Ebenen.

Da die meisten von uns im Seelischen größere Baustellen aufweisen, lohnt es sich, auf dem persönlichen Entwicklungsweg professionelle therapeutische Hilfe in Anspruch zu nehmen – in Form einer klassischen Psychotherapie oder eines der vielen verwandten Angebote aus Psychologie oder Spiritualität. Das innere Klären und Aufräumen verwandelt das Leben wie kaum etwas sonst in einer gesunden Weise.

Ein weiterer Rat nach dem hier Angeführten ist wie erwähnt: Schauen Sie genauer hin, wenn Sie sich für – insbesondere abwehrendes – Verhalten selbst kritisieren. Vielleicht zeigt sich darin ein Ausdruck Ihres psychischen Immunsystems, der wertgeschätzt werden sollte. Ihre gesamte Persönlichkeit drückt sich in all Ihren Lebensäußerungen als ein so Gewordenes aus. Die größere Bewusstheit darüber, wie Sie wann worauf reagieren, kann dies mit der Zeit verändern und für Sie hilfreicher machen, wo das nötig ist. Doch zunächst ist es Ausdruck dessen, wer Sie sind, und in sich klug gebaut.

DAS SOZIALE IMMUNSYSTEM

Wenn Beziehung zur Basis
der medizinischen Betrachtung wird

Ich lebe mein Leben in wachsenden Ringen«, schrieb Rainer Maria Rilke um 1899 in seinem gleichnamigen Gedicht. Diese »wachsenden Ringe« kamen mir oft in den Sinn, wenn ich das Immunsystem in der hier beschriebenen Weise neu dachte. Bei Rilke heißt es: »Ich lebe mein Leben in wachsenden Ringen, / die sich über die Dinge ziehn. / Ich werde den letzten vielleicht nicht vollbringen, / aber versuchen will ich ihn.«

Wir sind in unserer Schilderung der »Immun-Ringe«, die sich um den anfangs beschriebenen »Fleck« herum aufspannen, noch längst nicht beim letzten angekommen. Versuchen will ich mich nun in diesem abschließenden Kapitel am Ring des sozialen Immunsystems, das bis in ein kulturelles Immunsystem hineinreicht. Ich werde diesen hier im Buch letzten »vielleicht nicht vollbringen« – oder ehrlicher gesagt: Ich werde ihn ganz sicher nicht vollbringen oder voll bringen können. Es ist nämlich ein sehr großer und weiter, ja eigentlich unendlicher Ring, den ich hier nur anreißen kann, um Sie zum weiteren Nachdenken darüber anzuregen. Begonnen haben wir mit dem »Fleck« des biologischen Immunsystems, umringt vom klar umrissenen Sickness Behavior, um das herum sich die Ringe des behavioralen und schließlich des psychischen Immunsystems ziehen. Es sind Ringe des Neu-Denkens und -Erkennens, die sich hier »über die Dinge«, in unserem Fall über die Immunabwehr, ziehen. Und sie alle sind miteinander verwoben und vernetzt, wie Sie vielleicht an dieser Stelle des Buches bereits sehr deutlich nachempfinden können.

Wir können auch höchst komplexe Phänomene aufgrund unseres bereits erworbenen Wissens und unserer Lebenserfahrung erfassen – nicht allein mental, sondern zudem »gefühlt«, intuitiv. Dieses Wahrnehmen ist ganzheitlich, es bezieht uns als ganzes Wesen ein, so wie sich uns die komplexen Phänomene ebenfalls in ihrer Ganzheit zeigen und auch nur in ihr wirklich erfasst werden können.

Das neu gedachte Immunsystem hat sich mir über Jahrzehnte nach und nach erschlossen. Immer wieder kam eine Ebene, ein Detail eines Zusammenspiels, ein neuer Akteur, ein weiterer »Ring« hinzu, den ich in mein inneres Abbild des Immunsystems einfügen musste, damit es der Realität des zu erfassenden Phänomens gerecht wurde. Schritt für Schritt. In diesem Buch beschreiben und erklären kann ich es auch nur Stück für Stück. Auf der ersten Seite war bereits alles vorhanden, was Sie jetzt hier gegen Ende des Buches wissen. Doch es konnte sich Ihnen erst nach und nach offenbaren. Auch in Ihrem Denken und Wahrnehmen mussten sich die »wachsenden Ringe« einer nach dem anderen über unseren Untersuchungsgegenstand ziehen.

In diesem abschließenden Kapitel steigere ich die Komplexität des Besprochenen also noch einmal in Richtung des sozialen bis hin zum kulturellen Immunsystem. Dieses Kapitel ist vom letzten nicht zu trennen, weil Psychisches von Sozialem nicht zu trennen ist. Der Ring des Sozialen umfasst den des Psychischen, während ihre Ränder verschwimmen.

Unsere Psyche bildet sich immer in sozialen Interaktionen heraus, bestimmt diese gleichzeitig mit und ist ohne Miteinander nicht vorstellbar. Auch die Abwesenheit von sozialen Bezügen würde sie stark beeinflussen, denken Sie nur an Menschen, die in der Kindheit emotional vernachlässigt wurden und daran ihr ganzes Leben lang zu tragen haben. Der immunologisch spannende Schritt, den wir hier nun zu setzen haben, besteht darin, Angriff und Abwehr, Selbst und Nicht-Selbst auf den (psycho)sozialen Ebenen zu betrachten.

Dabei wird schnell deutlich, dass »soziales Immunsystem« die kollektive Ebene einschließt – also Mechanismen von Angriff und Abwehr zwischen Gruppen und in der Gesellschaft. Hierzu gehört aus meiner Sicht auch die Informationsflut, der wir tagtäglich ausgesetzt sind, im Sinne eines psychosozialen Infektionsherdes. Und hier ist auch unser gesamtgesellschaftlicher Umgang mit gesundheitlichen Bedrohungen wie einer Pandemie angesiedelt, den ich am Beispiel der Coronakrise thematisieren (und kritisieren) möchte. Wir werden dabei auch dem anfangs schon angesprochenen Phänomen der Scheinrealität wiederbegegnen und seiner Macht, katastrophale Folgen nach sich zu ziehen, ins Auge sehen müssen.

Beginnen wir bei der Betrachtung aber mit einer speziellen Form der Abwehr, die wir als Individuen in unserem psychosozialen, individuellen Sosein unternehmen – und für unser psychisches und psychosoziales Überleben auch unternehmen müssen.

Psychosoziale Abwehrmechanismen

Beginnen wir ganz simpel: Zu Ihrem psychischen Immunsystem gehört es, dass Sie jemanden, der Ihnen nicht guttut, auf Distanz halten oder ganz aus Ihrem Leben verabschieden. Sie schützen sich vor ihm. Vielleicht verbitten Sie sich bestimmte Äußerungen oder Verhaltensweisen dieses Menschen, solange er in Ihrer Gegenwart ist. Würden Sie das nicht tun, würden Sie sich schlecht und möglicherweise auch übergangen und machtlos fühlen. Es würde Sie in gewisser und mit der Zeit vielleicht auch in wortwörtlicher Weise krank machen, wenn Sie nicht Ihre psychische Immunabwehr einsetzen würden.

Wenn Sie sich, um einen angenehmen Abstand zu einem unangenehmen Zeitgenossen herstellen zu können, mit einer anderen Person verbünden, dann kommen wir in den Bereich des sozialen Immunsystems. Die Abwehr erfolgt von einer sozialen Einheit aus, in diesem Fall einer Kleinstgruppe aus zwei Personen.

Entzündung biopsychosozial

Im Kapitel zum biologischen Immunsystem hatten wir über Entzündungen gesprochen, die für die Immunabwehr bei Infektionen wie einem Virenbefall oder einer Wunde in der Haut mit eindringenden Bakterien wesentlich sind. Beim psychischen Immunsystem ging es um Entzündlichkeit im Streit. Sie können sich wahrscheinlich leicht das Bild eines »entzündlichen« Menschen vor Augen rufen oder sich an »entzündliche« Begegnungen oder Momente in Ihrem eigenen Leben erinnern. Auch auf der psychischen Ebene können wir entflammt sein.

Wir schützen uns dann nicht nur vor ihm, sondern stoßen ihn weg, verbal oder auch körperlich, mit einem feurigen, »entzündlichen« Empfinden. Entzündung kann zudem auch nach innen gewendet sein, wenn wir uns die Abwehr nach außen nicht zu leben trauen. Die Folge auf der körperlichen Ebene kann eine Autoimmunerkrankung sein.

Eine soziale Entzündung zeigt sich bei verfeindeten Gruppen und kann sich bis ins Kollektiv ausweiten. Es ist ebenso eine Abwehr von etwas, das Menschen nicht hinnehmbar und zumutbar erscheint. Diese Art der Entzündlichkeit kann sich bis zu einem Krieg steigern, wie die Geschichte zeigt. Und wenn die Aggression eher nach innen gerichtet wird und als soziale Entzündung im eigenen Land verbleibt, wäre es ein Bürgerkrieg.

Zu dieser letztlich leicht erkennbaren Art einer sozialen Immunabwehr kommen wir gleich noch ausführlicher. Zuvor möchte ich Ihren Blick aber auf eine Weise der Abwehr lenken, die ganz besonders Psychologen und Psychotherapeuten bekannt ist, die etwas tiefer blicken als auf das Offensichtliche. Es handelt sich um die Abwehr von ins Unbewusste verdrängten Inhalten oder Trieben, die durch soziale Interaktionen aktiviert werden und an die Oberfläche drängen. Eine Aktivität des Immunsystems an der Grenze zwischen psychisch und sozial. Denn natürlich ist es ein psychisches Phänomen, das aber nicht ohne soziale Auslöser auftaucht und nicht ohne soziale Erfahrungen entstanden ist, weshalb ich es hier in diesem Kapitel beschreiben möchte.

Der Begriff der »psychischen Abwehrmechanismen« stammt aus der Psychoanalyse und beschreibt, wie Menschen unbewusst versuchen, unangenehme Gefühle, innere Konflikte oder bedrohliche Gedanken abzuwehren oder zu bewältigen. Es sind unbewusste Schutzstrategien des Ichs, um Angst, Schuld, Scham oder innere Spannungen, die in Beziehung mit anderen entstehen, zu reduzieren.

Zu diesen Abwehrmechanismen gehört beispielsweise die Verleugnung: Jemand bekommt eine Krebsdiagnose, geht nach Hause, wird gefragt, wie es beim Arzt war, und antwortet: »Alles in bester Ordnung.« Er belügt nicht absichtlich die andere Person, sondern glaubt diese Antwort selbst. Die Angst vor der Erkrankung ist in diesem Fall so stark, dass die Diagnose nicht ertragen werden kann und deshalb verleugnet wird. Das klappt so gut, dass er selbst kurz nach dem Arztgespräch nichts mehr davon weiß.

Daneben gibt es die Verschiebung – diesem Muster würde zum Beispiel ein Mann folgen, dessen Vorgesetzte ihn häufig ungerechtfertigterweise kritisiert. Er aber rügt zu Hause aus seiner Frustration heraus seine Partnerin, statt sich gegen die Chefin zu wehren. Oder nehmen wir die Regression: Die zeigt sich, wenn ein erwachsener Mensch, dessen Smartphone nicht funktioniert, zu weinen beginnt und es beschimpft oder in die Ecke feuert. Oder die Projektion: Eine Frau fühlt sich von ihrem Schwager sexuell belästigt, objektiv gibt es dafür aber keinen Anlass. Sie jedoch findet ihn heimlich attraktiver, als es ihr ihre Position als Frau seines Bruders erlaubt – daher projiziert sie das Lustempfinden auf ihn, um sich selbst keinem Vorwurf aussetzen zu müssen. Oder die Reaktionsbildung beziehungsweise Verkehrung ins Gegenteil: Jemand hat große Vorbehalte gegenüber ausländischen Mitbürgern, macht sich auf politischer Ebene aber für ein Verbot von Parteien stark, die als rechtsextrem eingestuft werden.[58]

Was passiert in solchen Fällen? Setzen wir – unbewusst – solche Abwehrmechanismen ein, dann wehren wir bestimmte Aspekte des Psychosozialen ab. Wir nutzen Schutzmechanismen, um uns mit der von jemand anderem an uns herangetragenen Realität nicht befassen zu müssen, weil sie uns zu viel Angst macht (Beispiel Krebsdiagnose), oder um uns von den Worten eines anderen nicht verletzt fühlen zu müssen. Oder um nicht in Streit (mit der Vorgesetzten wie im Beispiel oben) zu geraten, dem wir uns psychisch nicht gewachsen fühlen. Oder um nicht zu den »Falschen« zu gehören, uns also nicht aus der Gemeinschaft ausgeschlossen fühlen zu müssen, wie im Beispiel der Person mit Vorbehalten gegenüber Ausländern. Oder wir wehren ab, was wir mit traumatischen frühen Erfahrungen verbinden, indem wir uns beispielsweise nicht selbst behaupten, wenn wir übergangen werden, und uns die Situation stattdessen schönreden. Wir handeln irrational und sind uns dessen nicht bewusst. Wir wehren im Sozialen etwas ab, das uns psychisch überlasten würde. Es wird »etwas« in uns aktiv, das ich an der Grenze zwischen psychischem und sozialem Immunsystem verorten würde. Abwehrmechanismen werden sofort, ohne unser bewusstes Zutun zu benötigen, aktiv, wenn in der sozialen Interaktion etwas auftaucht, was uns Angst machen, kränken, irritieren oder beschämen würde. Es würde uns psychisch überfordern und könnte uns sogar krank machen.

Inwieweit der abgewehrte Angriff wirklich einer ist und ob unsere dagegen eingesetzten Mittel sinnvoll sind, steht auf einem anderen Blatt. Das (Immun-)System agiert so, wie es gewachsen ist. Es ist in der Weise funktional, wie es das aus seiner seit der Kindheit entstandenen vielschichtigen Struktur heraus kann. Wir alle brauchen und nutzen Abwehrmechanismen, dennoch unterscheiden sie sich insbesondere danach, wie sicher gebunden und liebevoll unsere Kindheit war und wie gut wir uns in unserer Persönlichkeit strukturieren konnten. Wer stärker strukturiert ist, also in einem eher warmherzigen Elternhaus eine halbwegs sichere Bindung entwickeln konnte, setzt reifere Mechanismen ein. Er stürzt sich vielleicht übermäßig in die Arbeit, schafft beachtliche Kunstwerke oder verbessert mit seinen Thesen und Büchern die Welt, um eigene innere Spannungen in etwas Produktives zu verwandeln. Menschen, die nur eine schwache Strukturiertheit in der Psyche ausbilden konnten, weil sie unsicher gebunden waren und in einem eher harschen Familienklima aufwuchsen, neigen zu weniger reifen Abwehrmechanismen. Sie projizieren beispielsweise eher eigene unerwünschte Gefühle, Wünsche und Bedürfnisse auf andere. Borderliner oder gar psychotische Menschen, die häufig Missbrauch und Gewalt in der Kindheit erlebten und nur über eine gering ausgeprägte Struktur und Ich-Stärke verfügen, sind kaum zu Abwehrmechanismen in der Lage, weswegen sie oft sehr impulsiv reagieren und ihre ständig auftretenden Ängste und Aggressionen wenig kontrollieren können.

Wir sind hier an der Grenze zwischen psychischem und sozialem Immunsystem unterwegs. Geschieht das Abwehren stark proaktiv, schützt es den Menschen einerseits vor einem Erleben, dem er sich nicht gewachsen fühlt. Es hält ihn dabei aber auch in seiner Komfortzone und zementiert seine sozialen Schwächen regelrecht. Es hält ihn von Erfahrungen verschont, die ihn über sich und sein vielleicht sehr eng oder auch einsam gewordenes Lebensfeld hinauswachsen lassen könnten. Dass wir hier mit selbstreflexiven und psychotherapeutischen Methoden verändernd, entspannend und heilend ansetzen können, zeigt die Praxis.

Abwehrmechanismen sind mit Kompromissbildungen verbunden, die es dem Menschen erlauben, in Beziehung bleiben zu können und/oder innere Zustände abzuwehren, denen er sich nicht gewachsen fühlt. In diesem Sinne sind sie gesund, da sie das Individuum schützen. Sie können aber zugleich ungesund sein, wenn sie es auf anderen Ebenen schädigen, indem sie beispielsweise gesundheitlich notwendige Schritte verhindern (verleugnender Krebspatient) oder Konflikte in einer engen persönlichen Beziehung hervorbringen, die in einer beruflichen Beziehung nicht geklärt werden (Beispiel: Verschiebung beim von der Chefin gerügten Mann).

Nicht zuletzt mit dem Wissen um die Fraktale ist uns bewusst, dass jedes Individuum in all seinen Äußerungen dem entspricht, wie es sich im Laufe seiner Existenz im Inneren ausgestalten konnte. Innerhalb des »fleischgewordenen Narrativs« ist sein Denken und Handeln stimmig, dennoch aber nicht unbedingt gesund und lebensdienlich. Das zeigen insbesondere Autoimmunerkrankungen, bei denen sich, wie es immer heißt, das biologische Immunsystem gegen den eigenen Körper richtet. Doch das Phänomen ist damit kaum richtig und für die Betroffenen auf eine nur wenig hilfreiche Weise erfasst. Denn wie schon angedeutet, führt uns erst der ganzheitliche Blick auf das Autoimmungeschehen zu einem wirklichen Verstehen der betroffenen Menschen als biopsychosozialen Wesen. Und diesen ganzheitlichen Blick wollen wir jetzt wagen.

Autoimmunerkrankungen neu verstehen

Auf unserem Weg, das Immunsystem neu zu denken, haben wir den Rahmen, in dem wir es betrachten können, bis hierhin beträchtlich ausgeweitet und letztendlich gesprengt. Denn als Wächter an der Grenze zwischen Selbst und Nicht-Selbst lässt sich das Immunsystem selbst nicht begrenzen. Sowohl von der physiologischen als auch von der physischen und der sozialen Ebene dringt Nicht-Selbst zu ihm vor und zwingt es zu reagieren. Und auf allen diesen Ebenen hat es Mechanismen und Instanzen, die das jeweilige Selbst zu schützen versuchen.

Nun kann es passieren, dass das Selbst in Reaktion auf vergangene und gegenwärtige Erfahrungen mit dem Nicht-Selbst seine Immunpower gegen sich selbst wendet. Auf der physiologischen Ebene zeigt sich dann eine Autoimmunerkrankung – eine individuell auftretende Störung, die jedoch nicht ohne Soziales entstehen und entsprechend auch nicht ohne die soziale Ebene verstanden und behandelt werden kann (was aus meiner Sicht letztlich für alle Beschwerden, Symptome und Immunsystemaktivierungen gilt).

»Autoimmun« ist zunächst, auf der physiologischen Ebene, recht einfach zu erklären: Körpereigene Immunzellen, deren Aufgabe darin besteht, gegen fremde Antigene, also Bakterien, Viren, Parasiten, Pilze, und gegen körpereigene entartete Zellen wie Krebszellen vorzugehen, richten sich gegen körpereigene gesunde Zellen. Sie verwechseln gewissermaßen die Fronten und attackieren statt das Nicht-Selbst das Selbst. Eine folgenschwere Form von Eigentor, könnte man etwas salopp sagen.

So etwas passiert häufig und ist noch keine Erkrankung, solange es die anderen Immunzellen schaffen, solche fehlgeleiteten Kollegen ausfindig zu machen und aus dem Verkehr zu ziehen. Es gibt sogar eine Notwendigkeit für eine gewisse physiologische Autoimmunologie, denn sie ist Teil der innerkörperlichen Müllabfuhr. Der Organismus reinigt sich mithilfe von autoreaktiven T-Lymphozyten und Makrophagen von kranken oder abgestorbenen Zellen.

Pathologisch werden diese Vorgänge, wenn die autoreaktiven Zellen überhandnehmen und sich nicht mehr nur gegen den angefallenen organischen Müll, sondern gegen gesunde körpereigene Zellen richten. Labormedizinisch können wir dann Autoantikörper nachweisen und es tauchen im Körper vermehrt Entzündungen auf. Regelrechte Verletzungen und Wunden können entstehen, die sich – je nach Art der sich entwickelnden Autoimmunerkrankung – an den unterschiedlichsten Stellen im Organismus zeigen. Beim Diabetes Typ 1 beispielsweise gehen autoreaktive Zellen gegen insulinproduzierende Zellen vor. Bei Morbus Basedow wird die Schilddrüse angegriffen, außerdem das Bindegewebe hinter dem Augapfel. Es kann zu einer Hemmung der Organfunktionen kommen, weil die Autoantikörper bestimmte Rezeptoren besetzen. Das wäre beispielsweise bei Myasthenia gravis der Fall, wo die glatte Muskulatur in ihrer Aktivität gehemmt wird und ermüdet. Bei der Multiplen Sklerose (MS) entstehen in der weißen Substanz von Gehirn und Rückenmark verstreut zahlreiche entzündliche Entmarkungsherde, verursacht durch den Angriff körpereigener Immunzellen auf die Myelinscheiden der Nervenzellfortsätze. Dies führt zu einer eingeschränkten Nervenleitfähigkeit mit Lähmungserscheinungen. Ein weiteres Beispiel ist der systemische Lupus erythematodes (SLE), bei dem die Autoimmunreaktion im gesamten Körper passieren kann. Hierbei werden die Zellkernantigene plötzlich zum Feind der Immunzellen. Autoantigen und Autoantikörper verbinden sich zu Komplexen, die dann kleinste Gefäße verstopfen können. Muskulatur, Organe, Haut (insbesondere auf den Wangen) können entzündlich geschädigt werden. Bei dieser Erkrankung ist vorher nie zu erkennen, welcher Körperbereich betroffen sein wird. Es gibt gleichzeitige Gewebeschädigungen an mehreren Stellen des Organismus. Autoimmunerkrankungen allgemein verlaufen in Schüben und die weit überwiegende Zahl der Betroffenen sind Frauen.

An diesen und vielen weiteren chronischen Erkrankungen verzweifeln oft nicht nur die Betroffenen, sondern auch die Medizin selbst. Denn außer entzündungshemmenden Medikamenten wie Cortison und das nebenwirkungsreiche Methotrexat sowie sogenannte Biologika hat sie nicht viel anzubieten. Und so schaut diese Form der Medizin in die teilweise verzweifelten Gesichter der Betroffenen wie in einen Spiegel, in dem sie die eigenen Grenzen, ja, die eigene Ratlosigkeit erkennen muss.

Eine regelrechte Bankrotterklärung der Medizin fand sich hierzu vor einigen Jahren auf der Homepage des Uniklinikums München: »Der Anfang einer Autoimmunkrankheit ist ebenso nicht vorhersehbar wie ihr Verlauf. Die meisten Krankheiten sind nicht angeboren, sondern manifestieren sich schicksalhaft irgendwann im Laufe des Lebens. Eine Erklärung für den Anfangszeitpunkt können wir Ihnen leider fast nie liefern, da die genaue Ursache und der Pathomechanismus der Autoimmunkrankheiten derzeit nicht vollständig geklärt ist.«[59]

Zu Herkunft und Entstehung dieser Erkrankungen heißt es gern, dass sie erblich bedingt sind oder durch Viren und Bakterien ausgelöst wurden. Die Medizin kann keine stringent schlüssige Antwort geben. Aus meiner Sicht nicht verwunderlich, denn sie ignoriert einmal mehr die Mehrdimensionalität des Menschen.

Psychoneuroimmunologie und Psychologie haben einen deutlich weiteren Zugang zu Autoimmunerkrankungen. Die psychosomatische Forschung hat gezeigt, dass Traumatisierungen eine wesentliche Rolle bei diesen Störungen spielen. Menschen, die in ihrer Lebensgeschichte traumatisiert wurden, neigen dazu, langfristig Autoimmunerkrankungen zu entwickeln.[60] Es dürften somit nicht einfach Erkrankungen sein, die aus heiterem Himmel auf uns herabfallen oder durch Mikroben hervorgerufen werden und damit jede und jeden willkürlich treffen können. Einiges spricht mittlerweile dafür, dass sie auf dem Boden einer früher im Leben durchgemachten Traumatisierung entstanden sein können.

Das ruft natürlich eine völlig andere Umgangsweise mit betroffenen Patienten auf den Plan. Statt der bloßen Gabe entzündungshemmender Mittel braucht es eine ganzheitliche Betrachtung und Behandlung des Individuums, die insbesondere die Psyche einbeziehen und frühere, noch nicht bewältigte Lebenserfahrungen aufarbeiten. Wer im psychosomatischen Denken geübt ist, wird beispielsweise schnell die Verbindung zwischen »autoimmun« und »autoaggressiv« herstellen. Was auf der körperlichen Ebene relativ leicht offenbar wird – der Kampf (einzelner Immunzellen) gegen sich selbst (körpereigene Zellen) –, könnte auf einem psychischen Kampf gegen sich selbst basieren, der seine Wurzeln wiederum im Sozialen hat. Denn Traumatisierungen passieren im Miteinander, in wie auch immer gearteten Beziehungen. Stellen Sie sich ein kleines Kind vor, dessen gesunde aggressive Regungen im Sinne einer entwicklungspsychologisch sinnvollen und wertvollen Abgrenzung immer wieder mit Verboten und Gewalt beantwortet werden. Doch wenn es nicht sich selbst behauptend auf seine Bezugspersonen reagieren darf, weil ihm dann Schläge oder Beschimpfungen drohen, wohin dann mit der Aggression und der Angst vor der Bestrafung? Irgendwann im weiteren Verlauf der kindlichen Entwicklung bedient sich die menschliche Natur eines Tricks, damit all die schlimmen Sachen nicht mehr gefühlt werden müssen: Es werden psychische Abwehrmechanismen eingesetzt. Statt nun Angst, Wut oder auch Schuld zu empfinden, werden diese in den Körper verlagert (Somatisierung) und autoaggressiv gegen sich gewendet (Wendung gegen das Selbst). Der Weg ist geebnet für eine mitunter lebensbedrohliche Autoimmunerkrankung, quasi als fleischgewordene Erinnerung an die Qualen der Vergangenheit. Die Krankheit wird unbewusst in Kauf genommen (Stichwort »Kompromissbildung«), um ja nicht die schlimmen Traumatisierungen der Vergangenheit wieder zu erleben. Denn das müssten die Betroffenen, wenn sie sich jetzt in die Selbstbehauptung begeben würden, die sie früher nicht leben durften.

In der Psychosomatik erstellte man mit Methoden wie Interviews, der Beobachtung von Patienten, Persönlichkeitsfragebögen, projektiven Tests und körperlichen Messungen, dazu theoretischen Reflexionen, »Porträts« der Persönlichkeiten, die zu bestimmten Erkrankungen neigen. Was dabei zum Beispiel für Betroffene der Autoimmunerkrankung rheumatoide Arthritis beschrieben ist, passt sehr gut in das hier geschilderte Bild. Den Patienten wird Folgendes zugeschrieben:[61]

- ein ruhiges, eher depressives Wesen, emotionale Sensitivität, Ängstlichkeit,
- kontrolliert, eher gehemmt und reserviert,
- außerdem zuverlässig, gewissenhaft, mit einer Neigung zum Perfektionismus,
- starke Orientierung an Normen, Angepasstheit,
- Bescheidenheit, Hang zu Selbstaufopferung und Masochismus,
- Drang zu (körperlicher) Aktivität.
- Es fällt ihnen schwer, Gefühle und insbesondere Wut, Feindseligkeit und Aggressivität offen auszudrücken.

Als zentrales Thema wird von unterschiedlichen Forschern immer wieder das Nach-innen-Richten von Aggressionen angesehen. Genau hierfür konnten wir in unseren Integrativen Einzelfallstudien, die wir sehr häufig mit Autoimmunpatientinnen gemacht haben, einen klaren empirischen Nachweis erbringen. Einmal mehr wird deutlich, dass ganzheitliche Überlegungen zur Entstehung von bis dato unverstandenen Krankheiten neue Forschungszugänge benötigen. Und es wird klar, dass nur bei einer ganzheitlichen Sicht auch in Prävention und Behandlung neue Wege gegangen werden können.

Noch einmal: Wirklich frühe Früherkennung

Wir hatten bereits festgestellt, dass wir mit dem hier Dargestellten auch eine vollkommen neue Ebene von diagnostischen Möglichkeiten erreichen. Und dass es doch funktionieren müsste, auf eine Autoimmunerkrankung zu schließen, weil man bei jemandem autoaggressive Tendenzen auf der psychosozialen Ebene bemerkt. Vielleicht sind noch gar keine Autoantikörper messbar oder ausgebildet, aber die Tendenz zu einer solchen physischen Manifestation in der Person zeigt sich überdurchschnittlich hoch. So kann früh gegengesteuert werden, und zwar auf der psychosozialen Ebene. Man muss nicht warten, bis sich auf der körperlichen Ebene bereits eine Erkrankung festgesetzt hat.

Cortison oder Traumatherapie?

Gesunde Menschen reagieren bei Stress der unterschiedlichsten Art mit einem Anstieg des Cortisols im Blut. Dieses sogenannte Stresshormon ist unter anderem hilfreich, um Entzündungen im Körper zu reduzieren, die bei Stress vermehrt auftreten können. Nun gibt es aber Menschen, bei denen das Cortisol nicht ansteigt, wenn es herausfordernd wird. Sie reagieren nicht wie die meisten anderen mit einem Anstieg des Wertes, sondern er bleibt gleich oder fällt sogar ab. Und wer sind diese Menschen? Es verbindet sie, dass sie traumatische Erfahrungen gemacht haben.

Die medizinische Erklärung nun ist, dass bei ihnen die Hypothalamus-Hypophysen-Nebennierenrinden-Achse dysfunktional ist, es wird zu wenig Cortisol produziert beziehungsweise bereitgestellt. Also ist die Schlussfolgerung, um den Beschwerden zu begegnen: Es gibt nicht genug Cortisol, daher muss es zugeführt werden – in Form von Cortison, einer Vorstufe des Hormons, die im Körper zu Cortisol umgewandelt wird. Auch manche Vertreter der Psychoneuroimmunologie gehen so vor.

Auf rein biologischer Ebene wird also argumentiert, dass etwas nicht mehr funktioniert und die Medizin diese Funktion deshalb von außen übernehmen muss. Gehen wir in der Betrachtung allerdings eine Ebene höher auf die Psyche, sieht es anders aus. Mich interessiert hier, wer denn diese Menschen sind, bei denen der Cortisolwert bei Stress gleich bleibt oder absinkt. Und ich komme zu einem anderen Erklärungsmodell und damit auch zu anderen Konsequenzen im weiteren Vorgehen. Was wäre nämlich, wenn körperlich alles in Ordnung ist, die *psychische* Reaktion der Traumatisierten aber so weit von der der Gesunden abweicht, dass der Körper in der Folge ganz anders reagiert?

Traumatische Erfahrungen sind extrem verstörend, und egal, wie lange sie zurückliegen, es ist in uns tief eingespeichert, dass wir alles dafür tun werden, so etwas nicht noch einmal durchmachen zu müssen. Und nun kommen Menschen in ein Versuchslabor, man misst ihren Cortisolwert im Blut und setzt sie einem Stressor aus. Das erweiterte Immunsystem der Gesunden sagt dann so etwas wie: »Oh, etwas Stressendes, fahren wir das Cortisol hoch.« Beim Traumatisierten aber verlautet es eher: »Das sollten wir nicht erleben. Nichts wie weg hier!« Da das tatsächliche Verlassen einer Situation im Leben aber oftmals nicht so leicht möglich ist, bedient es sich eines Tricks: Der Mensch dissoziiert. Er will keinesfalls retraumatisiert werden und fürchtet deshalb bestimmte Stressoren. Um sich vor ihnen zu schützen, blendet er sie aus, spielt sie herunter, lässt sie nicht an sich heran. Wenn ein Stressor aber nicht wahrgenommen oder innerpsychisch in seiner Bedeutung gar nicht als solcher zugelassen wird, braucht auch das Cortisol nicht nach oben gefahren zu werden. Würde plötzlich ein hungriger Säbelzahntiger in das Versuchslabor stürmen, würde das Cortisol wahrscheinlich auch bei dieser Gruppe durchaus nach oben gehen. Biologisch funktioniert es, nur ist es bei sozialen Stressoren psychisch unterdrückt, um die Gefahr einer Retraumatisierung zu bannen. Das allerdings bleibt auch körperlich nicht ohne Folgen: Die (stressbedingte) Entzündung besteht fort, denn sie kann durch den Mangel an Cortisol nicht rückreguliert werden. Langfristig drohen daher Entzündungsschäden und entzündliche Erkrankungen.

Therapeutisch kann aus den dargestellten Zusammenhängen nur folgen, dass auf der psychischen Ebene angesetzt werden sollte, um die Traumaerfahrung zu bearbeiten und die Menschen wieder für alltägliche soziale Stressoren zu sensibilisieren. Das heißt: Traumatherapie.

Auch die posttraumatische Belastungsstörung (PTBS) ist eine Entzündungserkrankung mit starker Autoimmunbeteiligung. Sie gehört ebenfalls zu den *stress-associated diseases*, die immunologisch-hormonell charakterisiert sind. Es sind Traumafolgestörungen. Gerade bei der PTBS, die das T im Namen trägt, das »Traumatische«, dürfte deutlich sein, dass die Funktionsstörung im Stresssystem liegt und das nur noch vermindert ausgeschüttete Cortisol anders behandelt werden muss als rein physiologisch. Natürlich lindern Cortisongaben die Symptome, sie senken die Entzündungswerte, doch sie müssen stetig neu erfolgen, da sie die Ursache nicht beheben. Den Menschen dabei zu helfen, dass sie Stressoren wieder wahrnehmen und zulassen können, dass sie sich imstande fühlen, damit umzugehen, würde das Cortisolproblem nach und nach verschwinden lassen und könnte eine wirkliche Genesung auf psychischer und physischer Ebene ermöglichen.

Das eigentlich Gesunde

Gehen wir noch eine Ebene höher auf die gesellschaftliche, kulturelle Ebene. Vermehrt beobachten wir heute entzündliche Erkrankungen, die wir aber nicht einfach als unglückliche Reaktionen des Körpers abtun können, wie es leider noch immer üblich ist. Bei den bereits zitierten Autoren Rupa Marya und Raj Patel heißt es dazu: »Es sind die richtigen Reaktionen des Körpers auf eine pathologische Umwelt. Wenn wir die Ursachen der Entzündungen verstehen wollen, müssen wir die Einflüsse berücksichtigen, denen unser Körper ausgesetzt war und die uns in unserem Leben eingeschränkt haben. Wenn wir eine Behandlung anbieten wollen, müssen wir zeigen, wie wir diesen Gefahren entkommen können.«[62] Hier wird, ganz in meinem Sinne, erkannt, dass die soziale Umgebung des Individuums maßgeblich mit für Gesundheit oder Krankheit sorgt und es kaum möglich ist, in einem wie auch immer geartet kranken Umfeld gesund zu bleiben. Ihr hervorragendes Buch *Inflamed* untersucht den Zusammenhang zwischen unserer Gesundheit und tiefen strukturellen Ungerechtigkeiten unserer wirtschaftlichen und politischen Systeme. Es kommt verständlicherweise zu dem Schluss, dass es Heilung ohne eine Veränderung im Sozialen, in Gesellschaft und Kultur nicht geben kann.

Als Mensch in der Maschinenmedizin: ein Fallbeispiel

Lassen Sie mich Ihnen an dieser Stelle eine Fallgeschichte vorstellen, die meine Ausführungen sehr konkret belegt. Die Patientin gibt ihre Erfahrung mit einer Autoimmundiagnose in ihren eigenen Worten wieder und ich habe sie absichtlich in ihrer Ausführlichkeit gelassen, weil sie sehr anschaulich zeigt, wie unterschiedlich der Weg nach einer Diagnose aussieht, wenn wir die Psyche und das soziale Gefüge miteinbeziehen oder eben nicht. Das Krankenhauspersonal tat bei dieser Patientin das, was üblich ist, was gelernt wurde, was den Leitlinien entspricht. Dass die Patientin dabei in ihrer – aufgrund der bedrohlichen Diagnose besonders verletzlichen – psychischen und sozialen Seite völlig ignoriert wurde und dass dies der Heilung nicht förderlich ist, schien niemand zu bemerken. Und das, obwohl in der Wissenschaft längst bewiesen ist, dass sich Psyche und Körper stark beeinflussen. Placebo- und Nocebo-Effekte, wie sie mittlerweile millionenfach nachgewiesen wurden, wären anders nicht möglich. Wurde hingegen die Individualität der Patientin wahrgenommen und ernst genommen und wurde nach Verstrickungen auf der sozialen Ebene und Problematiken auf der psychischen Ebene Ausschau gehalten, die möglicherweise am körperlichen Krankheitsgeschehen beteiligt waren, konnte sich ein ganzheitlicherer Weg eröffnen. Zweifellos liegen noch viele wesentliche Schritte in Richtung einer möglichen Heilung vor ihr. Doch lassen wir die Patientin selbst erzählen.

Ganzheitlich auf einem guten Weg

Sie schreibt (und ich danke ihr für die Genehmigung, es hier wiederzugeben): »Alles begann am 1. Januar 2021, ich war 24 Jahre alt. Am Morgen beim Frühstück spürte ich ein leichtes Kribbeln im linken kleinen Finger. Dieses Kribbeln breitete sich immer weiter aus. Zwei Tage später war meine ganze linke Körperhälfte gelähmt und ich sah alles doppelt. Daraufhin riefen meine Eltern den Hausarzt an und schilderten ihm meine Symptome. Er meinte: ›Sofort ins Krankenhaus!‹ Dort wurde gleich ein MRT gemacht. Ich hatte schreckliche Angst, da ich nicht wusste, was mit mir geschieht. Der Neurologe sah im Bild Flecken in meinem Gehirn und da fiel das erste Mal der Begriff ›Multiple Sklerose‹. Es brauchte aber weitere Untersuchungen, um Genaueres feststellen zu können.

Im Krankenhaus durfte ich nur unter der Bedingung bleiben, einen PCR-Test zu machen. Meine Eltern durften mich nur eine Stunde pro Tag besuchen kommen, und zwar nicht zusammen, sondern jeweils allein. Sie hatten die mRNA-Injektion, die gegen Covid verabreicht wurde, abgelehnt. Den restlichen Tag über war ich nur mit der alten Frau zusammen, mit der ich das Zimmer teilte. Nun lag ich also auf der Station für Innere Medizin und wusste weder ein noch aus. Ich war wie gelähmt, nicht nur äußerlich, sondern auch innerlich.

Am nächsten Tag begannen die Untersuchungen. Den Start machte ein erneutes MRT, diesmal aber mit Kontrastmittel, um herauszufinden, welche von den vermuteten Verletzungen im Gehirn älter und welche neuer sind. Mir wurde reichlich Blut abgenommen – etwas, wovor ich höllische Angst habe. Ich werde ohnmächtig, wenn hier nicht behutsam vorgegangen wird. Das sagte ich der Krankenschwester und bat sie, die Prozedur mit einer kleinen Nadel für Kinder zu machen. Doch sie reagierte nicht. Sie versuchte, mir am Handrücken eine

Kanüle zu setzen, und ich sprach sie nochmals an und bat sie, es an der Innenseite des Ellenbogens zu probieren. Wieder reagierte sie nicht und sie schien mir ebenso nervös zu sein, wie ich selbst es war. Immer und immer wieder stach sie zu, doch meine Venen zogen sich komplett zurück. Irgendwann gab sie endlich auf und stocherte dort weiter, wo ich sie gebeten hatte, an der Ellenbeuge. Doch ebenfalls ohne Erfolg. Mein gesamter Unterarm und meine Hand waren mittlerweile blau und ich war mit meiner Kraft komplett am Ende.

Nun sollte ich aufstehen und mit ihr kommen, obwohl ich ihr sagte, dass ich wahrscheinlich jeden Moment ohnmächtig werde. Erneut reagierte sie nicht. Als wir am Aufenthaltsraum der Krankenschwestern vorbeikamen, unterhielt sie sich mit einigen von ihren Kolleginnen, ohne weiter auf mich zu achten. Ich weiß noch, dass ich mich gegen den Türstock lehnte und es dann schwarz vor meinen Augen wurde. Als ich wieder zu mir kam, standen mehrere Schwestern über mich gebeugt und eine meinte, ein wenig vorwurfsvoll, warum ich denn nicht gesagt hätte, dass ich so leicht ohnmächtig werde. Mir wurde klar, dass ich hier nur irgendeine Nummer bin und meine persönlichen Bedürfnisse niemanden interessieren.

Später an diesem Tag wurde ich von einem Pfleger in den Keller gebracht. Dort wartete eine Gehirnwasserentnahme auf mich. Auf meine Frage erklärte er mir, was das sei: ›Sie stechen dir mit einer großen Nadel ins Rückenmark und entnehmen dir dort Gehirnwasser. Das tut sehr weh und du darfst dich die nächsten Tage danach nicht bewegen, denn sonst könntest du gelähmt werden. Aber die Stelle wird betäubt, dann spürst du nichts.‹ Mit dieser Aussage im Kopf kam ich dann in einen dunklen Raum, wo drei Frauen auf mich warteten. Ich weinte und hatte höllische Angst. Ich bat eine der Frauen, bei mir zu bleiben und meine Hand zu halten – sie tat es und ich konnte mich zudem an sie anlehnen. So fest ich konnte, hielt ich ihre Hand und weinte dabei.

Am Nachmittag lag ich völlig fertig mit der Welt im Bett. Ich bekam Cortison-Infusionen, auch an den beiden folgenden Tagen. Irgendwann kam ein Arzt, den ich vorher noch nicht gesehen hatte. Er erklärte mir, dass ich mit Sicherheit Multiple Sklerose hätte und damit leben müsse, denn es gäbe keine Heilung dafür. Mit der Zeit würde es immer schlimmer werden. Damit verschwand er wieder aus meinem Zimmer und ich sah ihn nie wieder. Mein Leben brach völlig zusammen. Ich kann nicht beschreiben, was ich in diesem Moment gefühlt habe.

Ich wurde aus dem Krankenhaus entlassen und musste an den nächsten fünf Tagen jeweils wieder dorthin, um mir die restlichen Infusionen zu holen. Meine Eltern durften mich nicht begleiten, also schleppte ich mich allein dorthin. Ich konnte noch immer kaum laufen und nur sehr schlecht sehen. Mehrmals wurde ich harsch wieder weggeschickt, weil ich nicht zum richtigen Eingang hereingekommen war. Doch der, den ich gewählt hatte, lag nun einmal näher zum Parkplatz hin. Meine Bitte, in der Inneren Medizin anzurufen, damit man mich abholen würde, verhallte ungehört. Als ich dies zu Hause erzählte, wurde mein Vater sehr wütend, ging mit mir ins Krankenhaus und sorgte dort mit aller Macht dafür, dass man es mir nicht schwerer machte als nötig. Das Cortison half für die akuten Symptome.

Ein paar Wochen später hatte ich einen Termin bei einer Neurologin, die mir Medikamente verschreiben wollte. Nach der ganzen Vorgeschichte entschied ich selbstständig, dass ich diese Pharmaka nicht nehmen werde. Die Ärztin konnte das nicht verstehen und sagte: ›Fräulein, ich glaube, Sie sind sich über den Ernst der Lage nicht bewusst!‹ In diesem Moment konnte ich nach langer Zeit das erste Mal wieder für mich einstehen und antwortete kraftvoll: ›Ich bin mir meiner Lage sehr bewusst.‹ Dann stand ich auf und ging.

Ich wurde selbst aktiv. Ich ging zu einem Naturheilpraktiker, der Kinesiologie anbietet. Ich machte eine Leberreinigung und sorgte dafür, dass alle Giftstoffe aus meinem Körper ausgeleitet wurden. Nach ungefähr drei Wochen fing es wieder an zu kribbeln, aber der Naturheilpraktiker sagte mir, ich solle ruhig bleiben und weiter mein Leben führen, es wird wieder weggehen. Was es dann auch tat.

Durch eine gute Freundin der Familie kam ich schließlich zum ärztlichen Psychotherapeuten Christian Schubert. Er eröffnete mir eine ganz andere Sichtweise auf die Dinge. Er erklärte mir, dass die meisten Krankheiten psychosomatischer Herkunft seien. Ich hatte daraufhin einige sehr fordernde Sitzungen mit ihm. Es kamen viele Erinnerungen in mir hoch, deren ich mir vorher nicht bewusst gewesen war. Meine Mutter wurde mit 23 Jahren mit mir schwanger; ungewollt, aber sie behielt mich. Mein leiblicher Vater war bei meiner Geburt nicht dabei, er kam später für nicht einmal eine Stunde, um nach uns zu sehen. Die beiden trennten sich, als ich ein oder zwei Jahre alt war. Ich wuchs bei meiner Mutter, Oma und Patentante auf einem Bergbauernhof auf. Meine Mutter musste arbeiten gehen, weil mein biologischer Vater sie nie unterstützt und auch keine Alimente gezahlt hat. Als ich sieben Jahre alt war, lernte meine Mutter meinen Wahl-Vater kennen. Nun hatte ich endlich einen Vater, der mich voll und ganz anerkannte und mich auch adoptierte. Zu meinem biologischen Vater habe ich bis heute keinen Kontakt. Im Laufe der Zeit bekam ich drei Geschwister. Meine Mutter und mein Vater stritten sehr viel. Ich weiß kaum einen Tag, an dem dies nicht passierte. Ich war immer darum bemüht, die Differenzen auszugleichen, mich um meine Geschwister zu kümmern, den Haushalt in Ordnung zu halten und keine Probleme zu machen. Mein Kindsein konnte ich kaum ausleben. Natürlich gab es auch schöne Momente, aber nur dann, wenn meine Mutter *oder* mein Vater dabei waren. Zusammen unmöglich.

Nun sind sie endlich getrennt, worüber ich sehr froh bin, denn das ganze Streiten hat jetzt ein Ende. Interessanterweise trennte sich mein Vater von meiner Mutter, als ich von zu Hause auszog und begann, mir mein eigenes Leben aufzubauen. Die Ausgleicherin war verschwunden. Es war eine echte Befreiung für mich, denn ich musste erkennen, dass ich mein ganzes Leben lang nicht von meiner Mutter gesehen wurde. Immer tat ich, was von mir verlangt wurde, stellte meine Wünsche und Träume hintan und war vollkommen abhängig von meinen Eltern. Zugleich hatte ich eine Art Mutterrolle meinen jüngeren Geschwistern gegenüber eingenommen und versucht, es allen und jedem recht zu machen. Mit mir selbst ging ich sehr hart und streng um und es war schwer, das zu erkennen und letztlich anzunehmen.

In den therapeutischen Sitzungen, die wirklich nicht immer angenehm waren, kam ich alldem auf die Spur. Herr Schubert brachte die Sachen stets gut auf den Punkt. Es lag aber dann an mir selbst, mich und mein Leben zu verändern. Letztlich war er der Erste, der mir wieder Hoffnung gegeben und mich darin bestärkt hat, dass ich weiterleben und endlich mein eigenes Leben aufbauen könne. Er sagte sogar, dass ich mich glücklich schätzen könne, weil mir mein Körper ganz genau zeigt, was gut für mich ist und was nicht.

In den letzten vier Jahren hatte ich immer wieder Anfälle von Lähmungen, Sehstörungen und Kribbeln. Doch sie wurden immer weniger. Ich nabelte mich von zu Hause ab und begann, meinen eigenen Weg zu finden. Medikamente habe ich keine genommen und nehme sie bis heute nicht. Aber ich lasse mich durch Massagen, Akupunktur, Kräuter und vor allem die innere Arbeit unterstützen. Wenn etwas Problematisches auftaucht, schau ich mir zuerst meine Lebensumstände und die aktuelle Situation an. Ich erlaube mir endlich, das zu tun, was ich möchte, gönne mir Pausen und übe mich darin, das Leben zu genießen.

Im Mai 2024 habe ich einen großen und sicherlich auch riskanten Schritt gewagt: Zusammen mit meinem Partner habe ich einen Hof in der Toskana gekauft, was finanziell keine kleine Sache ist und auch viel Arbeit mit sich bringt. Tatsächlich ist seit diesem Entschluss kein Symptom mehr aufgetreten. Kurz zuvor war mein linkes Bein gelähmt, ich war auf dem Hof und überlegte, was zu tun sei. Mir schoss der Gedanke durch den Kopf: Was ist, wenn wir diesen Hof kaufen und ich ein Krüppel werde und nichts mehr tun kann? Der Gedanke war ungeheuer schmerzvoll und ich muss heute noch weinen, wenn ich daran denke. Aber ich entschied mich für den Hof, für meine Partnerschaft und dafür, dass wir uns hier gemeinsam etwas aufbauen. Denn seit ich denken kann, wünsche ich mir eine Familie und einen Hof. Ich entschied mich für mich, für meine Träume und für die Erfüllung meiner Wünsche. Ich entschied mich für mich und für mein Leben.«

Wenn wir die Geschichte dieser jungen Frau betrachten, können wir nicht nur feststellen, dass die gegenwärtig vorherrschende Medizin in großen Schwierigkeiten steckt, durch die sie insbesondere Menschen mit der Diagnose »chronisch« oder »unheilbar« oftmals in noch viel größere Schwierigkeiten bringt. Reduktiver Materialismus inklusive der Weigerung, Patienten als komplexe Wesen wahrzunehmen – diese Dinge brauche ich hier nicht zu wiederholen. Interessant für uns in diesem Kapitel ist insbesondere das, was die Frau aus ihrer misslichen Lage zu befreien begann. Man könnte nämlich sagen, dass ihr psychisches und das soziale Immunsystem aktiv wurden, um sie aus einer Situation herauszuholen, die sie für sich als äußerst schädlich erlebte. Die Instanz in ihr, die bemerkte, dass sie im Medizinbetrieb nicht gut aufgehoben ist und es ihr dort rein intuitiv erlebt nicht gut geht, könnten wir als ihr psychisches Immunsystem identifizieren. Und auch auf sozialer Ebene begann sie sich ab einem bestimmten Punkt gegen das zu wehren, was sie im Medizinalltag an Mitmenschlichem erfuhr. Das soziale Immunsystem wurde aus meiner Sicht in dem Moment aktiv, als sie sich Verbündete suchte, mit denen sie gemeinsam gegen für sie Schädliches vorgehen konnte. Die Immunaktivität wurde eine soziale Angelegenheit. Da war zum einen ihr Vater, dem sie erzählte, dass man sie in der Klinik trotz ihres schlechten Zustands weite Wege laufen ließ, und der sich daraufhin mit ihr gemeinsam gegen eine solche Zumutung wehrte. Zum anderen suchte sie mich auf, um einen Arzt und ärztlichen Psychotherapeuten an ihrer Seite zu haben, der für seine Kritik an der vorherrschenden Medizin bekannt ist und ihr Alternativen aufzeigen konnte. Sie begann, eigene Wege zu suchen und zu finden. Wege, auf denen sie als ganzer Mensch wahrgenommen wurde und mit Körper, Psyche und sozialem Umfeld Beachtung fand, was sie schließlich auch einer Verbesserung ihrer Symptomatik näherbrachte. Es war ihr ausdrücklicher Wunsch, keine Medikamente mehr einzunehmen, was ich respektiere, während ich versuche, sie therapeutisch auf ihrem sicherlich noch etwas andauernden Weg in die emotionale Autonomie zu begleiten.

Auch das soziale Immunsystem agiert facettenreich. Es kann Einzelne in der Verbindung mit anderen vor Schaden bewahren, wie wir am eben geschilderten Beispiel gesehen haben. Es ist in Gruppen aktiv, die sich gegen eine Bedrohung wenden. Wenn sich unsere junge Patientin einer Bürgerinitiative für eine menschlichere Behandlung in Kliniken angeschlossen hätte, hätte sie damit ebenfalls das soziale Immunsystem für ihren Schutz aktiviert. In welcher Weise wir als Individuen sozial immunaktiv werden, zu welchen Gruppen in der Abwehr gegen welche »Angreifer« wir uns also mit anderen zusammentun, wird von allem geprägt, was wir bereits erlebt und wie wir es bewertet haben. Es ist abhängig von unserem gesamten Bedeutungshorizont und Teil unseres individuellen Seins als biopsychosoziale Wesen. Es ist es in jeder und jedem von uns einzigartig, Ausdruck der Geometrie unserer Seele.

Auf der Seite der Erreger und Angreifer hat es das soziale Immunsystem üblicherweise auch mit Gruppen und Kollektiven zu tun, die Schaden bewirken könnten. Viele Menschen gemeinsam bilden also auf der hier betrachteten Ebene ein Immunsystem, um sich gegen andere Gruppen oder Institutionen zu wehren. Da fällt mir ein kleines Dorf in Gallien ein, das sich den Römern widersetzt. Auf der Seite der Immunkämpfer stehen kleine oder größere Kollektive. Aber wie sieht es auf der Seite der Angreifer aus? Eroberungswütige Römer? Das ist sicher nur eines ihrer vielen möglichen Gesichter.

Psychosoziale Infektionsherde

Was sind heute für uns Bedrohungen? Erinnern Sie sich, wie der Vertreter des Ansatzes zum behavioralen Immunsystem Joshua M. Ackerman schrieb: »Kein anderer Faktor in unserer Evolutionsgeschichte dürfte das menschliche Verhalten stärker geprägt haben als die Folgen von Infektionen mit Krankheitserregern und Parasiten.«[63]? Das hatte ich bezweifelt – und umso mehr bezweifle ich für unsere aktuelle Zeit, dass die wesentlichen Gefahren aus der mikrobiellen Welt kommen. Die Schulmedizin macht gern Viren und Bakterien für Beschwerden und Krankheiten verantwortlich, die ihr bislang unverständlich blieben. So scheint es mir eine regelrechte Mode zu sein, Epstein-Barr und Borrelien zu bezichtigen. Insofern sind Mikroben wirklich sehr gefährlich, wenn sie nämlich fälschlicherweise als Ursache von Beschwerden angenommen werden und so die effektive Behandlung ausbleibt.

Ein recht junges Beispiel dafür, dass die größte Bedrohung nicht von den Mikroorganismen an sich ausgeht: Das von vielen enorm gefürchtete »neuartige Coronavirus« hat sich als deutlich weniger gefährlich herausgestellt, als in Medien und Politik überwiegend dargestellt. Es war für einige Menschen bedrohlich, insbesondere solche mit Vorerkrankungen oder in sehr hohem Lebensalter, für das Gros der Menschen hingegen nicht – wenn sie denn auf natürlich gesunde Weise hätten damit umgehen können und dürfen (dazu gleich mehr). Die Bedrohung heute kommt vielmehr aus dem sozialen Bereich, der auf Psyche und Körper einwirkt. Hierzu gehören in unserem Informationszeitalter in vorderster Reihe die Medien und ihre Macht, den Großteil der Gesellschaft mit ihren Informationen in die Narrative zu führen, die gerade angesagt und von bestimmten Kräften gewünscht sind. Über sie können große Gesellschaftsgruppen nicht nur dahingehend beeinflusst werden, welchen Trends, Moden und neuen Konsumvorstellungen sie folgen sollen. Sie fühlen sich – möglicherweise aufgrund persönlicher unbewältigter Traumatisierungen und innerer Konflikte – nicht selten dazu veranlasst, Ungerechtigkeiten, Sinnlosigkeiten und Zerstörung bis hin zum Krieg freudig zuzustimmen. Im Dschungel von »Eilmeldungen«, »Fake News«, »alternativen Fakten«, »Verschwörungen« und gelegentlich seriösen, weitgehend objektiven Nachrichten können wir nur allzu leicht in die eine oder andere gedanklich-emotionale Richtung gedrängt und mit etwas infiziert werden, was allen möglichen Interessen, aber nicht unbedingt unseren eigenen dient.

Information als sozial-mentales »Virus«

Es geht immer um Information. In einem sogenannten Informationszeitalter leben wir eigentlich seit jeher. Alles, was auf uns einwirkt, von einem Grippevirus über einen Duft, ein Essen, das wir zu uns nehmen, ein Medikament, bis hin zu dem Blick eines anderen Menschen, in dem wir etwas lesen, einer Geste, einem gesprochenen Wort oder einem Video über ein politisches Thema, das wir uns auf unserem Smartphone anschauen – es sind alles Informationen. Haben sie uns erreicht, lösen sie eine vielgliedrige Kette an physischen Reaktionen und geistig-emotionalen Assoziationen, an Gedanken und Empfindungen, Handlungen und vielleicht auch Haltungsänderungen in uns aus. Hat uns ein Virus erreicht, wird vom physiologischen Immunsystem schnellstmöglich für eine Abwehr gesorgt, deren Effizienz von unserer aktuellen körperlichen und psychischen Verfassung abhängt. Hat uns ein Duft erreicht, führt das möglicherweise zu Erinnerungen an schöne oder weniger schöne Erlebnisse aus unserer Vergangenheit, die wiederum Gedanken und Gefühle aktivieren. Haben wir etwas gegessen, ist der große Bereich der Verdauung gefragt. Der Blick des anderen Menschen ist mit der Information verknüpft, die diese Person aussenden wollte oder unbewusst ausgesendet hat. Wie wir die Botschaft wiederum aufnehmen, hat mit unserer eigenen Geschichte, Prägung und Verfassung zu tun, alles Informationen, die in uns gespeichert sind. Das Video zu einem politischen Thema enthält in sich eine komplexe Menge an mehrschichtigen Informationsfeldern – worum geht es, was wird gesagt, was wird gezeigt, wer spricht, wer hat gefilmt, welche Stimmung ist den Worten unterlegt, wer hat es gesendet …? Es trifft wiederum in uns auf eine komplexe Menge an Informationen, die von unserer politischen Haltung und deren Herkunft bestimmt wird. Was beim auf uns treffenden Virus zunächst noch recht simpel schien, ist jetzt höchst komplex und nicht mehr bis in alle Details auszumachen.

Wenn wir beachten, dass diese einzelnen Systeme oder Ebenen und Subebenen miteinander vernetzt sind, wird es undurchschaubar. So kann beispielsweise das Virus über das Sickness Behavior unsere Empfindungen in Richtung Depressivität und unser Sozialverhalten in Richtung Rückzug beeinflussen. Die durch den Duft ausgelöste Erinnerung verändert vielleicht unser Fühlen in Richtung Freude oder Dankbarkeit, was wiederum Entzündungsaktivitäten im Körper herunterfahren könnte. Das Video mit der politischen Nachricht lässt möglicherweise Empörung in uns aufsteigen und wir werden sozial aktiv, indem wir uns einer Petition anschließen. Wir leben unentwegt in einem kognitiv nicht zu entwirrenden Netz an Informationen auf verschiedenen Ebenen, die alle miteinander verbunden sind. Und so brauchen wir auch auf all diesen Ebenen fähige Immunkräfte, die uns vor den vielfältigen Gefahren schützen.

Im Sozialen sind das geschärfte Sinne für Manipulation und Indoktrination. Denn wie bereits erwähnt, gibt es in diesem weiten Informationsnetz Player, die ein starkes Interesse daran haben, unsere Gedanken, unsere Haltung und unser Verhalten so zu lenken, wie es ihren Geschäften oder politischen Absichten entspricht. Plakat-, Fernseh- und Radiowerbung ist nur eine und dabei relativ harmlose, weil zumindest offen kommunizierte Art davon.

Information als Waffe und die epistemische Immunkraft

Die EU-Kommissionspräsidentin Ursula von der Leyen sprach sich im Frühjahr 2024 dafür aus, die EU-Bürger gegen Desinformation und »falsches Denken« zu »impfen«.[64] Was sie und die Ihren darunter verstehen, mag sich grundlegend von dem unterscheiden, was Sie und ich und Millionen andere Menschen dazu denken. Unzweifelhaft aber zeigt sich, dass immunologische Begriffe wie »Infizierung« oder »Impfen« auch auf der sozialen und gesellschaftlichen Ebene relevant sind. Und so, wie die Mikroben, die uns gefährlich werden könnten, unsichtbar für uns sind und wir sie nur indirekt an Zeichen wie der verschnupften Nase unseres Sitznachbarn im Zug oder dem verwesenden Vogel auf dem Bürgersteig erkennen können, so sind es auch die sozialen »Erreger«. Sie erkennen wir im Bereich der medialen Information nur durch einen wachen und selber-denk-freudigen Geist, aktive Recherchearbeit und die stetige Bereitschaft, zu hinterfragen – alles Qualitäten, die nur noch eingeschränkt funktionieren, wenn man bereits in unsinnige oder sogar schädliche Narrative eingewickelt wurde.

Wäre es nicht schön, wenn es auch auf dieser Ebene eine Abteilung des Immunsystems in uns gäbe, die uns zuverlässig warnt, sobald wir Fehlinformationen und Manipulation aufzusitzen drohen? Nun, es gibt diese Instanz tatsächlich. Als Teil des sozialen Immunsystems lässt sich nämlich ein »epistemisches Immunsystem« beschreiben, eine Art kognitives Immunsystem. Mit ihm wehren wir bestimmte Arten von Wissen, Erkenntnissen und Wegen zum Erkenntnisgewinn ab und wenden uns anderen vermehrt zu.[65] In gesundheitlichen Fragen sind wir mehr oder weniger umfassend informiert und folgen bestimmten Informationen zu einer gesunden Lebensweise oder auch nicht. Die gut budgetierte Werbeabteilung eines Pharmakonzerns wird Ihnen andere Informationen zukommen lassen als der biologisch-dynamisch arbeitende Kräuterhändler auf Ihrem Wochenmarkt. Das Gesundheitsministerium wird »Schutzimpfungen« als notwendig beschreiben, denen Sie aufgrund Ihres Wissensstandes möglicherweise kritisch gegenüberstehen. Sie stehen zur Schulmedizin vielleicht anders als Ihr Nachbar und zur sogenannten Alternativmedizin ebenso.

Zur epistemischen Immunaktivität gehört das Misstrauen in bestimmte Informationskanäle oder sich dort äußernde Personen genauso wie die Abwehr bestimmter Thesen, Vorstellungen oder allgemein akzeptierter Gewohnheiten. Ihr individuelles epistemisches Immunsystem hat sich über die Jahrzehnte Ihrer bisherigen Lebenszeit stetig geformt und weiterentwickelt. Die Grundelemente haben Sie in Ihren ersten Lebensjahren von Ihren Eltern und anderen Bezugspersonen übernommen. Vielleicht bestehen sie bis heute oder Sie folgen mittlerweile völlig anderen Vorstellungen. Diese können für Sie günstig oder ungünstig sein. Manche Menschen wehren Informationen ab, die für sie eigentlich hilfreich sein könnten, beispielsweise hinsichtlich einer gesunden Ernährung. Sie lesen etwas darüber, tun es aber als »übertrieben« oder »viel zu anstrengend« ab und folgen den Empfehlungen nicht. Andere nehmen nur zu bereitwillig Informationen und Handlungsempfehlungen an und schaden sich damit, beispielsweise bei invasiven medizinischen Interventionen, für die es sanftere Alternativen gegeben hätte. Oder sie folgen unseriösen esoterischen Heilsversprechen, die Hoffnung in ihnen geweckt haben.

Wie gut das epistemische Immunsystem funktioniert, ist höchst individuell und abhängig von zahlreichen, insbesondere sozialen Faktoren. Was für uns aus dem mittlerweile unermesslichen Pool an gesundheitlich relevanten Informationen »gilt« und was wir ignorieren, verwerfen, belächeln, abwehren oder vehement von uns weisen, hängt von vielen Faktoren ab: von der Zugänglichkeit der Infos, von unserer Beziehung zum Absender (ob wir ihm vertrauen oder nicht), von unseren Vorerfahrungen und letztlich unserem Selbst- und Menschenbild. Auch die Inhalte des vorliegenden Buches werden sich einige Menschen (so hoffe ich) interessiert und dankbar zu Herzen nehmen, andere werden sie schnell wieder vergessen haben und einige werden sie – epistemisch immunaktiv auf ihre individuelle Weise – ablehnen. Erkenntnisse gibt es tagtäglich neue und so wandelt sich auch unser epistemisches Immunsystem lebenslang weiter. Immer wieder müssen wir prüfen, was für uns Relevanz hat, richtig und stimmig ist und was nicht. Gerade die letzten Jahre seit 2020 haben dem epistemischen Immunsystem in vielen von uns ein beeindruckendes Update verpasst. Eingeschränkt und geradezu in einen Dämmerschlaf versetzt wird es allerdings durch dauerhafte mediale Berieselung mit Informationen und Reizen, der wir dann allein aufgrund der (Un)menge kaum noch eigene Erkenntnisprozesse und kritische Überlegungen entgegenzusetzen vermögen.

Sozial-medial infiziert

Nicht nur ein Virus kann uns infizieren, auch ein unreflektierter Umgang mit den Medien kann uns etwas einpflanzen, was uns krank macht. Nicht nur wirkt es sich bekanntermaßen negativ auf das Wohlbefinden, die Lebenszufriedenheit und die Gesundheit aus, wenn wir uns zu tief in Nachrichtensendungen hineingraben, die im Sinne des Zeitungsverlegerspruchs »Bad news are good news« stets von Dramatischem, Gefährlichem und Negativem berichten. Viel subtiler werden wir über die Medien auch mit Narrativen infiziert, die wir nur oft genug hören müssen, um sie schließlich für wahr zu halten. Nudging – »sanfte« Verhaltenslenkung durch subtile Anreize und Hinweise – und Manipulation können uns nach und nach dazu bringen, Ungesundes, Lebensfeindliches, Unsoziales, sogar Kriegerisches für »normal«, sinnvoll und alternativlos zu halten. Ein gut trainiertes und gepflegtes epistemisches Immunsystem ist daher in seiner Bedeutung kaum zu überschätzen.

Sein Training erfolgt übrigens ebenfalls kollektiv, indem wir uns gegenseitig darin unterstützen, Wahres und Lebensdienliches herauszufiltern, zu diskutieren, weiterzuentwickeln und zu fördern, sodass es sich im besten Falle vermehrt und die

Zukunft stärker bestimmt als Panikmache und Bevormundung. Krisen, die wir als großartige Chancen dafür nutzen könnten, erleben wir derzeit sicherlich ausreichend. Dass wir für sie besser gerüstet sind, wenn wir eine wache und offene Diskussionskultur pflegen, eingebettet in einen herzlichen menschlichen Austausch, zeigt das Beispiel einer langjährigen Kulturinitiative in Cottbus-Kahren. Ich lernte die Gruppe auf eine Einladung des Herausgebers eines Buches, Thomas Brunner, hin kennen, für das ich ein Kapitel verfasste,[66] und erlebte einen berührenden Vortrags- und Gesprächsabend mit ihnen in einer alten Tischlerei, die heute als »Werkstattbühne« fungiert. Diese Menschen kamen sehr gut durch die Coronazeit und blieben ungeimpft, weil sie kritisch waren und auch während dieser kollektiven Krise, wie schon lange praktiziert, offen miteinander diskutierten.

Wie Politik und Medizin in der Coronazeit so desaströs versagten

Ein Paradebeispiel für mediale Infizierung der leider höchst ungesunden Art haben wir in den Jahren ab 2020 miterleben dürfen. Jede und jeder von uns war dabei mehr oder weniger wach und kritisch – die meisten leider weniger, denn auch das epistemische Immunsystem hat in dieser Zeit weitgehend versagt. Ich habe Ihnen in den Kapiteln dieses Buches sehr viel Erkenntnistheoretisches dargestellt und man mag stellenweise versucht sein, dies als akademisches Herumphilosophieren abzutun. Im Sinne von: »Sicher, da sind einige chronische Erkrankungen, für die Schulmediziner keinen wirklich hilfreichen Rat haben. Aber im Allgemeinen läuft es doch ganz gut, wenn nur mehr Budget da wäre und man noch ein paar sinnvolle Reförmchen machen würde …« Nein! Es läuft nicht gut. Spätestens seit 2020 nämlich wissen wir, wie hochgradig gefährlich es für uns alle werden kann, wenn das aktuell vorherrschende Menschenbild auf eine globale Gesundheitskrise trifft. Auch ich als langjähriger Kritiker der etablierten Medizin dachte bis zu diesem Zeitpunkt, dass Dualismus und Reduktionismus philosophische Fehlannahmen über den Menschen sind, über die man unter Wissenschaftlern heiß diskutieren kann, die aber in der tatsächlichen Lebensrealität der Menschen keinen größeren Schaden anrichten. Nun, weit gefehlt!

Ich hatte weiter oben geschrieben, dass SARS-CoV2 für das Gros der Bevölkerung kaum gefährlich war – wenn sie denn auf natürlich gesunde Weise damit hätte umgehen können und dürfen. Gefährlich war es für ernsthaft Vorerkrankte, für sehr alte Menschen und – das möchte ich aus meiner Erfahrung als Psychoneuroimmunologe ergänzen – für hochgradig Belastete und Gestresste. Auch ich selbst war Ende 2021 schwer an Covid erkrankt, was aus meiner Sicht genau auf diesen Stress zurückzuführen war. Ich hatte mich mit meinem öffentlichen Auftreten in dieser Zeit und den darauf folgenden (wenn auch letztlich gemäßigten) Repressalien einer enormen psychischen Belastung ausgesetzt. Gestresst, und damit nachgewiesenermaßen deutlich anfälliger für eine Infektion und einen schweren Krankheitsverlauf, aber war der Großteil der Bevölkerung – und genau das hätte vermieden werden können und müssen. Stattdessen wurde es, daran gibt es seit Offenlegung der RKI-Files[67] keinen berechtigten Zweifel mehr, aktiv gefördert.

Bereits im April 2020 sagte ich in einem Interview: »Das Virus ist schon zu mehr geworden. Die schrecklichen Bilder, die uns die Medien tagtäglich gezeigt haben, und nicht zuletzt die staatlichen Repressalien. Das alles gehört auch zum Coronavirus, es ist somit nicht mehr nur biologisch, sondern auch psychisch und sozial. Es ist zum Symbol geworden. Ich fürchte, dass diese symbolhafte Seite des Virus den Menschen noch viel mehr einschüchtert als die rein biologische Seite und, damit unmittelbar verbunden, immunsuppressiv wirkt und die Infektionsgefahr erhöht.«[68] Genau so kam es dann auch. Aus heutiger Sicht ist klar, dass die Maßnahmen, die offiziell der Eindämmung der Pandemie dienen sollten, mehr Schaden angerichtet haben, als das Virus hätte anrichten können.

Lassen Sie mich das anhand einiger weniger zentraler Punkte begründen. Auf der Basis der bisherigen Kapitel in diesem Buch könnten wir wohlwollend sagen, dass die Politik versucht hat, proaktiv über das behaviorale Immunsystem wirksam zu werden. Abstand halten, Maske tragen, Massenzusammenkünfte verhindern – über das veränderte Verhalten der Menschen sollte die Ausbreitung des Virus und damit die Ansteckung von immer mehr Menschen verhindert werden. Damit wurde allerdings mindestens zweierlei übersehen: Wir Menschen haben üblicherweise ein funktionierendes Immunsystem, das nicht per Gebot und Verbot inklusive Strafen bei Nichtbefolgung verbessert zu werden braucht und auf diese Weise auch nicht verbessert werden kann (im Gegenteil). Unser behaviorales Immunsystem lässt uns von selbst Abstand halten, wenn wir jemanden sehen, der die Symptome einer infektiösen Atemwegserkrankung zeigt. Und je anfälliger wir uns fühlen – Sie erinnern sich an das dritte Kapitel in diesem Buch –, umso früher und vorsichtiger halten wir diesen Abstand. Das Natürliche bedarf hier keiner staatlich verordneten Optimierung.

Dazu kommt das Sickness Behavior, das uns auf ganz natürliche Weise im Bett bleiben lässt, wenn wir uns krank fühlen. Wir genesen in Ruhe, tragen mit der überstandenen Infektion zur Herdenimmunität bei und stecken niemanden an. Das aber wurde nirgends thematisiert oder propagiert, stattdessen gingen viele wie gewohnt mithilfe der üblichen Antiphlogistika zur Arbeit – die Symptome waren unterdrückt, die Ansteckungsgefahr aber weiterhin gegeben. Als irgendwann die fragwürdigen PCR-Tests eingeführt wurden, zählte allein das Testergebnis und nicht, ob sich jemand krank fühlte oder krank war. Auch hier wäre das Natürliche der bessere Weg gewesen. Doch wir lassen es nicht zu beziehungsweise schaffen Bedingungen, in denen es der Einzelne nicht zulassen kann, weil er beispielsweise unter wirtschaftlichen Zwängen steht, die ihn auch krank zur Arbeit gehen lassen.

Die Maßnahmen waren bestenfalls proaktive behavioral immunologische Vorgaben. Doch sie erwiesen sich als schädlich, während sie versuchten, besser als unsere natürliche Immunausstattung zu sein. Was waren denn die Folgen von monatelangem Social Distancing, von mehrwöchigen Lockdowns, Besuchsverboten in Kliniken und Heimen, Schulschließungen und Sport- wie Spielplatzsperrungen? Vor allem eines: Vereinsamung und der Verlust des »Gesundheitselixiers« Beziehung.[69] Das ist nicht nur psychisch enorm belastend, es wirkt sich, wie die Psychoneuroimmunologie vielfach unmissverständlich gezeigt hat, stark hemmend auf die biologische Immunabwehr aus. Was also gegen die Ausbreitung eines Virus helfen sollte, hat zahlreiche Menschen für genau dieses Virus nur noch anfälliger werden lassen. Was das Immunsystem nachweislich stärken kann, war in vielen Fällen verboten oder wurde den Menschen beinahe unmöglich gemacht: allem voran das Erleben von Gemeinschaft und Miteinander, lebendiger Austausch mit anderen, Umarmungen, Sport und Spiel, Kultur und Unterhaltung. Selbstverantwortung und

Selbstwirksamkeit, deren positive immunologische Kraft bekannt ist, waren kaum noch zu erfahren und gerade von Kindern und Jugendlichen nur sehr eingeschränkt zu entwickeln. Stattdessen erlebten viele Menschen zur Isolation hinzu die Grausamkeit, ihre betagten Verwandten in Seniorenheimen oder ihre kranken Angehörigen in Kliniken nicht mehr besuchen zu dürfen und teilweise dort völlig allein versterben lassen zu müssen. So etwas konnte nur deshalb als gesamtgesellschaftliche gesundheitliche Fürsorge verkauft werden, weil offenbar kein ernst zu nehmendes epistemisches Immunsystem in der Bevölkerung vorhanden war.

Kollateralschäden über Jahrzehnte

Die Schäden, die von Maßnahmen gegen das Coronavirus verursacht wurden, waren und sind verheerend, was sich leider vor allem an den Schwächsten und Jüngsten in der Gesellschaft zeigt. Obwohl gesunde Kinder und Jugendliche von Covid-19 selbst kaum betroffen waren, hatten sie die härtesten Maßnahmen zu erdulden. Schulschließungen, Spiel- und Sportplatzverbote, kaum noch Treffen mit Freunden, später Maskentragen über Stunden, selbst im Sportunterricht unter freiem Himmel (!), Testpflicht mehrfach wöchentlich mit schmerzhaft tief in die Nase gesteckten Teststäbchen … Was für ein Leid haben wir als Gesellschaft über unsere Kinder gebracht! Dazu kamen die Lockdowns und Ausgangsbeschränkungen, die Familien auf teilweise engem Wohnraum einpferchten. Wo es zuvor schon Missbrauch und Gewalt gegeben hat, waren die Kinder dem nun oftmals umso mehr ausgeliefert, während bei vielen Eltern allgemein wegen der teils unsicher gewordenen wirtschaftlichen Situation und der sich drastisch verändernden gesellschaftlichen Stimmung die Nerven häufig blank gelegen haben dürften.

Mit dem Ende der Covidzeit ist das Leid der Kinder keinesfalls zu Ende. Sicher, die unmittelbaren Einschränkungen sind längst Geschichte. Doch die Traumatisierungen sind geschehen und wir wissen, dass Traumatisierte in ihrem späteren Leben eine deutlich höhere Wahrscheinlichkeit für chronische Erkrankungen wie Autoimmunerkrankungen ausweisen. Nicht nur sind seit der Pandemie die psychiatrischen Einrichtungen für Kinder und Jugendliche überfüllt. Ein erhöhtes langfristiges Krankheitsrisiko haben sie Berechnungen aus den USA zufolge auch, weil ihnen Monate der schulischen Ausbildung fehlen.[70] Verpasste Bildungsmöglichkeiten führen zu einem schlechteren Start ins Berufsleben und schließlich zu einem höheren Risiko für Armut und gesundheitliches Misslingen. Es gehen so insgesamt Millionen an Lebensjahren verloren. Ein erschreckendes Beispiel dafür, wie (hoffentlich) gut gemeinte medizinisch motivierte Maßnahmen kurz- und langfristig zu einem Anstieg von Morbidität und Mortalität führen – weil die psychische und soziale Ebene übersehen oder sogar missachtet wurde.

Deutlich weniger Immunkompetenz

Ich hatte Ihnen im ersten Kapitel zum biologischen Immunsystem kurz die Hygienehypothese von Strachan vorgestellt. Auch sie können wir jetzt mit unserem neuen Wissen über ein erweitertes Immunsystem biopsychosozial betrachten. Denn es ist ja nicht nur so, dass Kinder, die in einem zu penibel hygienisch gehaltenen Umfeld aufwachsen, wenig Gelegenheit haben, ihr biologisches Immunsystem zu trainieren und damit auszubauen. Dieser fehlende Trainingseffekt erstreckt sich ebenso auf psychische und soziale Kompetenzen. Kinder lernen durch den Kontakt zu ihren Bezugspersonen und zu einem zunehmenden Kreis von Menschen. Während der Pandemie war ihnen das aber weitgehend verwehrt worden.

Die sozialen Kontakte waren extrem eingeschränkt. Kinder konnten kaum mit Gleichaltrigen zusammenkommen, und wenn sie in der Öffentlichkeit andere Menschen sahen, waren deren Gesichter hinter Masken versteckt. Sie konnten daher deutlich weniger soziale Interaktion üben, deutlich weniger lernen, wie Mimik funktioniert, wie sich der Zusammenhang von Gesichtsausdrücken zu Emotionen darstellt und so weiter. Sie konnten über wesentliche Jahre ihrer

Entwicklung hinweg deutlich weniger lernen, wie das Soziale funktioniert, und es ist daher zu erwarten, dass sie später mit sozialen Stressoren sehr viel schlechter umgehen können.

Nicht nur ihr biologisches Immunsystem ist mangelhaft ausgeprägt worden, weil die Kontakte zu anderen Menschen und damit auch mikrobiellen Erregern reduziert waren, sondern auch ihr psychisches und ihr soziales Immunsystem hat nicht die Lerneffekte erreichen können, wie sie gesund und sinnvoll sind. Die Kollateralschäden sind in diesem Bereich ebenfalls enorm und werden uns über Jahrzehnte begleiten. Sie werden das Leben dieser dann erwachsen gewordenen Kinder und der Gesellschaft als Ganzer auch dann noch beeinträchtigen, wenn die Pandemie selbst längst vergessen ist.

Das leidige Thema »Impfung«

Es ließen sich Bibliotheken füllen mit wertvollen Schriften zur Aufarbeitung der Pandemie. Und zum Glück sind hierzu auch bereits viele Bücher verfasst worden.[71] Ich beschränke mich hier auf die für unseren Zusammenhang zentralen Elemente. Dabei komme ich auch an der sogenannten Impfung nicht vorbei, zu der ich mich nur aus psychoneuroimmunologischer Sicht äußern möchte, einer Ebene, auf der ich nicht mit der Qualität des Stoffs, der die Impfung ausmacht, argumentieren muss. Der wirft zweifellos Fragen auf, aber die extreme Zahl an Nebenwirkungen teils schlimmster Art kann mit den Erkenntnissen der PNI auch ohne die stoffliche Ebene erklärt werden. Wir wissen nämlich, dass Menschen unter Stress Impfstoffe deutlich weniger gut vertragen und diese auch signifikant weniger wirken. Stress dämpft das Immunsystem, doch für eine solide Impfreaktion braucht es eine Immunantwort von einem intakten biologischen Immunsystem. Ist das durch chronischen Stress geschwächt, kann die Reaktion ausbleiben und der Körper kann zudem leichter Nebenwirkungen davontragen.

Und wie waren die sozialen Umstände der mRNA-Injektionen, die ab Ende 2021 verabreicht wurden? Die Menschen waren nach Monaten der Angstmache (Stichwort »Killervirus«), der Beschränkungen, der Isolation und der enormen Ungewissheit in Richtung nähere Zukunft gestresst und damit immungeschwächt. Wer mit dem Impfen zögerte oder sich offen dagegen aussprach, musste um seinen Arbeitsplatz bangen und fiel der sozialen Ächtung anheim. Die Menschen erlebten einen in unserer Gesellschaft bis dahin nicht vorstellbaren Druck – und so verwundert es aus PNI-Sicht überhaupt nicht, dass die sogenannte Impfung weder erfolgreich noch, wie von einigen Politikern wider besseres Wissen immer wieder betont wurde, nebenwirkungsarm oder gar -frei war.

Es ist ein weiteres Paradox dieser Zeit: Weil man – einmal mehr – die psychische Seite nicht beachtete, nahm man eine hohe Zahl an Impfgeschädigten in Kauf und noch dazu eine nennenswerte Zahl an Toten.[72] Insgesamt eine verheerende Bilanz.

Pseudorealität: Basis für menschengemachte Katastrophen

Paradoxien, zumal wenn sie nicht offen angesprochen, sondern stillschweigend hingenommen werden, sind ein Merkmal von Gruppen, die in Scheinrealitäten agieren. Und tatsächlich rieben sich die Menschen, welche die verordneten Maßnahmen kritisch hinterfragten, beinahe täglich verwundert die Augen ob all der immer irrationaler werdenden Geschehnisse. Was war denn da plötzlich los? Wie konnte es zu so viel nicht mehr reflektierter Paralogik kommen? Und warum wurden »die anderen« so schnell ausfallend, wenn Unsinniges angesprochen und mit Argumenten und Fakten Kritik dargelegt wurde?

Recht früh in diesem Buch hatte ich das Phänomen der Pseudorealitäten angesprochen – und genau damit bekamen wir es ab 2020 zu tun. Es hatte dabei nicht mehr diesen netten Touch vom Verliebten, der sich nicht ausreden lassen möchte, dass die von ihm Auserwählte wundervoll und über jeden Zweifel erhaben ist. Joseph Pieper hatte das Phänomen unter dem Eindruck des um sich greifenden Nationalsozialismus in den 1930er-Jahren beschrieben. Nicht von ungefähr. Denn Pseudorealitäten können tatsächlich für Individuen und Gesellschaften höchst bedrohlich werden.

Eine Pseudorealität legt sich wie ein Schleier über die Wirklichkeit und erscheint zunächst durchaus plausibel. Denn sie verwendet Elemente der tatsächlichen Realität, verknüpft sie nur anders, lässt ein paar Dinge weg und hebt andere hervor. Das Narrativ in der Coronazeit sprach vom Killervirus SARS-CoV2, das für jede und jeden von uns eine tödliche Gefahr darstellt und vor dem uns einzig und allein die neu entwickelte mRNA-Injektion retten kann, während wir bis zu deren zum Glück schneller als gewöhnlich erfolgenden Markteinführung allein und in Angst zu Hause vor dem Fernseher ausharren sollen, am einzigen Ort, an dem wir halbwegs sicher sein können. Wie unser Verliebter verteidigten die Anhänger der Pseudorealität dieses Narrativ, oft mit absurden Argumenten. Andere begehrten dagegen auf und wurden beschimpft und bekämpft. Die Gesellschaft verlor ihren gemeinsamen Realitätsbezug, es war kaum noch möglich, sich über die beiden Lager hinweg auszutauschen. Die öffentliche Debatte begann rasant zu verrohen. Der Bestseller *Möge die gesamte Republik mit dem Finger auf sie zeigen* versammelt erschreckende sprachliche Entgleisungen von Personen des öffentlichen Lebens mit Blick auf Kritiker der Coronamaßnahmen und der mRNA-Injektion.[73]

Am Beispiel Covid sehen wir auch eine große Gefahr, die von der heute vorherrschenden Medizin ausgeht, deren Vertreter das pseudorealistische Narrativ weit überwiegend stützten. Wider all die zahlreichen, auch von renommierten Fachpersonen vorgebrachten Einwände und Warnungen wurden die politisch gesetzten Maßnahmen in unterschiedlichen Ausprägungen jahrelang aufrechterhalten und von Medizinern verteidigt, während die Kollateralschäden zunahmen und Länder wie Schweden zeigten, dass man ohne die drakonischen Verbote und Gebote mindestens genauso gut durch diese Krisenzeit kam.[74] Nur eben ohne die Traumatisierung einer ganzen Gesellschaft und ohne die bis heute andauernde schmerzhafte Spaltung.

Bei allem Schrecken: Mich persönlich stimmt das Konzept der Pseudorealität sehr versöhnlich. Ich kann mit diesem Modell mit einem gewissen Abstand auf die Menschen schauen, die sich teilweise menschenverachtend verhalten haben. Sie wurden »sozial infiziert« und die Krankheit manifestierte sich als Pseudorealität.

Sie wird sie auch wieder loslassen und hat das bei sehr vielen bereits getan. Sie tauchen wieder daraus auf und man kann wieder miteinander sprechen. Und hoffentlich haben wir alle einiges aus dieser Zeit gelernt. Das soziale Immunsystem jedenfalls können wir seither neu bewerten.

Andersdenkende als Teil eines sozialen Immunsystems

Wir können es als Teil des sozialen Immunsystems unserer westlichen Gesellschaft ansehen, dass sich immer mehr Menschen kritisch mit der herkömmlichen Medizin auseinandersetzen, dass sie zu Heilpraktikern gehen, dass sie alternative, ganzheitliche Heilweisen suchen, dass Kurse und Bücher dazu seit Langem Hochkonjunktur haben, dass sich viele wieder vermehrt der Spiritualität zuwenden. Diese große und immer noch größer werdende Zahl an Menschen hat – wie Immunzellen der Gesellschaft – bemerkt, dass etwas nicht stimmt, dass etwas am »Gesundheitssystem« krank ist. Sie suchen, finden und entwickeln Alternativen und Auswege und zeigen im Großen oder im Kleinen auch anderen auf, dass sich die Schulmedizin in weiten Teilen als ungesund herausgestellt hat. Oft aus der persönlichen Not heraus, weil ihnen im üblichen Medizinbetrieb niemand mehr helfen konnte, revolutionieren sie damit das Bestehende.

Man könnte diesen Gedanken erweitern und sagen, dass auch investigativ arbeitende Journalisten Teil des sozialen Immunsystems einer Gesellschaft sind, wenn sie diesen Namen verdienen, wenn sie sich also wirklich kritisch mit dem auseinandersetzen, was in Politik und Gesellschaft passiert, und aufklärend darüber berichten. Es ist ihre Aufgabe, genau hinzusehen, Dinge zu hinterfragen und damit die Gesellschaft wachzurütteln oder wachzuhalten, damit sie als Ganzes gesund bleiben kann.

In ähnlicher Weise könnten wir auch die Gegner der Coronamaßnahmen als Kräfte eines sozialen Immunsystems betrachten, die bemerkt hatten, dass ab 2020 etwas vor sich ging, das nicht stimmig war, das von falschen Prämissen ausging, das sogar auf Lügen und Angstmacherei beruhte. Fast alle Thesen der lange Zeit verlachten und übel beschimpften »Verschwörungstheoretiker« haben sich mittlerweile als wahr und richtig herausgestellt – spätestens mit dem bereits erwähnten Herauskommen der sogenannten RKI-Files, welche die Einflussnahme der Politik auf die Wissenschaftler in dieser Zeit detailliert belegen. Um die Gesellschaft vor größerem Schaden zu bewahren, haben sich die Kritiker der Coronapolitik auf die unterschiedlichsten Weisen gegen die verordneten Maßnahmen gewehrt, haben aufgeklärt und nicht zuletzt auch die Medienlandschaft umgestaltet, indem sie einen breiten Bereich von teilweise sehr professionell auftretenden »alternativen Medien« schufen, der an manchen Stellen die Reichweite der herkömmlichen Medien bereits in den Schatten stellt (insbesondere wenn man an manche Vertreter dieses Lagers in den USA denkt).

All das lässt sich als Teil des sozialen Immunsystems unserer Gesellschaft begreifen. Sind es in einer in der Blüte befindlichen Gesellschaft eher Justiz, Polizei, Armee, Presse, die man als Immunzellen des Gesamtorganismus ansehen kann, dreht es sich offenbar ab einem bestimmten Punkt einer ungesunden Entwicklung. Droht das soziale Gefüge zu zerbrechen, von Wertezerfall und Korruption zerfressen, werden zunehmend »von unten« Bevölkerungsgruppen zu den kritischen Stimmen und Akteuren, die als soziales Immunsystem gebraucht werden. Sie arbeiten daran, die Gesellschaft wieder gesunden zu lassen.

»Die Mikrobe ist nichts, das Milieu ist alles« – auch auf Hawaii

Diesen Satz von Béchamp hatte ich im ersten Kapitel bereits erwähnt und ich möchte ihn hier gegen Ende unserer gemeinsamen Betrachtung eines neu gedachten Immunsystems wieder aufgreifen. Dass das Milieu in einem großen Maß darüber entscheidet, ob wir gesund bleiben, dürfte im Laufe dieses Buches deutlich geworden sein. Und dieses Milieu ist biopsychosozial zu betrachten: Es ist der biologische Grundgesundheitszustand eines Menschen, der ihn mehr oder weniger anfällig für Erkrankungen der unterschiedlichsten Art macht. Verwoben damit ist es die psychische Gestimmtheit des Einzelnen, die ihn mehr oder weniger abwehrstark und resilient sein lässt. Darüber liegen seine persönliche Umgebung und seine sozialen Interaktionen, die ihn schwächen oder stärken. Und über alldem liegt der Einfluss der kollektiv sozialen und kulturellen Welt, die es dem Menschen mehr oder weniger gut ermöglicht, gesund zu sein, zu werden und zu bleiben.

Was für eine soziale Umgebung finden wir derzeit in unserem Kollektiv vor? Welche Chancen auf Gesundheit lässt sie uns? Wie sehr stärkt und wie sehr stresst sie uns? Dient der Neoliberalismus unserer Gesundheit, wenn er uns nicht erlaubt, dem Sickness Behavior nachzugeben und bei den entsprechenden Symptomen ins Bett zu gehen statt zur Arbeit? Dient er uns, wenn wir Angst haben müssen, die Arbeit zu verlieren oder trotz Vollzeitstelle die Miete nicht zahlen zu können? Wie sehr stresst es Frauen und Männer, wenn sie schon in den ersten Monaten ihrer Elternschaft mit einem System konfrontiert sind, das Schwangerschaft wie eine Krankheit und Geburt wie ein Hochrisiko behandelt? Und das ihnen kaum erlaubt, sich für die ersten Jahre ganz auf das Kind einzustellen und ihm den optimalen, familienwarmen Start ins Leben zu ermöglichen, weil sie aus wirtschaftlichen Gründen beide schnell wieder einer Erwerbstätigkeit nachgehen müssen? Oder denken Sie an Weihnachten, diese eigentlich sehr friedvolle und stille Zeit, die durch massivste Konsumorientierung für das Wirtschaftswachstum regelrecht missbraucht und in seiner Bedeutung zerstört wird.

Ich könnte die traurige Liste solcher Fragen noch lang fortsetzen. Doch ich möchte unseren Fokus lieber zu einer anderen Art von Fragen umlenken: Wie könnten wir eine soziale Welt gestalten, in der all das Beachtung findet, was uns als biopsychosoziale Wesen ausmacht und aufblühen lässt? Wie könnte eine Welt aussehen, in der all das hier im Buch versammelte Wissen Anwendung und alltagspraktische Weiterentwicklung erfährt? Wo finden wir Modelle des Miteinanders, die sich gesund und stärkend anfühlen?

Verbundenheit als positiver Immunfaktor

»Unser Verständnis von Gesundheit beruht auf unseren gemeinsamen Erfahrungen und wir sorgen gemeinschaftlich dafür, dass wir gesund bleiben oder wieder werden. Jeder von uns ist Teil einer fürsorglichen Gemeinschaft, in der sich alle umeinander kümmern. Für uns ist Gesundheit dabei kein Entweder-oder, sondern ein positives Handeln, bei dem uns all unsere Kämpfe und Herausforderungen auf unserem Weg voranbringen …« Wenn Sie jetzt den Eindruck haben, Sie seien plötzlich in einem ganz anderen Buch gelandet – nein, keine Sorge. Diese letzten Sätze könnten so von einem der Hawaiianer gesagt worden sein, die von Sharon Ka'iulani Odom und Kollegen aus Honolulu zum Thema »Gesund sein und gesund bleiben« interviewt wurden.[75]

Ausgangspunkt der Befragung war die Beobachtung, dass die Hawaiianer einen deutlich schlechteren Gesundheitszustand inklusive sehr häufiger chronischer Erkrankungen zeigen als zu früheren Zeiten, in denen sie ihrer traditionellen Lebensweise nachgingen. Die Autoren, die sich selbst zu den Indigenen zählen, schreiben, dass sie die Diskrepanz zwischen dem, was sie als indigene Völker wissen, und dem, was sie als Teilnehmende des modernen Gesundheitssystems erleben, inspiriert habe, sich an ihre indigenen Praktiken zu erinnern und sich wieder mit ihren traditionellen Quellen von Heilung und Gesundheit zu verbinden. Dazu unterhielten sich die Forscher mit (anderen) Vertretern indigener hawaiianischer Gemeinschaften und ließen sie ihre Geschichten zum Thema »Gesundheit und Heilung« erzählen. Aus diesen Geschichten entwickelte sich ein auch für unseren Zusammenhang hier sehr interessantes Konzept für Gesundheit: Pilinahā, das Vier-Verbindungen-Konzept. Ich möchte es Ihnen zum Abschluss dieses Buches kurz vorstellen, denn es illustriert eine aus meiner Sicht sehr gesunde Form eines sozialen Immunsystems: Menschen tun sich als Gemeinschaften zusammen, um gemeinsam Krankheiten und schädigende Lebensumstände abzuwehren.

Pilinahā umfasst vier wichtige Verbindungen, die Menschen typischerweise suchen, um sich in ihrem Leben vollständig und gesund fühlen zu können: Es sind ihre Verbindungen zum Ort, an dem sie leben, zur Gemeinschaft, zu der sie gehören, zu Vergangenheit und Zukunft sowie zu ihrem eigenen »besseren Selbst«. In all diesen Verbindungen klingt das Eingebettetsein in den sozialen Kontext als selbstverständliche Komponente von Gesundheit und Heilung an. Im indigenen Verständnis ist also der Punkt, zu dem wir uns hier in diesem Buch hingearbeitet haben, von Anfang an gegeben: Gesundheit, Krankheit und Heilung sind nicht ohne Soziales denkbar. Und die Abwehr von gesundheitlichen Bedrohungen ist eine gemeinschaftliche, eine soziale Angelegenheit, die nicht an große und entsprechend unpersönlich agierende Institutionen abgegeben wird, sondern in der Hand der miteinander lebenden Menschen liegt.

Was macht nun diese vier Verbundenheiten des Pilinahā aus?

- **Verbindung zum Ort:** Der Wohnort und die Landschaft zählen für die Indigenen zu den gesundheitlich relevanten Faktoren. Verbunden mit der Erde zu sein, auf der man lebt, mit der Nahrung, die aus ihr heraus produziert wird, gibt ihnen ein Gefühl des Verwurzeltseins, das sie stark und resilient sein lässt.

- **Verbindung zur Gemeinschaft:** Das Miteinanderleben und -wirken der Menschen aller Generationen ist für sie wesentlich, um gesund und sinnerfüllt leben zu können. Auch die Mediziner zählen zu dieser Gemeinschaft, sind also nicht anonym und herausgehoben aus dem sozialen Kontext.
- **Verbindung zu Vergangenheit und Zukunft:** Es besteht ein Bewusstsein für eine Art kulturellen Strang, der sich über die Generationen hinweg immer weiter fortsetzt. Auch die gesundheitlichen Aspekte des Seins sind eingewoben in die Wertschätzung der Ahnen und die Kulturgüter, die sie den Jetzigen hinterlassen haben. Ebenso ist es wichtig, an die nachkommenden Generationen und das zu denken, was man ihnen hinterlässt. Gesundheit und Lebenszufriedenheit der heute Lebenden sind davon nicht losgelöst.
- **Verbindung zum eigenen besseren Selbst:** Das eigene fortwährende Bemühen, ein besserer Mensch für sich selbst, die Familie und die Gemeinschaft zu werden, ist ebenfalls Teil des gesundheitlichen Rahmens. Jede Situation, auch jede Erkrankung, wird als Gelegenheit angesehen, sich weiterzuentwickeln und zur bestmöglichen Version seiner selbst zu werden.

Als die Indigenen Hawaiis diese ganzheitlich orientierte und auf Verbindung basierende Art, auch an Gesundheit heranzugehen, praktisch leben konnten, waren sie tatsächlich deutlich gesünder als heute im modernen Medizinbetrieb. Sie belegen damit einmal mehr die grundlegende Bedeutung, die das Soziale für uns Menschen auch im Gesundheitlichen hat. Für dieses Beispiel mussten wir sehr weit reisen. In der Zeit ebenso wie im Raum: bis nach Hawaii in die Zeit, bevor der US-amerikanische Lebens- und Gesundheitsstil vorzuherrschen begann. Aber die Prinzipien des Pilinahā gelten zweifellos auch für uns hier in Europa.

Die Tabelle aus dem Aufsatz von Sharon Ka'iulani Odom und Kollegen stellt den gegenwärtigen gesellschaftlichen Rahmen für gesundheitliche Fragen dem indigenen Rahmen gegenüber – und Sie können ja beim Lesen mal miterleben, wie es Ihnen mit der linken und wie es Ihnen mit der rechten Spalte dieser Übersicht geht.

Gegenwärtiger Rahmen	Indigener Rahmen
Desintegration. Sie sind eine Ansammlung von Teilen und Zuständen, keine Ganzheit.	**Ganzheit.** Sie gehören zu einer Gemeinschaft von Menschen und Orten.
Individuelles Anliegen. Gesundheit ist eine Angelegenheit zwischen Ihnen und Ihrem Arzt.	**Familiäres und gemeinschaftliches Anliegen.** Sie sind Teil einer fürsorglichen Gemeinschaft, in der sich alle umeinander sorgen.
Exklusiv. Gesundheit basiert auf Ihrem Status und Ihren Eigenschaften und Ihrer Kategorie.	**Inklusiv.** Gesundheit verbindet uns und unsere Ideen.
Defizit und Knappheit. Der Fokus liegt auf den Symptomen. Die Ressourcen zur Genesung reichen nicht aus und müssen rationiert werden. Termine sind knapp und so weiter.	**Überfluss.** Gesundheit beginnt dort, wo wir stehen, mit den uns zur Verfügung stehenden Ressourcen und wächst von dort aus. Weiterentwicklung, Wachstum.
Schwäche. Sie sind ein Opfer äußerer Kräfte und ein passiver Empfänger der Situation, in der Sie sich befinden.	**Resilienz.** Gesundheit ist positives Handeln, das aus unseren Kämpfen und Herausforderungen entsteht. Aktives Weitergehen im Leben.
Gesundheit ist ein Test. Sie sind entweder gesund oder nicht.	**Gesundheit ist eine Lebensreise** in eine positive Richtung, auch wenn wir nie dort ankommen. Man kann auch mal was tragen, muss nicht symptomlos sein.
Extern definiert. Ein Experte erklärt Ihnen, wie und warum Sie gesund sind oder nicht und was Sie dagegen tun müssen.	**Intern definiert.** Mit Unterstützung und Begleitung beurteilen wir selbst, wie es uns geht und was wir brauchen, um uns ganz zu fühlen.
Unverständlich. Es ist Ihre Aufgabe, sich im Fachjargon, der Wissenschaft, den Zahlungssystemen und den gesetzlichen Regeln zurechtzufinden, um Gesundheitsleistungen zu erhalten.	**Nachvollziehbar.** Unser Verständnis von Gesundheit beruht auf gemeinsamen Erfahrungen, gegenseitiger Hilfe und Austausch von Erfahrungen.

Als ich auf diesen Aufsatz stieß, glaubte ich für einen Moment, die Autoren müssten mein Buch bereits gelesen haben. Dieses Buch, das Sie gerade in den Händen halten und an dem ich zu diesem Zeitpunkt aber erst schrieb. Wenn ich in der Tabelle die gegenwärtigen Rahmenbedingungen für Gesundheit und Gesundung lese, dann erkenne ich die üblichen Verdächtigen wieder, die ich auch in meiner Arbeit und hier im Buch kritisiere: Dualismus und Reduktionismus (das Soziale wird ausgeklammert), Materialismus, Mangel an Menschlichkeit. Auf der indigenen Seite hingegen finden sich Parameter, bei denen Herz spürbar wird, Lebensklugheit, eine große Kraft der Menschen, die sie aus ihrer Gemeinschaftlichkeit schöpfen.

Es kann für uns nicht darum gehen, dem nachzueifern, was die Hawaiianer oder andere fern von uns lebende Völker in ihrer indigenen Tradition verkörpern. Doch wir dürfen uns inspirieren lassen und das Modell entwickeln, das für uns am besten passt, um Medizin wieder mit unserer komplexen Lebenswirklichkeit zu verknüpfen und zu einer echten Heilkunst werden zu lassen, der wir uns gern anvertrauen, weil sie von uns als Gemeinschaft getragen wird.

Unsere Sehnsucht kann uns leiten. Die Sehnsucht nach dem, wie wir leben möchten, ob uns das momentan realisierbar erscheint oder nicht. Diese Sehnsucht, wenn wir uns darüber austauschen und sie miteinander teilen, könnten wir in gewisser spielerischer Weise auch als Teil des sozialen Immunsystems ansehen. Nicht als Abstoßung, sondern als Gegenteil: als Anziehungskraft, die uns in eine menschlichere und gesündere Zukunft ziehen will.

Was Sie für Ihr (biopsychosoziales) Immunsystem tun können

»Es gibt kein richtiges Leben im falschen«, lautet ein zum geflügelten Wort gewordener Satz, den der Philosoph Theodor W. Adorno in den 1940er-Jahren formulierte.[76] Wir können diese Aussage durchaus biopsychosozial verstehen in dem Sinne, dass wir kein richtiges (gesundes, sinnerfülltes, bedeutsames, freud- und liebevolles) Leben gestalten und für uns und unser Umfeld aufbauen und aufrechterhalten können, wenn das Übergeordnete, das Soziale falsch (ungesund, unempathisch, rein materialistisch ausgerichtet, sinnlos, lieblos) ist. Wenn die Rahmenbedingungen, die uns die Gesellschaft, die Politik, die globalen Machtgefüge vorgeben, an vielen Stellen nicht lebensdienlich sind und uns kaum eine »artgerechte« Lebensweise erlauben oder diese immer wieder einzuschränken drohen, verursacht das auf unterschiedlichen Ebenen Stress, der auch das Immunsystem herausfordert.

Auf einer sehr hohen Ebene des biopsychosozialen Modells, also auf der sozialen und gesellschaftlichen, haben wir nur bedingt Einfluss auf die Geschicke. Es gibt einfach kollektive Strömungen, in die wir als Einzelpersonen hineingeboren oder hineingerissen werden können, ganz unabhängig davon, wie aufgeräumt und proaktiv wir unser persönliches Leben gestalten.

Unsere Möglichkeiten ausloten müssen wir zweifellos dennoch und uns fragen, was wir konkret für ein ganzheitlich gesundes Leben tun können. Aus meiner Sicht ist ein immer tieferes Bewusstsein für die komplexen Zusammenhänge wesentlich, wie ich sie hier in diesem Buch darstelle. Das entsprechende Wissen braucht uns weder zu desillusionieren noch müssen wir resignieren angesichts großer kollektiver Bewegungen, die wir nicht gutheißen. Es kann uns den Spielraum immer wieder neu ausloten lassen, den wir durchaus haben. Das Soziale als hohe Ebene unseres Seins spielt sich ja nicht nur auf dem großen Bogen ab, den die Gesellschaft für uns aufspannt. Dazu gehören auch die Beziehungen, die wir tagtäglich leben und die wir sinnerfüllt und nährend gestalten können. Das setzt nicht zuletzt voraus, dass wir in den in uns gespeicherten Beziehungsmustern unserer Vergangenheit aufräumen. Dafür hat sowohl die Psychologie mit ihren therapeutischen Ansätzen als auch die Spiritualität mit ihren vielfältigen Schulungs- und Heilungswegen ein riesiges Arsenal an Angeboten bereitgestellt, die zu erkunden und für sich zu nutzen ich Sie nur einladen kann.

Die positiven Effekte, die ein persönliches inneres Klären und Ordnen hervorbringen, greifen dann – das haben Sie in diesem Buch, hoffe ich, lernen können – wie von selbst auch auf die größeren Zusammenhänge und Bögen über. Zunehmend gesunde, kraftvolle, beziehungsfähige – ich möchte sagen: liebesfähige – Menschen lassen ganz natürlicherweise eine gesündere, freudigere, empathiefähigere Gesellschaft entstehen. Die Samen dafür sind längst gelegt.

Neues Menschenbild, neue Medizin, neue Welt

Während ich schreibe, streift mein Blick über meine Hände. Ich sehe ein paar Adern graublau unter der Haut hervorschimmern und weiß – irgendwie, denn direkt erfahrbar ist es nicht –, dass sich ein weit verästeltes und verzweigtes Netz von diesen Blutgefäßen, kräftig, zart und sehr fein, durch meinen gesamten Körper zieht. Überall in diesen Bahnen bewegen sich die Immunzellen, Millionen von vielgestaltigen Leukozyten, von Makrophagen, Granulozyten, Killerzellen, dendritischen Zellen, spezialisierten T- und B-Lymphozyten, die mein physiologisches Immunsystem ausmachen. Unentwegt – so habe ich es dem Äquivalenzprinzip folgend zu beschreiben gelernt – sind sie auf Patrouille, um mich zu schützen. Jederzeit bereit für den Kampf um meine Gesundheit und mein Leben. Oder vielleicht auch unentwegt bereit, Nicht-Selbst zu umarmen im Sinne der evolutionären Weiterentwicklung.

Sie alle werden nicht nur durch physische Pathogene aktiviert, die meine Körpergrenzen zu überwinden beginnen. Sie sind deutlich sensibler. Sie reagieren in ihrer jeweils eigenen Zeit auf das, was ich in mir erlebe. Es beeinflusst sie, wenn ich hier beim Schreiben Freude empfinde und wenn ich berührt bin von den Zusammenhängen, die ich gerade in Worte zu fassen versuche. Selbst meine Interaktionen mit meinem Umfeld beeinflussen sie. Streit mit mir nahestehenden Menschen oder Stress in wichtigen Projekten macht sie wachsamer oder versetzt sie sogar in aufgeregte Aktivität. Früh erlebte Traumatisierungen lassen sie anders vorgehen als eine relativ unbeschwerte Kindheit und Jugend. Alles spielt hinein in die Biologie unserer Immunabwehr, aus der sozialen Welt, aus der Psyche, aus inneren Prozessen und der Kommunikation mit dem Außen. Und aus der Biologie wiederum spielt es auch hinaus in die »höheren« Ebenen. Sie beeinflusst ihrerseits die Psyche und darüber das Soziale.

Alles Lebendige verfügt in diesem großen Spiel über Mechanismen, mit denen es zu verhindern versucht, von anderen als »Futter« verwendet zu werden, ob biologisch, psychisch oder sozial. So grenzen sich die einzelnen Elemente voneinander ab, wehren sich zuweilen gegeneinander und sind zugleich eins. Ein großes Ganzes namens Leben auf der Erde, in dem alles mit allem verbunden und über vielschichtige Kreisläufe aufeinander abgestimmt ist, ohne dass wir es in seiner Komplexität jemals vollständig erfassen oder auch nur erahnen könnten. Geschweige denn messen, beschreiben, nachbauen oder grundsätzlich verbessern.

Möglichst vielen Menschen in und außerhalb der Wissenschaft möchte ich ein solches Bild vom »Wunderwerk Immunsystem« nahebringen und es macht mich manchmal traurig, manchmal wütend, dass es gerade innerhalb der Wissenschaft nur so wenige zu geben scheint, die über das rein Materielle hinauszublicken imstande oder willens sind. Würden es mehr, würde auch die Welt, in der wir leben, eine ganz andere – beginnend bei der Medizin, aber längst nicht dort endend.

Eingangs hatte ich Ihnen versprochen, dass dieses Buch das Potenzial hat, die Medizin grundlegend zu verändern, und ich hoffe, es ist mir gelungen, Ihnen dieses Potenzial verständlich und schmackhaft zu machen. Es ist zugleich das Potenzial für eine Art zweite Aufklärung. Die erste bescherte uns einen Sieg des Rationalen, der Vorzüge mit sich brachte, die wir bis heute in großen Teilen genießen – allem voran technischen Fortschritt und eine globale Vernetzung. Aber diese Aufklärung machte die westliche Welt auch nach und nach unmenschlich. Wir wurden zu Rädchen im Getriebe der neu entstehenden Industrielandschaften. Und das sind wir letztlich bis heute. Entfremdet von uns selbst und unseren wahren Bedürfnissen. Das Technische wurde in den Vordergrund gerückt und der Mensch verlor das Wichtigste überhaupt: das Menschliche und Mitmenschliche. Er verlor sich selbst in seinem Eingebundensein in die Gemeinschaft und die Natur. Und so ist es nur folgerichtig, dass dieser Weg in den Transhumanismus führt, der den Menschen gleich komplett abschafft, indem er ihn »verbessern« und »optimieren« will und ihn nach und nach mit der Maschine verschmelzen und schließlich zur Maschine werden lässt.

Außer natürlich wir nehmen endlich eine Abzweigung. Gerade noch rechtzeitig. Wir läuten eine zweite Aufklärung ein, die dem Menschlichen wieder Raum gibt. Die uns wieder Raum gibt zum Atmen statt zum Hecheln, zum Sein statt zum Funktionieren. Entscheiden wir uns dafür, hören wir auf, uns mit technischen Neuerungen an das immer technischer gewordene Leben anzupassen, und versuchen wir stattdessen, zu unserer Natur zu finden und uns selbst als biopsychosozialen Wesen wieder zu vertrauen.

»It is to become human again«, so lautet der abschließende Satz des auch für unseren Zusammenhang so wichtigen Buches *Inflamed*, aus dem ich mehrfach zitiert habe.[77] Ja, es wird Zeit. Und es werden zum Glück immer mehr Menschen, die diesen Ruf hören: den Ruf nach einem neuen Menschenbild, dem ein neues Weltbild folgt und schließlich eine neue Welt. Und so macht es mich vielleicht manchmal traurig, manchmal wütend, aber es motiviert mich auch immer neu, mit meiner Arbeit in der Forschung, in der Psychotherapie und in der informierenden Aufklärung fortzufahren.

Anmerkungen

1 Helmberg, A.: Immunsystem und Immunologie. Lernhilfe zur Vorlesung im Modul »Infektion, Immunologie und Allergologie«, www.helmberg.at/immunologie.htm (zuletzt abgerufen am 9. Juni 2025).

2 Strachan D. P.: Hay fever, hygiene, and household size. *BMJ (Clinical research ed.)*, 299, 1989: 1259–1260.

3 Vgl. Marya, R., und Patel, R.: *Inflamed. Deep Medicine and the Anatomy of Injustice.* Penguin, New York 2022, S. 49.

4 Dettmer, P.: Immun. *Alles über das faszinierende System, das uns am Leben hält.* Ullstein, Berlin 2021, S. 415.

5 Czasny, K.: *Das bedrohte Subjekt. Beiträge zur pragmatischen Transzendentalphilosophie.* Academia, Baden-Baden 2020, S. 19.

6 Ebenda.

7 Ebenda, S. 20.

8 Ebenda, S. 21.

9 Vgl. Devereux, G.: *Angst und Methode in den Verhaltenswissenschaften.* Psychosozial-Verlag, Gießen 2018.

10 Kaiser, G.: Vom Leben und Sterben in der Pseudo-Realität. YouTube-Video, 19. Januar 2021, www.youtube.com/watch?v=bVd2pHaOjcY (zuletzt abgerufen am 8. Oktober 2024).

11 Pieper, J.: *Mißbrauch der Sprache, Mißbrauch der Macht.* Schwabenverlag, Ostfildern 1986.

12 Inagaki, T. K., Muscatell, K. A., Irwin, M. R., et al.: The role of the ventral striatum in inflammatory-induced approach toward support figures. *Brain, Behaviour and Immunity*, 44, 2015: 247–252, doi:10.1016/j.bbi.2014.10.006.

13 Flasbeck, V., Dersch, N., Engler, H., et al.: Acute experimental inflammation in healthy women attenuates empathy for psychological pain. *Brain, Behaviour and Immunity*, 119, 2024: 1–5, doi:10.1016/j.bbi.2024.03.032.

14 Schubert, C. (Hrsg.): *Psychoneuroimmunologie und Psychotherapie.* Schattauer, Stuttgart/New York, 2. Aufl. 2015, S. 6.

15 Uexküll, T. v., und Wesiack, W.: Wissenschaftstheorie: ein bio-psycho-soziales Modell. In: Adler, R. H., Herrmann, J. M., Köhle, K., et al. (Hrsg.): *Psychosomatische Medizin.* Urban & Schwarzenberg, München, 5. Aufl. 1996, S. 13 ff.

16 Kiechl, S., Egger, G., Mayr, M., et al.: Chronic infections and the risk of carotid atherosclerosis: prospective results from a large population study. *Circulation*, 103 (8), 2001: 1064–1070, doi:10.1161/01.cir.103.8.1064.

17 Schubert, C., und Hagen, C.: Bidirectional Cause-Effect Relationship Between Urinary Interleukin-6 and Mood, Irritation, and Mental Activity in a

Breast Cancer Survivor. *Frontiers in Neuroscience*, 12, 2018: 848, doi:10.3389/fnins.2018.00848.

18 Schubert, C. (Hrsg.): *Gesundheitselixier Beziehung: Das faszinierende Wechselspiel von Bindung, sozialer Verbundenheit und Immunsystem*. Books on Demand, Norderstedt 2024.

19 Schaller, M., Miller, G. E., et al.: Mere Visual Perception of Other People's Disease Symptoms Facilitates a More Aggressive Immune Response. *Psychological Science*, 21 (5), 2010: 649–652.

20 Vgl. zum Beispiel die Überblicksarbeit Ackerman, J. M., Hill, S. E., und Murray, D. R: The behavioral immune system: Current concerns and future directions. *Social and Personality Psychology Compass*, 12, 2018: e12371.

21 Vgl. Miller, S. L., und Maner, J. K.: Sick Body, Vigilant Mind: The Biological Immune System Activates the Behavioral Immune System. *Psychological Science*, 22 (12), 2011: 1467–1471.

22 Ackerman, J. M., Hill, S. E., und Murray, D. R.: The behavioral immune system: Current concerns and future directions. *Social and Personality Psychology Compass*, 12, 2018: e12371.

23 Sawada, N., Auger, E., und Lydon J. E.: Activation of the Behavioral Immune System: Putting the Brakes on Affiliation. *Personality and Social Psychology Bulletin*, 44 (2), 2018: 224–237.

24 Ackerman, J. M., Hill, S. E., und Murray, D. R.: The behavioral immune system: Current concerns and future directions. *Social and Personality Psychology Compass*, 12, 2018: e12371.

25 Ebenda. Im Original: »Perhaps no other factor in our evolutionary history has shaped human behavior more than the consequences of pathogen and parasitic infection.«

26 Helzer, E. G, und Pizarro, D. A.: Dirty liberals! Reminders of physical cleanliness influence moral and political attitudes. *Psychological Science*, 22 (4), 2011: 517–522.

27 Schaller, M., Murray, D. R., und Hofer, M. K.: The behavioural immune system and pandemic psychology: The evolved psychology of disease-avoidance and its implications for attitudes, behaviour, and public health during epidemic outbreaks. *European Review of Social Psychology*, 33 (2), 2022: 360–396.

28 Ackerman, a. a. O. Im Original: »Pathogen threat may even be at the root of many fundamental dimensions of culture, from individualism/collectivism to social and political orientation to religious belief.«

29 Ebenda.

30 Ioannidis, J. P. A.: Why Most Published Research Findings Are False. *PLOS Medicine*, 2 (8), 2005, https://journals.plos.org/plosmedicine/article?id=10.1371/journal.pmed.0020124 (zuletzt abgerufen am 6. Mai 2025).

31 Vgl. Schubert, C., Zänker, K. S., und Schüßler, G.: Psychoneuroimmunologie. In: Kohle, K., Wolfgang, H., et al. (Hrsg.): *Uexküll, T. v.: Psychosomatische Medizin*. Elsevier, München 2016, S. 65 ff.

32 Anders, S., Tanaka, M., und Kinney, D. K.: Depression as an evolutionary strategy for defense against infection. *Brain, Behavior and Immunity*, 31, 2013: 9–22.

33 Besedovsky, H. O., Sorkin, E., et al.: Changes in blood hormone levels during the immune response. *Proceedings of the Society for Experimental Biology and Medicine*, 150, 1975: 466–470. Vgl. auch Schubert (Hrsg.): *Psychoneuroimmunologie und Psychotherapie*, a. a. O.

34 Blalock, J. E.: The syntax of immune-neuroendocrine communication. *Immunology Today*, 15, 1994: 504–511.

35 Hennig, J.: *Psychoneuroimmunologie. Verhaltens- und Befindenseinflüsse auf das Immunsystem bei Gesundheit und Krankheit.* Hogrefe, Göttingen 1998, S. VII (Vorwort).

36 Schedlowski, M., und Tewes, U. (Hrsg.): *Psychoneuroimmunologie.* Spektrum Akademischer Verlag, Heidelberg 1996, S. VII (Vorwort).

37 Vgl. Schubert (Hrsg.): *Psychoneuroimmunologie und Psychotherapie*, a. a. O.

38 Bartrop, R. W., und Lazarus, L.: Depressed lymphocyte function after bereavement. *Lancet*, 1 (8016), 1977: 834–836.

39 Schubert, C.: *Geometrie der Seele. Wie unbewusste Muster das Drehbuch unseres Lebens bestimmen.* Gräfe und Unzer, München 2023.

40 Ebenda, S. 117 f.

41 Janke, W., und Debus, G.: *Die Eigenschaftswörterliste (EWL). Eine mehrdimensionale Methode zur Beschreibung von Aspekten des Befindens.* Hogrefe, Göttingen 1978.

42 Studie und Grafik von Schubert, C., Seizer, L., Lauby, N. C. S., und Fuchs, D.: Mixed-methods analysis of sickness behavior during a natural experiment: An integrative single-case study. *Comprehensive Psychoneuroendocrinology*, in Veröffentlichung.

43 Vgl. zum Beispiel Frankl, V. E.: *… trotzdem Ja zum Leben sagen. Ein Psychologe erlebt das Konzentrationslager.* Kösel, München, Neuauflage 2024.

44 Rachman, S. J.: Cognitive influences on the psychological immune system. *Journal of Behavior Therapy and Experimental Psychiatry*, 53, 2016: 2–8.

45 Hiver, P.: Once Burned, Twice Shy. The Dynamic Development of System Immunity in Teachers. In: Dörnyei, Z., MacIntyre, P. D., und Henry, A. (Hrsg.): *Motivational Dynamics in Language Learning.* Multilingual Matters, Bristol/UK 2015, S. 214–237.

46 Vgl. Schubert (Hrsg.): *Psychoneuroimmunologie und Psychotherapie*, a. a. O.

47 Allgemein zur Positiven Psychologie vgl. Seligman, M.: *Wie wir aufblühen. Die fünf Säulen des persönlichen Wohlbefindens.* Goldmann, München 2015. Zum Einfluss von positiven wie negativen Gefühlen auf Genexpression und damit Gesundheit und körperliche Abwehrkraft vgl. Fredrickson, B.: »Bis hin zu Liebe«, DVD. Auditorium Netzwerk, Müllheim/Baden 2014 (mehrteiliger Vortrag).

48 Malinowski, P.: *Flourishing. Welches Glück hätten Sie gern? Positive Eigenschaften kultivieren und Schwierigkeiten meistern.* Irisiana, München 2010.

49 Es gibt zahlreiche wissenschaftliche Arbeiten zu unterschiedlichen Formen des expressiven und therapeutischen Schreibens. Zum Beispiel Horn, A., et al.: Expressives Schreiben und Immunaktivität: Gesundheitsfördernde Aspekte der Selbstöffnung. In: Schubert (Hrsg.): *Psychoneuroimmunologie und Psychotherapie*, a. a. O.

50 Novak Djokovic im Interview mit *Oxa Life* am 19. August 2024, www.youtube.com/watch?v=IANzH-1ju-Q (zuletzt abgerufen am 9. Juni 2025): »… really trying to understand emotionally who you are, what's your background, the whole story of your upbringing, it's quite complex you know, I mean, and so it takes as much effort as the physical effort that you put in as an athlete, so training the mental muscles is equally important.«

51 Schubert: *Geometrie der Seele*, a. a. O., S. 52 ff.

52 Broom, B.: Bedeutungs-*volle* Krankheit, Psychoneuroimmunologie und der *Mind-Body*-Arzt. In: Schubert (Hrsg.): *Psychoneuroimmunologie und Psychotherapie*, a. a. O., S. 363 ff.

53 Mandelbrot, B. B.: *Die fraktale Geometrie der Natur*. Birkhäuser, Berlin 1991, S. 19.

54 Mandelbrot, B. B.: Fraktale und die Kunst der Rauigkeit. Vortrag im Rahmen des Symposiums »TED2010«. YouTube-Video, www.youtube.com/watch?v=ay8OMOsf6AQ (zuletzt abgerufen am 9. April 2025).

55 Schubert: *Geometrie der Seele*, a. a. O., S. 78.

56 Buske-Kirschbaum, A., Kirschbaum, C., Stierle, H., et al.: Conditioned increase of natural killer cell activity (NKCA) in humans. *Psychosomatic Medicine*, 54 (2), 1992: 123–132.

57 Broom, a. a. O.

58 Vgl. Schmitt, M., und Altstötter-Gleich, C.: *Differentielle Psychologie und Persönlichkeitspsychologie kompakt*. Beltz, Weinheim 2010.

59 LMU Klinikum, www.klinikum.uni-muenchen.de/Klinik-und-Poliklinik-fuer-Dermatologie-und-Allergologie/de/AbteilungenSprechstunden/Autoimmunerkrankungen/FAQ/index.html (zuletzt abgerufen am 14. Mai 2019, mittlerweile steht der Satz nicht mehr auf der Website).

60 Dube, S. R., Fairweather, D., Pearson, W. S., et al.: Cumulative childhood stress and autoimmune diseases in adults. *Psychosomatic Medicine*, 71 (2), 2009: 243–250.

61 Kiviniemi, P.: Emotions and personality in rheumatoid arthritis. A control study. *Scandinavian Journal of Rheumatology Suppl.*, 18, 1977: 1–132.

62 Marya/Patel, a. a. O., S. 13.

63 Ackerman, Hill und Murray, a. a. O.

64 Millius, S.: EU-Kommissionspräsidentin von der Leyen will die Bürger gegen Desinformation »impfen«. Vorsorgen sei besser als heilen. So könne man die Verbreitung von Fake News verhindern. *Die Weltwoche*, 31.5.2024, https://weltwoche.de/daily/eu-kommissionspraesidentin-von-der-leyen-will-die-buerger-gegen-desinformation-impfen-vorsorgen-sei-besser-als-heilen-so-koenne-man-die-verbreitung-von-fake-news-verhindern/ (zuletzt abgerufen am 21. Mai 2025).

65 Bezogen auf gesundheitliche Fragen, wird der Begriff diskutiert in Piovarchy, A., und Siskind, S.: Epistemic Health, Epistemic Immunity and Epistemic Inoculation. *Philosophical Studies*, 180, 2023: 2329–2354.

66 Schubert, C.: »Wir sind an den menschlichen Grenzen des Materialismus angekommen … ›But love's the only engine of survival‹«. In: Jost, A., und Brunner, T. (Hrsg.): *Perspektiven für den Wandel.* Edition Immanente, Berlin 2023, S. 194–212.

67 Die Protokolle des internen Krisenstabs des Robert Koch-Instituts (RKI) wurden 2024 per Gerichtsbeschluss der Öffentlichkeit vorgelegt, zunächst in vielen Teilen geschwärzt, später offen einsichtig. Zum Download bereitgestellt vom Magazin *Multipolar,* https://multipolar-magazin.de/artikel/rki-protokolle-2 (zuletzt abgerufen am 19. Mai 2025).

68 Experte über Psyche und Immunsystem: »Wir sind keine seelenlosen Maschinen«. *Tiroler Tageszeitung,* 11. April 2020, S. 23: »Der Mediziner Christian Schubert erforscht die Zusammenhänge zwischen Psyche und Immunsystem. Er wirft in Zeiten von Corona einen kritischen Blick auf Ausgangsbeschränkungen und Maschinenmedizin.«

69 Schubert (Hrsg.): *Gesundheitselixier Beziehung,* a. a. O.

70 Vgl. Christakis, D. A., Van Cleve, W., und Zimmerman, F. J.: Estimation of US Children's Educational Attainment and Years of Life Lost Associated With Primary School Closures During the Coronavirus Disease 2019 Pandemic. *JAMA Network Open,* 3 (11), 2020: e2028786, doi:10.1001/jamanetworkopen.2020.28786.

71 Vgl. Schubert, C.: *Stresstest Corona. Warum wir eine neue Medizin brauchen.* Books on Demand, Norderstedt 2021.

72 Schubert, C.: Mögliche gesundheitsgefährdende Folgen der maschinenmedizinischen Bekämpfung der SARS-CoV-2-Pandemie. In: Birkner, M. (Hrsg.): *Emanzipatorische Wissenschaftskritik.* Mandelbaum, Wien 2022.

73 Klöckner, M., und Wernicke, J.: *Möge die gesamte Republik mit dem Finger auf sie zeigen. Das Corona-Unrecht und seine Täter.* Rubikon, Basel 2022.

74 Schubert: Mögliche gesundheitsgefährdende Folgen …, a. a. O.

75 Odom, S. K., Jackson, P., Derauf, D., et al.: Pilinahā. An Indigenous Framework for Health. *Current Developments in Nutrition,* 3 (2) 2019: 32–38.

76 Adorno, T. W.: *Minima Moralia. Reflexionen aus dem beschädigten Leben.* Suhrkamp, Frankfurt a. M. 1951, S. 43.

77 Marya/Patel, a. a. O., S. 352.

Register